全国中医药行业高等教育"十四五"规划教材

全国高等中医药院校规划教材（第十一版）

医院管理学

（新世纪第四版）

（供公共管理类、工商管理类、管理科学与工程类、

中医学类、中药学类、护理学类等专业用）

主 编 王志伟 翟理祥

中国中医药出版社
·北 京·

图书在版编目（CIP）数据

医院管理学 / 王志伟，翟理祥主编 . —4 版 . —北京：
中国中医药出版社，2023.8
全国中医药行业高等教育"十四五"规划教材
ISBN 978-7-5132-8197-3

Ⅰ . ①医… Ⅱ . ①王… ②翟… Ⅲ . ①医院—管理学
中医学院—教材　Ⅳ . ① R197.32

中国国家版本馆 CIP 数据核字 (2023) 第 097181 号

融合出版数字化资源服务说明

全国中医药行业高等教育"十四五"规划教材为融合教材，各教材相关数字化资源（电子教材、PPT 课件、
视频、复习思考题等）在全国中医药行业教育云平台"医开讲"发布。

资源访问说明

扫描右方二维码下载"医开讲 APP"或到"医开讲网站"（网址：www.e-lesson.cn）注
册登录，输入封底"序列号"进行账号绑定后即可访问相关数字化资源（注意：序列号
只可绑定一个账号，为避免不必要的损失，请您刮开序列号立即进行账号绑定激活）。

资源下载说明

本书有配套 PPT 课件，供教师下载使用，请到"医开讲网站"（网址：www.e-lesson.cn）认证教师身份后，
搜索书名进入具体图书页面实现下载。

中国中医药出版社出版

北京经济技术开发区科创十三街 31 号院二区 8 号楼
邮政编码　100176
传真　010-64405721
山东临沂新华印刷物流集团有限责任公司印刷
各地新华书店经销

开本 889×1194　1/16　印张 19.75　字数 524 千字
2023 年 8 月第 4 版　2023 年 8 月第 1 次印刷
书号　ISBN 978-7-5132-8197-3

定价　72.00 元
网址　www.cptcm.com

服 务 热 线　010-64405510　　微信服务号　zgzyycbs
购 书 热 线　010-89535836　　微商城网址　https://kdt.im/LIdUGr
维 权 打 假　010-64405753　　天猫旗舰店网址　https://zgzyycbs.tmall.com

如有印装质量问题请与本社出版部联系（010-64405510）
版权专有　侵权必究

全国中医药行业高等教育"十四五"规划教材
全国高等中医药院校规划教材（第十一版）

《医院管理学》
编委会

主　编

王志伟（北京中医药大学）　　　　翟理祥（广东药科大学）

副主编（以姓氏笔画为序）

万晓文（江西中医药大学）　　　　李　明（山东中医药大学）

李德勋（安徽中医药大学）　　　　佟　欣（浙江中医药大学）

张瑞华（成都中医药大学）　　　　夏　萍（广东药科大学）

编　委（以姓氏笔画为序）

王　丹（湖北中医药大学）　　　　王　锐（辽宁中医药大学）

冯毅翀（贵州中医药大学）　　　　刘艳瑞（哈尔滨医科大学）

汤晶晶（上海中医药大学）　　　　许　静（河南中医药大学）

李　书（天津中医药大学）　　　　李　玲（湖南中医药大学）

杨美玲（云南中医药大学）　　　　陈宪泽（福建中医药大学）

孟　开（首都医科大学）　　　　　孟雪晖（浙江中医药大学）

姚　园（北京中医药大学）　　　　倪语初（南京中医药大学）

高伟芳（河北中医药大学）　　　　裴中阳（山西中医药大学）

学术秘书

郭志琴（北京中医药大学）

李灿东（福建中医药大学校长）

杨　柱（贵州中医药大学党委书记）

余曙光（成都中医药大学校长）

谷晓红（教育部高等学校中医学类专业教学指导委员会主任委员、北京中医药大学教授）

冷向阳（长春中医药大学校长）

宋春生（中国中医药出版社有限公司董事长）

陈　忠（浙江中医药大学校长）

季　光（上海中医药大学校长）

赵继荣（甘肃中医药大学校长）

郝慧琴（山西中医药大学党委书记）

胡　刚（南京中医药大学校长）

姚　春（广西中医药大学校长）

徐安龙（教育部高等学校中西医结合类专业教学指导委员会主任委员、北京中医药大学校长）

高秀梅（天津中医药大学校长）

高维娟（河北中医药大学校长）

郭宏伟（黑龙江中医药大学校长）

彭代银（安徽中医药大学校长）

戴爱国（湖南中医药大学党委书记）

秘书长（兼）

陆建伟（国家中医药管理局人事教育司司长）

宋春生（中国中医药出版社有限公司董事长）

办公室主任

周景玉（国家中医药管理局人事教育司副司长）

张峘宇（中国中医药出版社有限公司副总经理）

办公室成员

陈令轩（国家中医药管理局人事教育司综合协调处副处长）

李秀明（中国中医药出版社有限公司总编辑）

李占永（中国中医药出版社有限公司副总编辑）

芮立新（中国中医药出版社有限公司副总编辑）

沈承玲（中国中医药出版社有限公司教材中心主任）

前　言

为全面贯彻《中共中央 国务院关于促进中医药传承创新发展的意见》和全国中医药大会精神，落实《国务院办公厅关于加快医学教育创新发展的指导意见》《教育部 国家卫生健康委 国家中医药管理局关于深化医教协同进一步推动中医药教育改革与高质量发展的实施意见》，紧密对接新医科建设对中医药教育改革的新要求和中医药传承创新发展对人才培养的新需求，国家中医药管理局教材办公室（以下简称"教材办"）、中国中医药出版社在国家中医药管理局领导下，在教育部高等学校中医学类、中药学类、中西医结合类专业教学指导委员会及全国中医药行业高等教育规划教材专家指导委员会指导下，对全国中医药行业高等教育"十三五"规划教材进行综合评价，研究制定《全国中医药行业高等教育"十四五"规划教材建设方案》，并全面组织实施。鉴于全国中医药行业主管部门主持编写的全国高等中医药院校规划教材目前已出版十版，为体现其系统性和传承性，本套教材称为第十一版。

本套教材建设，坚持问题导向、目标导向、需求导向，结合"十三五"规划教材综合评价中发现的问题和收集的意见建议，对教材建设知识体系、结构安排等进行系统整体优化，进一步加强顶层设计和组织管理，坚持立德树人根本任务，力求构建适应中医药教育教学改革需求的教材体系，更好地服务院校人才培养和学科专业建设，促进中医药教育创新发展。

本套教材建设过程中，教材办聘请中医学、中药学、针灸推拿学三个专业的权威专家组成编审专家组，参与主编确定，提出指导意见，审查编写质量。特别是对核心示范教材建设加强了组织管理，成立了专门评价专家组，全程指导教材建设，确保教材质量。

本套教材具有以下特点：

1.坚持立德树人，融入课程思政内容

将党的二十大精神进教材，把立德树人贯穿教材建设全过程、各方面，体现课程思政建设新要求，发挥中医药文化育人优势，促进中医药人文教育与专业教育有机融合，指导学生树立正确世界观、人生观、价值观，帮助学生立大志、明大德、成大才、担大任，坚定信念信心，努力成为堪当民族复兴重任的时代新人。

2.优化知识结构，强化中医思维培养

在"十三五"规划教材知识架构基础上，进一步整合优化学科知识结构体系，减少不同学科教材间相同知识内容交叉重复，增强教材知识结构的系统性、完整性。强化中医思维培养，突出中医思维在教材编写中的主导作用，注重中医经典内容编写，在《内经》《伤寒论》等经典课程中更加突出重点，同时更加强化经典与临床的融合，增强中医经典的临床运用，帮助学生筑牢中医经典基础，逐步形成中医思维。

3.突出"三基五性"，注重内容严谨准确

坚持"以本为本"，更加突出教材的"三基五性"，即基本知识、基本理论、基本技能，思想性、科学性、先进性、启发性、适用性。注重名词术语统一，概念准确，表述科学严谨，知识点结合完备，内容精炼完整。教材编写综合考虑学科的分化、交叉，既充分体现不同学科自身特点，又注意各学科之间的有机衔接；注重理论与临床实践结合，与医师规范化培训、医师资格考试接轨。

4.强化精品意识，建设行业示范教材

遴选行业权威专家，吸纳一线优秀教师，组建经验丰富、专业精湛、治学严谨、作风扎实的高水平编写团队，将精品意识和质量意识贯穿教材建设始终，严格编审把关，确保教材编写质量。特别是对32门核心示范教材建设，更加强调知识体系架构建设，紧密结合国家精品课程、一流学科、一流专业建设，提高编写标准和要求，着力推出一批高质量的核心示范教材。

5.加强数字化建设，丰富拓展教材内容

为适应新型出版业态，充分借助现代信息技术，在纸质教材基础上，强化数字化教材开发建设，对全国中医药行业教育云平台"医开讲"进行了升级改造，融入了更多更实用的数字化教学素材，如精品视频、复习思考题、AR/VR等，对纸质教材内容进行拓展和延伸，更好地服务教师线上教学和学生线下自主学习，满足中医药教育教学需要。

本套教材的建设，凝聚了全国中医药行业高等教育工作者的集体智慧，体现了中医药行业齐心协力、求真务实、精益求精的工作作风，谨此向有关单位和个人致以衷心的感谢！

尽管所有组织者与编写者竭尽心智，精益求精，本套教材仍有进一步提升空间，敬请广大师生提出宝贵意见和建议，以便不断修订完善。

国家中医药管理局教材办公室

中国中医药出版社有限公司

2023 年 6 月

编写说明

　　医院是社会服务系统的重要组成部分，是对个体或社会特定人群进行防病治病的场所。医院管理是医院建立正常医疗工作秩序、提高医疗服务质量的重要保证。作为管理学的一个分支，医院管理学有着自身的学科特点，所涵盖的内容也随着医院管理理论研究和实践探索与时俱进。当前，医院管理学科发展迅速，医疗观念不断更新。医院管理者为了不断适应医院管理发展的新趋势，需要学习、掌握和运用现代医院管理的新理论、新模式、新方法，并在实践中不断探索与创新，努力提高管理绩效，提升服务能力和水平，促进医院的建设和发展，为实现健康中国建设目标作出应有的贡献。

　　党的二十大报告强调，要深化医药卫生体制改革，促进医保、医疗、医药协同发展和治理；要促进优质医疗资源扩容和区域均衡布局，坚持预防为主，加强重大慢性病健康管理，提高基层防病治病和健康管理能力；要深化以公益性为导向的公立医院改革，规范民营医院发展等，这些都对医院管理提出新的要求和挑战。为适应医院管理新要求，培养适应新时代医疗卫生改革与发展需要的人才，由国家中医药管理局统一规划，宏观指导，全国高等中医药教材建设研究会负责，全国多家高等医药院校共同参与，联合编写了适应新形势下医院管理工作环境及教学要求的全国中医药行业高等教育"十四五"规划教材《医院管理学》，以满足中医药院校管理专业本科和研究生教学需要，以及各级医院管理干部培训需要。

　　《医院管理学》在组织编写过程中，严格贯彻"精品战略"和"质量意识"精神，经历了编写会、审稿会、定稿会等反复论证、不断完善的过程，注重体现素质教育和创新能力、实践能力的培养，为学生拓展知识、增强能力、提高素质创造条件，同时始终强调突出人才培养目标。

　　在《医院管理学》的编写过程中，我们力求突出以下几个特点。

　　第一，立足学科建设和专业培养要求。本教材以卫生管理学科建设指导思想为依据，按照专业培养目标要求，坚持"以本为本"，突出教材的"三基五性"。坚持立德树人根本任务，体现课程思政建设要求。加强顶层设计，充分吸收以往教材的优点，系统优化教材知识体系和结构安排。本教材可供公共管理类、工商管理类、管理科学与工程类、中医学类、中药学类、护理学类等专业的本科生、研究生使用，也可作为自学考试卫生事业管理专业（独立本科段）的参考用书，以及医院管理人员培训教材。

　　第二，立足党的二十大和深化医药卫生体制改革要求。注重与国家最新方针政策紧密融合，引入国内外医院管理先进理念、实践经验和学术研究前沿成果，力求在全面涵盖医院管理理论与实践的主要内容，保证学科体系完整全面的基础上，体现医院管理的新内容、新理念和新突破。

第三，立足医院管理学科特点和学生认知规律要求。医院管理学属于应用性很强的学科，要求学生们具有发现问题、分析问题和解决问题的能力。本教材每章开篇均有"名人名言"和"案例导读"，意在提纲挈领导入主题、引发兴趣；正文中穿插"案例导读"和"知识链接"，通过设置真实管理情境，启发学生将所学知识应用于分析解决现实问题，同时正确理解正文内涵，拓宽知识视野；每章结尾设置"思考题"，通过提问和实训等方式帮助学生巩固所学、提高能力。

第四，突出中医药特色，体现中医医院管理特点和要求。中医医院管理既要遵从医院管理的基本规律，也要体现中医药管理的特殊性。本教材在全面阐述医院管理学基本内容的同时，引入相关的政策、文件和管理要求，突出中医药特色，体现中医医院管理特点和要求。

第五，立足完整性、科学性和可读性的原则。教材通过对编写大纲和编写体例的顶层设计，保证内容流畅，条目清晰，重点突出，力求保持医院管理学科体系的完整性，涵盖医院管理实践应用的主要内容。教材力求充分借鉴管理学等相关学科的理论和方法，并将其应用到医院管理实践中，不仅紧密结合国内医院管理发展与改革的实际，还注重体现国外医院管理特点和发展前沿，开阔学生的思路和视野。在编写过程中，编委们力求做到文字流畅，叙述通俗易懂。

本教材由来自全国 22 所高等医药院校的 25 名教师参与编写。编写分工如下：第一章由翟理祥编写；第二章由万晓文编写；第三章由姚园编写；第四章由陈宪泽、王锐编写；第五章由李德勋编写；第六章由王志伟编写；第七章由夏萍、高伟芳编写；第八章由王丹、杨美玲编写；第九章由李明、裴中阳编写；第十章由张瑞华编写；第十一章由刘艳瑞、倪语初编写；第十二章由李玲编写；第十三章由孟雪晖编写；第十四章由冯毅翀编写；第十五章由汤晶晶、李书编写；第十六章由佟欣编写；第十七章由许静编写；第十八章由孟开编写。由学术秘书郭志琴老师负责联络、协调等工作。本教材经历了各位编委认真编写与互校、副主编严格审校、主编全书统稿等环节。北京中医药大学夏士霁、王昱涵、郁菁、孙赫浓、吴国平、贾暄、袁有树、常慧、宁皓、曹楠、金同阳、吴少华、夏雨、阮依涵，广州中医药大学刘文婷、李梅英等研究生参加了全书文字校对及图表制作等工作。本教材融入了课程思政内容，同时附有融合出版数字化资源。

本教材得到了中国中医药出版社、北京中医药大学、广东药科大学各级领导，以及各院校的关心和大力支持，在此一并表示感谢！

本教材在编写过程中参考了多位专家、学者的著作和论文，因篇幅所限，仅列出主要参考书目，请有关作者谅解，并向这些文献的作者表示诚挚的谢意！

在本教材编写过程中，全体编写人员力求编出高质量的教材，若存在不足之处，祈请专家、学者和读者提出宝贵意见，以便再版时修订提高。

《医院管理学》编委会

2023 年 5 月

目　录

第一章
医院管理学概论

【名人名言】

管理是一种实践,其本质不在于"知"而在于"行";其验证不在于逻辑,而在于成果;其唯一权威就是成就。

——彼得·德鲁克

【案例导读】

某省中医医院探索建立现代医院管理制度

一是通过制度建设和创新,妥善处理坚持公益性与市场机制的关系,坚持正确的办院方向。服务模式上,实现从"规模扩展"向"内涵提升"的理念转变。运行机制上,构建社会、医院、员工利益共同体。管理方式上,实现医院管理从粗放型、经验型向精细化、科学化管理转变。充分调动员工的积极性,促进医院高质量发展。

二是党建引领医院文化建设,塑造一支高素质的医疗队伍。注重发挥医院党委和各级党组织作用,着力将党的政治优势、思想优势、组织优势、作风优势和群众工作优势转化为医院的发展优势,着力将中国传统文化和中医文化的精髓与社会主义核心价值观、新时代对行业道德的要求紧密结合起来,建立医院的核心价值观以及核心价值体系。

三是坚持靠中医特色与优势发展医院,不断满足人民群众健康需求。建立了"治未病中心""慢病管理中心",逐步形成了"未病""已病""慢病"三个层次的中医健康管理体系,发挥中医药在"治未病"中的主导作用。注重挖掘、整理古今研究成果与名中医的学术思想,解决好传承与创新的关系,让中医根基更稳。

资料来源:国务院深化医药卫生体制改革领导小组简报(第205期)

管理学是一门综合性学科,是由社会学、自然科学和其他学科相互渗透融合形成的,是从人类的管理实践中总结和发展起来的。同时,管理学又是一门应用性学科,基本原理和职能既可以运用于各个社会领域,又可以广泛地应用于医院,形成医院管理学。医院管理学是管理学科中的一个分支,它的产生和发展离不开管理学的理论研究,更离不开医院的具体实践,医院的不断发展、医院管理水平的不断提高也不断丰富着医院管理学的理论体系。

第一节　医院概述

一、医院的概念

医院（hospital）是社会服务系统中的一个有机组成部分，是对个体或社会特定人群进行防病、治病的场所，备有一定数量的病床、医务人员和必要的设备，按照法律法规和行业规范提供医疗、护理、康复、医学检查、预防保健、健康教育、医疗救助等服务，以维护和促进人群健康的医疗机构。

构成一所医院应具备以下基本条件。

1. 正式的病房和一定数量的病床设施，有能力对患者提供科学的诊疗、护理和基本的生活服务。我国《医疗机构基本标准（试行）》要求凡以"医院"命名的医疗机构，住院床位总数应在20张以上。

2. 住院、门诊等多种服务功能，以实施住院诊疗为主，一般设有相应门诊部。

3. 基本的医疗设备和设施，符合医学要求和满足医疗保健需要的基本条件。

4. 一定的诊疗组织形式，包括临床科室、医技科室、辅助科室等。

5. 相应的、系统的人员配备，包括医、药、护、检验检查等技术人员及行政和后勤人员，各类人员分工协作，共同完成整体组织功能。

6. 相应的工作制度与规章制度，包括以医院章程为统领的民主管理制度、医疗质量安全管理制度、人力资源管理制度、财务资产管理制度、绩效考核制度、后勤管理制度、信息管理制度等现代医院管理制度。

二、医院的发展历程

医院是人类与疾病斗争过程中所形成的组织机构，医院的形成和发展，经历了一个漫长的历史过程。它的发展变化充分反映了医学科学技术的发展，又与社会经济、政治、文化的发展变化紧密联系着。医院的形成与发展过程，大致可划分为四个阶段。

（一）古代医院萌芽阶段（前7世纪—18世纪末）

医院起源于社会抚恤组织的成立。我国是医院萌芽产生最早的国家之一，春秋初期（前7世纪），齐国设立了残废院，收容聋哑、跛足、盲人、疯人，供给食宿，给予集中疗养。秦汉以后，各个封建王朝都设有为皇室贵族服务的医院组织，如太医令、太医署、太医院等，也有救济性质的平民医院，如公元2年汉代收容传染患者的隔离院、东汉建立的军正院——"庵庐"。此后，隋唐时期有收容麻风患者的"疠人坊"；唐宋时期有为病残人设立的"病坊""养病坊""安济坊"等；元代有军医院"安乐堂"；宋至清代，先后出现了规模较大的"福院""广惠坊""慈幼昌"等医院雏形。

在国外，前600年，印度有了医院的雏形，他们遵循公共卫生原则，设置严密的剖宫产观察制度；每十个村指派一名医生负责群众的卫生服务需要。以老人和穷人为服务对象的医院则由佛教寺庙修建。前480年，古希腊医生希波克拉底用耳贴近胸廓的诊断方法诊察患者，并且开始施行外科手术。这一时期，古希腊的很多庙宇成为接受观察和治疗的场所。

4世纪在罗马有教会医院，属于修道院。罗马的军队医院和较少的宗教医院，无论从数量、组织和完善程度上都无法和伊斯兰教医院相媲美。在穆罕默德时期，出现了真正的医院系统：不同的病区诊治不同的疾病，如发热、眼病、腹泻伤科和妇产科病；将康复与重病患者分开护理；病例的临床报告被用于临床教学；另外，其专设面对精神病患者的医院（庇护所）较欧洲早1000年。在欧洲，法国的里昂和巴黎分别在542年、641年建立了医院。在中世纪早期，医院都具有宗教性质，它的护理重于医疗，主要目的在于洗净灵魂。此时的医院因其目的不同，名称各异，如医院、收容院、济贫院、妇婴院。在中世纪，巴格达、大马士革和开罗等地都有著名的大医院，大马士革的医院和医学院有藏书丰富的图书馆。

除在9世纪出现产科医院外，医院几乎不分专科。12世纪后，正式的医院开始兴起。欧洲的第一个正式医院是1204年建于罗马的圣灵医院（Hospital of the Holy Ghost）。14世纪以后，欧洲许多麻风院逐渐改做普通医院，医生也逐渐由非神职人员担任，医院规模由中世纪初期一般只容纳十几名患者的小医院，发展到最多达220张病床的医院。

综合我国和国外萌芽阶段的医院，基本上可分为以下几种组织类型：社会救助医疗组织、宫廷医疗组织、寺院医疗组织、军队医疗组织、传染病收容机构、安息所等。

这个阶段的医院有以下特征：①医院不是社会医疗的主要形式，不仅数量少、组织简单，而且多数是临时收容和隔离的机构。②个体独立行医是主要的医疗形式，医院仅是医疗服务的补充，规模小，不固定，条件差。③医院一般有隔离和慈善的性质，如传染病、麻风病的隔离需要，军队受伤者的收治，以及社会残疾人员、贫困人员的慈善救治等。④没有定型的管理制度，机构的临时性和随意性较大。

（二）医院初期形成阶段（18世纪末—19世纪中叶）

在国外，18世纪末至19世纪中叶，医院的发展是资本主义工业革命的一个写照。1789年，法国资产阶级革命的胜利，使社会生产力从封建制度的束缚中获得解放。随着世界贸易的迅速发展，产业革命的出现，极大地促进了社会经济和科学技术的发展。加之城市人口的急剧增长和传染病的不断涌现，为近代医院的形成和发展提供了客观条件。在当时，法国医生Cabanis发表了对巴黎医院的若干意见，提出了改善医院的必要措施。1803年，拿破仑颁布了医学教育和医院卫生事业管理的法律，1848年英国成立卫生总部并颁布相应法规等。医院事业由此得到了统一管理和改善，标志着医院进入了初期形成阶段。具体表现为大中城市医院的迅速增加。在我国，西方医学的传入，与西方国家的宗教传播和殖民侵略紧密相关，从1828年英国传教士高立支在澳门开设了第一个教会医院，1835年美国教会派传教医生Parker在广州设立教会医院，至1949年中华人民共和国成立，分布在全国的大小教会医院有340余所。

这个阶段的医院主要有以下几个特征：①城乡医院发展的不平衡性。②医疗技术手段的多样化和局限性。③医院业务系统的逐步条理化和组织的不完善性。

（三）近代医院发展阶段（19世纪中叶—20世纪中叶）

这一阶段社会经济文化的发展是近代医院形成和发展的物质基础和前提条件。另一方面，医学科学的发展为近代医院的形成和发展奠定了科学技术基础。社会经济的快速发展，不仅促使社会医疗需求增长，也对医院建设与发展提出更高要求，而且为近代医院的建设提供了必要的物质条件。医学科学在实验医学发展的基础上步入近代医学发展阶段，形成了基础医学体系，医学技术有了很大的进步，为临床诊断提供了先进的技术。例如，1889年临床实验室在医院首先设立；1896年第一次在医院使用X光片诊断疾病；1903年心电图第一次在医院用于诊断心血管疾病；1929年脑电图用于脑学神经疾病的诊断等。19世纪中叶，英国的南丁格尔创建了护理学，使医院的医疗服务与生活服务结合起来，进而发展成为一个护理体系。

受西方思想影响，中医传统的医疗机构不断发生变化，如传统走街串巷的医生陆续设立医寓、医所或门诊，有些门诊借附近旅馆或用自家房屋留宿外地患者，有些德艺双馨的医生扩建房舍接待患者就医，使单纯的门诊医疗不断向住院治疗方向迈进。与之相对，另一种中医医疗机构却是由宫廷走向民间的，民国初期在北京成立了官医院、官医局。随着一系列不平等条约的签订，列强在我国各通商口岸等设立的教会诊所和医院逐渐增多。据调查，1859 年全国仅有教会医师 28 人；1876 年已有教会医院 16 所、诊所 24 个，1897 年教会医院 60 所，到了 1905 年教会医院达到 166 所、诊所 241 所、教会医师 301 人。1937 年，在华英美基督教会开办的医院共 300所，床位约 2.1 万张，属于美国系统经营的医院约 140 余所，床位 1000 余张，约占全国医院总数的 50%，这还不包括美国洛克菲勒财团在北京直接经营的协和医学院和医院。属于法国系统的天主教会在华开办的医院 70 余所、床位 5000 余张，另有小型诊所约 600 处。

由中国自办且较有规模的西医医院是在南京设立的中央医院，抗战时内迁重庆，并在贵阳设立分院，同时还有兰州及其他地区的医院。据 1937 年统计，全国设省立医院 15 所、市立医院11 所、传染病院 6 所、县立卫生院 152 所。1945 年，卫生署公布了《公立医院设置规则》。据1947 年统计，全国有大小医院 2000 多所、病床 9 万张左右，其中省立医院 110 所、市立医院 56所、县立卫生院 1440 所。此外还有一些传染病院、结核病防治院、精神病防治院、麻风病医院、戒烟医院等。

上述因素使近代医院具有以下特征：①医院已成为社会医疗的主要形式，尽管还有大量的个体医疗存在，但后者已退居于辅助地位。②医院形成了专业分工（但分科尚不细）、医护分工、医技分工和集体协作的格局，相应建立了管理制度和技术性规章制度。③以机体、器官、细胞为主的生物医学水平作为诊疗的理论基础，以物理诊断、实验诊断、化学治疗及一般手术治疗作为基本的诊断、治疗手段。④在医院管理上，主要是采用标准化管理。

（四）现代医院发展阶段（20 世纪中叶至今）

欧美各国在医学教育、科学研究和卫生体制方面对西医学的发展与进步有着不同层面的贡献。20 世纪后半期，西医学不断的发展和中医学的开放与进步，为中西医结合创造了条件。20世纪 70 年代以来，科学技术得到空前的发展，带来医学科学和医疗诊断技术日新月异的变化，同时社会对医疗及疾病预防提出了更高的要求，从而推动了近代医院向现代医院转变。主要表现为：医院功能多样化，大型医院正在成为集医疗、教学、科研为一体的医学中心和培训基地；大型医院内高度专业分工与多科室协作化促使新兴学科及边缘学科纷纷成立；医院设备走向自动化、小型化，信息化程度日益增强，医院建筑不断改进。现代管理理论向医院管理的广泛渗透，使医院管理学应运而生，并得到迅速发展。

中华人民共和国成立以来，中医医院建设以更快的速度发展。1950 年 8 月，第一届全国卫生会议召开，会议制定了"预防为主""面向工农兵""团结中西医"的卫生工作三大原则，奠定了我国中医医院建设的基础。此后"加强中医人才培养""鼓励西医学习中医""中医进医院"等一系列政策，有力地促进了早期中医医院的发展。

1978 年，党的十一届三中全会召开，为中医药事业的发展指明了方向。中共中央先后制定了一系列扶持和发展中医药的政策，并在人、财、物等方面给予中医医院有力的支持，极大地促进了中医医院的恢复和发展。

1982 年，我国《宪法》明确规定"国家发展现代医药和我国传统医药"，确立了中医药发展的法律地位。1985 年 6 月，中共中央书记处在《关于卫生工作的决定》中指出："根据宪法发展现代医药和我国传统医药的规定，要把中医和西医摆在同等重要的地位。"由此，"中西医并重"成为我国卫生工作方针和中医药的基本政策。2017年7月1日起施行的《中华人民共和国中医药法》对继承和弘扬中医药、保障和促进中医药事业发展发挥了重要的作用。

现代化医院与传统医院相比，具有明显的时代特征：①医学技术的现代化：主要表现在现代高水平高质量的检查技术、诊断技术、保健技术和康复技术。②医学专业的综合化：即在专业分工基础上的综合协作，既有精度又有广度，充分发挥现代医疗的功能。③运营管理的高效化：即主动适应医疗市场的竞争，不断优化管理流程和绩效考核，实现高效率的运转。④社会医疗保健的中心化：医院的功能由医疗型转变成医疗、预防、保健、康复型，运用预防医学和社会医学发挥社会医疗保健的功能。⑤医院管理的现代化：运用系统工程的理论、技术、方法和现代医院管理的原理，对医院系统和医院内外环境相联系的各个方面实行科学管理。⑥医院管理的信息化：建立将门诊和急诊挂号、收费、药房、财务和医院管理等信息有机联系在一起的医院信息系统（hospital information system，HIS），大大提高了信息处理能力和管理水平。

三、医院的分类与分级

（一）医院分类

根据不同的划分角度可分为不同类型的医院（表1-1）。在我国，各类型医院应形成体系，分工协作，并规定各类型医院所承担的任务。

表 1-1 医院的类型

划分依据	类型
专业性质	综合医院、中医医院、中西医结合医院、民族医医院、专科医院、康复医院、职业病医院、妇幼保健院（所）、中心卫生院、乡（镇）卫生院、街道卫生院、疗养院、护理院
投资者身份	公立医院（政府办医院、军队医院、国有和集体企事业单位举办的医院）、社会办医院（包括：中外合资、合作医院，外资独资医院）
经营目的	非营利性医院、营利性医院

注：上表中有的医院兼有几种类型。

（二）医院分级

20世纪80年代末，我国建立医院评审制度后，根据医院规模、科研方向、人才技术力量、医疗硬件设备等综合实力，在保证城乡医疗卫生网的合理结构和整体功能的原则下，按照《医院分级管理标准》和地方政府的区域卫生规划，对医院资质进行评审，分成一、二、三级。

1. 一级医院 病床数在20～99张（中医医院≥20张），是直接向一定人口的社区提供预防、医疗、保健、康复服务的基层医院、卫生院。

2. 二级医院 病床数在100～499张（中医医院≥80张），是向多个社区提供综合医疗卫生服务和承担一定教学、科研任务的地区性医院。

3. 三级医院 病床数在500张以上（中医医院≥400张），是向几个地区提供高水平专业化医疗卫生服务和执行高等教育、科研任务的区域性以上的医院。

四、医院的性质

医院作为卫生服务体系的一个重要组成部分，体现了公益性、保障性、生产性和经营性等特点。

1. 公益性 我国卫生事业是政府实行一定福利政策的社会公益事业，应当坚持公益性原则，"维护公益性，调动积极性，保障可持续"是深化医药卫生体制改革的着力点，必须充分发挥各级政府的主导作用。

2. 保障性 医疗行业特性决定了医院为人类生存繁衍和工作生活提供医疗服务保障，是社会民生保障体系的重要组成部分，关系国计民生、社会公平公正及社会大局稳定，对社会经济发展起着不可或缺的作用。

3. 生产性 医院不是纯粹的消费性服务场所，而是通过医疗、预防保健及康复服务，维护和促进人的健康。医学科学技术属于生产力的范畴，医务劳动以医学科学技术为手段防治疾病，并不断发展、丰富和提高科学技术这一生产力。

4. 经营性 医院是具有经济性质的经营单位，医疗活动除了要遵循医疗工作的内在规律，也受商品经济价值规律的制约，具有医疗服务市场的某些规律与特点。医疗活动存在着社会供求关系，医院管理必须讲求投入产出和成本核算。

五、医院的功能

医院的功能也就是医院的任务，2022 年修订的《医疗机构管理条例》指出，医疗机构以救死扶伤、防病治病、为公民的健康服务为宗旨。《中华人民共和国基本医疗卫生与健康促进法》明确，医院主要提供疾病诊治，特别是急危重症和疑难病症的诊疗，突发事件医疗处置和救援以及健康教育等医疗卫生服务，并开展医学教育、医疗卫生人员培训、医学科学研究和对基层医疗卫生机构的业务指导等工作。

随着医学科学的发展、医学模式的转变及人民对医疗保健的新需求，医院的功能不断发展，具体包括医疗、预防、保健、康复服务，并承担相应的临床教学和科研等任务。

1. 医疗服务 医疗服务是医院的主要功能。医院医疗工作以诊疗与护理两大业务为主体，医疗与辅助业务密切配合形成一个整体。医疗一般分为门诊医疗、住院医疗、康复医疗和急救医疗。互联网医院开展的诊疗服务应符合实体医疗机构或依托实体医疗机构的功能定位。

2. 预防保健服务 在人人享有卫生保健的全球目标中，各级医院要发挥预防保健功能，开展社区医疗并向家庭延伸，进行健康教育和普及卫生知识，指导基层做好健康咨询和疾病普查工作，使医院向社区提供全面的医疗卫生保健服务。

3. 康复服务 康复医学是一门新兴的学科，是以消除和减轻人的功能障碍，弥补和重建人的功能缺失，设法改善和提高人的各方面功能的医学学科。针对老龄化和慢性病，着重为伤病的急性期、亚急性期、恢复早期的有关躯体、内脏器官、脑高级功能和心理功能障碍的患者，提供全面和系统的康复医学专业诊疗服务。

4. 教学 医学是一门实践学科，医院是医疗实践的场所，要建立完善的教学管理体系，承担医学院校的临床教学和实习带教任务，以及指导下级医疗机构技术骨干，培养卫生技术和管理人才。

5. 科学研究 医学科学研究是促进医学发展的重要手段，是保证并不断提高医疗质量、培养医学人才、促进医院管理现代化的必要措施。医院要开展以提高临床医疗护理水平为主的科研工作。同时，也要结合临床实践，积极创造条件，开展实验医学和基础理论的研究，促进卫生技术人员科研成果转化。

以上所述的五项功能不是各自孤立的,而是相互联系、相辅相成的。其中以医疗服务为中心,其他四项功能围绕医疗工作统筹安排,并与医疗相结合,全面构成医院的各项任务。

六、医院的工作特点

(一)医院的共性特点

医院是以一定社会人群为主要服务对象,是以医学技术为基本服务手段,以保证医疗质量和医疗效果、促进人民健康为服务目标。医院工作特点反映医院工作的规律性,把握医院工作特点是办好医院的前提。医院工作特点主要表现为以下几个方面。

1. 以患者为中心 保证医疗质量和医疗安全是医院生存的根本,是医疗管理的核心内容和永恒主题。医院的所有部门都要以患者为中心,发扬救死扶伤、人道主义精神,强调医疗效果。

2. 以质量为核心 医院的各项工作都关系到患者的安危,全体医务人员要牢固树立"医疗质量与安全是医院发展生命线"的理念,必须十分重视医疗质量,要有严格的质量要求,以优质创品牌。

3. 科学性和技术性 科学技术是医院诊治患者的手段,而人体又是极其复杂的机体,这就决定了医务人员必须具有全面的理论知识、熟练的技术操作能力和丰富的临床经验。

4. 整体性和协作性 医院必须遵循生物 – 心理 – 社会医学模式去开展工作,既要分工又要协作,二者是有机的整体。若不重视各科室部门之间的协作问题,容易导致内部出现矛盾和冲突,进而影响到医院工作的进展。

5. 风险性与规范性 医院工作关系到人的生命安全与身体健康,由于个体差异很大,疾病种类繁多,病情千变万化,医学对许多疾病的认识有限,这就需要医务人员严格执行各项规章制度和技术操作规程。

6. 时间性和连续性 时间就是生命,诊治过程要分秒必争,对突发事件要有相应的应急准备和应对能力。同时,接受就诊、病情观察与治疗要求连续不间断,实现全程闭环健康管理模式。

7. 社会性与群众性 医院服务的主体是全社会人群,医院工作效果重要的衡量标准之一是社会和群众是否满意。因此,要转变服务理念、注重人文服务、加强思想政治工作与医德医风建设,才能实现医院的可持续发展。

8. 注重"两个效益" 我国医疗卫生事业的性质决定了医院必须以社会效益为最高准则,应当在坚持社会效益第一原则下,实现社会效益和经济效益相统一,加强医院的运营管理,通过优化管理,挖掘潜力,增收节支,使有限的资源发挥更大的作用,以取得更大的社会和经济效益。

(二)中医医院的工作特点

中医医院必须坚持以中医为主的办院方向,充分发挥中医药特色优势,满足人民群众的中医医疗服务需求。中医医院除了具备一般医院的特点外,还有其自身特点。

1. 按照中医药理论体系指导临床实践 中医学是以整体观念为指导思想、以脏腑经络学说为理论核心、以辨证施治原则为特点的学术理论体系,强调理、法、方、药的完整统一,综合运用中药、针灸、推拿、气功、食疗等疗法治疗疾病。中医医院必须要有中医思维,结合现代科学技术,创新中医诊疗与中医发展。

2. 强调中医特色专科建设,实现临床科研一体化 中医医院要挖掘自身的特色优势,尊重自身历史传统、发展规律和现实的基础上,着力强化已有优势,打造医疗服务创新点,将专科特色和创新作为中医医院发展的主要内容，在科室设置、病房建设、设备配置、人员配备、制度建设、临床诊疗规范建设方面要坚持守正创新。

3.门诊患者相对集中，慢性病、疑难病患者多 门诊是中医医院医疗工作的重要组成部分，是直接对患者进行诊断、治疗和开展预防保健工作的场所。由于中医药的诊疗特色和优势，来中医医院就诊的患者中慢性病患者、疑难病症患者较多，且老年患者比重较高。

4.体现中医药文化特色 中医药文化是中华民族优秀传统文化的瑰宝，"大医精诚"是中医药文化的核心价值观，是中医的精髓所在，更是患者选择中医医院就医的重要因素。中医医院文化建设要突出中医特色，要推动中医药文化创造性转化、创新性发展，让中医药成为群众促进健康的文化自觉。

【案例导读】

某省中医医院活学活用中医经典

某省中医医院通过中医经典学习培训、开设中医经典病房、开展中医重点病种诊疗等多种形式，不断巩固中医思维、中医理论、中医方法，为更好地服务群众奠定坚实基础。

为了提升青年医师中医理论水平和中医临床能力，2012年以来医院每年组织45岁以下的青年医师集中进行"黄埔培训"，通过系统学习培训，侧重培养中医思维、业务技能和职业素养。

医院率先在普内科、呼吸与危重症医学科、心血管科等科室开设中医经典病房，在中医经典理论与名老中医经验指导下，运用中医主导的方法与技术开展各种急危重症和疑难复杂疾病诊疗。

医院始终将中医药特色作为立院之本，打造"七个一工程"：一个重点病种、一个研究方向、一套诊疗方案、一支诊疗团队、一个协定处方、一种院内制剂和一项中医特色技术，"四名"（名医、名科、名药、名方）特色和"四专"优势（专科、专病、专家、专药）深受患者青睐，实现"科科有特色、人人有专长、个个有疗效"，为患者提供更加优质的中医药服务，让中医药学精髓造福于人民群众。

资料来源：记者孙骏，通讯员冯瑶.中国江苏网：为民服务！

某省中医医院活学活用中医经典.人民网，2021-05-28.

第二节　医院管理学概述

管理学的基本原理、基本方法和管理职能等运用于社会各个领域，形成了管理学在这些领域的分支学科，医院管理学就是其中之一。

一、医院管理学的概念

医院管理（hospital management）是按照医院工作的客观规律，运用管理理论和方法，对人、财、物、信息、时间等资源进行计划、组织、决策、协调、控制，充分发挥整体运行功能，以取得最佳综合效益的管理活动过程。

医院管理学是研究医院管理现象及其规律性的科学。它既与医学科学相联系，又与其他自然科学和社会科学相联系，是一门应用科学，又是一门边缘交叉学科。

二、医院管理学的研究对象与内容

医院管理学的研究对象主要是医院内部系统及其各个层次的管理现象和规律，同时包括医院系统在社会大系统中的地位、作用和制约条件。研究内容非常广泛，为了便于理解和掌握，必须结合该学科的学科体系进行分析。医院管理学作为管理学的一个分支，有着自身学科的特点，所涵盖的内容也是随着医院管理的理论研究和实践探索与时俱进，具体内容如下。

1. 医院管理概论　主要从社会角度研究医院这个特定系统的一般规律。其内容主要有医院的定义、类型、性质、地位、任务和功能、工作特点、工作方针、医院发展的历史和发展趋势等。同时，还要研究医院管理的概念、研究对象、基本内容、任务与职能、方法和指导思想、医院管理发展等。

2. 医院战略管理　主要运用战略理论分析医院战略层次、特点及构成，实施战略管理过程。其中重点是医院经营管理、医疗市场分析和医疗服务营销等。

3. 医院文化管理　在对医院文化的内涵、特征和功能等内容阐述的基础上，掌握现代医院文化管理的形象塑造、策划与实施，掌握医院文化的管理和建设的一般程序和原则。

4. 医院组织管理　主要通过分析医院组织结构管理的功能、特点和基本类型，介绍医院组织模式和组织结构设置的基本要素，阐述医院构成部门、规模设置和人员编制及其影响因素，医院职能科室和各职能科室职责，以此了解医院的运行模式。

5. 医院人力资源管理　重点阐述医院人力资源管理的历史和现状、医院员工的招聘与培训方法、医院员工的绩效评估和医院薪酬的表现形式等内容，初步建立现代医院人力资源管理理念，掌握医院人力资源管理的一般方法。

6. 医院质量管理　主要内容包括医院质量管理的基本概念、标准及方法等。医院质量管理贯穿所有影响质量的因素和工作环节之中，体现于实施计划、决策、协调、指导及质量信息反馈和处理等以质量为目标的全部管理过程之中。

7. 医院医疗管理　主要介绍门诊管理、急诊管理、住院管理、医技科室管理、病案管理、康复管理等方面的基本内容和基本要求，体现现代医院医疗管理的内容，包括所有利用医院资源保障人群健康的医疗行为。

8. 医院护理管理　主要围绕医院护理管理的概念及特点、医院护理质量管理的理论基础和重要性，以及各级护理岗位的职责展开介绍，明确医院护理管理在整个医院管理职能中的地位和作用。

9. 医院药事管理　主要包括医院药事管理概况、医院药事管理委员会、医院药事与药剂科等内容。建立以患者为中心的药事管理工作模式，开展以合理用药为核心的临床药事工作，通过提供药学技术服务，提高医疗质量，确保安全及合理用药。

10. 医院感染管理　医院感染管理是保障医疗质量和患者安全的关键，运用有关理论和方法，对医院感染现象进行计划、组织和控制活动，严格落实院内感染防控制度，规范抗菌药物的使用，尤其要做好突发公共卫生事件中医院感染的应对管理。

11. 医院医疗风险管理　主要包括对医疗活动中现有和潜在的风险，进行识别、分析、评估和处理，有计划和有组织地减少各种医疗风险的发生，降低医疗风险事件造成的社会不利影响、患者危害和经济损失。

12. 医院财务管理　财务人员在特定环境下，依据各种信息，对医院的资金运动进行计划、组织、监督、调节和评价，以实现医院运营管理的目标。对医院运营起着启动、导向、控制的作用，有利于提高医院的社会效益与经济效益。

13. 医院医保管理　主要是建立与基本医保制度改革相适应的内部机构、管理制度、管理措施和操作运行机制等在内的一整套体系。职能包括宣传和贯彻国家医保政策、服务参保人员就医、考核监督院内医保业务和医疗服务行为、办理参保人员医疗费用申报、报销和维护医院利益等。

14. 医院预防保健管理　贯彻"预防为主"方针，侧重加强医院的卫生学管理，防止医源性疾病的发生，保护医院职工和患者的健康；同时结合临床工作，积极开展临床预防保健和社区卫生服务。

15. 医院信息管理　是指利用计算机软硬件技术和网络通信技术等现代化手段，对医院及其所属各部门的人流、物流、资金进行综合管理。涵盖了临床医疗管理、医政管理、经济管理、医患关系管理和科研管理等方面的应用。

16. 医院科教管理　主要负责制订医院科教制度，执行医院科教计划，推动医院学术发展，包括医院科研管理、学科建设、学生见习实习管理、外出和来院进修生管理、研究生培养、继续教育以及住院医师规范化培训工作。

17. 医院医疗设备管理　对医疗设备的生命周期进行全程管理，即从医疗设备申购、审批、论证、采购、验收、建档、使用到检修，以及日常维护保养、报废等进行全过程管理，确保医疗设备系统安全良好运行。

18. 医院后勤管理　主要包括医院后勤管理概况、医院后勤管理组织、后勤设备与物资管理、医院建筑与环境管理等内容，以及如何为患者和职工提供优质、高效、低耗的后勤保障服务，最大限度发挥后勤方面人、财、物的综合效益。

三、医院管理学的学科体系

医院管理学的学科体系可分为综合理论和应用管理两大部分。综合理论部分主要研究医院管理的原理和医院概论等基本理论问题；应用管理部分则主要研究医院系统中相互联系又有区别的各要素管理。这些要素包括人的管理、事（医疗、技术、质量）的管理、信息管理、医疗设备管理、财务管理等。医院管理学的学科体系如图 1-1 所示。

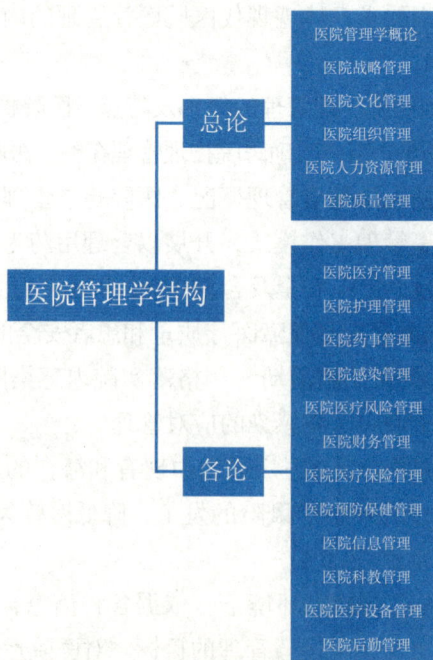

图 1-1　医院管理学学科体系

医院管理学系统各部分有着各自的内容、任务和目标，都有各自的作用及价值，但整个系统只有一个总的目标，各部分的目标要服从和服务于医院的整体目标，相互密切联系，协同发挥作用。为此，研究医院管理应从整体出发，从综合理论和应用管理两方面着手。

在每个历史时期，医院管理学都有其侧重研究的内容。例如，加强公立医院党的建设、深化公立医院改革、建立健全现代医院管理制度、医院运行机制改革、高质量发展背景下公立医院绩效考核策略等，为当前研究的重要课题。同时，有关医院质量管理、医学技术进步与创新、医德医风建设、医院运营管理、医院管理的发展趋势及医院管理理论研究等，则是医院管理学研究的永恒课题。

四、医院管理职能

（一）计划

医院的计划工作是指医院管理目标的确定及实现目标的途径和方法，是医院管理的首要职能。这里的目标既有医院总体目标，也有部门目标；计划内容既有医院总体工作计划，亦有各个科室或职能部门的工作计划，具体包括医院总体发展规划、医疗工作计划、药品采购计划、财务工作计划、人员调配计划、物资供应计划、设备购置计划、基础建设计划等。

（二）组织

为了实现医院的共同目标，需要建立有效性、连续性的工作系统。建立这个系统所采取的行动过程就是组织工作。医院组织工作的一般程序为确定医院目标、设置组织结构、合理配置资源、授予相应责权利、协调沟通各方关系。

（三）决策

在医院经营管理活动中贯穿着一系列的决策活动，如对办院方针、工作规划、质量控制、人事安排、干部培训、财务预算、设备更新等做出合理的决定，即决策。随着社会和医学科学的发展，决策在现代医院管理中的作用越来越大。这就要求医院管理者决策时，必须从战略到战术、从微观到宏观、从医疗的经济价值到社会效益全面考虑，经过周密的方案论证和系统的分析比较，做出科学合理的决策。

（四）协调

医院工作是多部门、多学科专业化协作的工作，必须加强协调管理，只有这样才能保证各部门步调一致，密切配合。同时，医院作为卫生系统的一个组成部分，其目的从属于系统的总目的，功能与其他组成部分互补。因此，客观上还要求医院与卫生系统内其他组织相互协作，充分发挥卫生系统的整体功能。

（五）控制

医院必须在有控制的条件下运行。控制是一种有目的的主动行为。医院的各级管理人员都有控制的职责，不仅对自己的工作负责，而且必须对医院整体计划和目标的实现负责。控制工作离不了信息的反馈，在现代医院中建立医院信息系统将成为管理者控制工作、保证管理工作沿着医院的目标前进的一种重要手段。

五、医院管理学的形成与发展

医院的科学管理始于 20 世纪初，而医院管理学科体系的建立是在 20 世纪 30 年代左右。欧美一些国家的医院管理理论和方法对推进我国医院科学管理产生了积极影响。

（一）医院管理学形成

早在 19 世纪，在欧美国家担当医院管理任务者，大多数是慈善团体理事会的干事，而医院的具体管理工作是在医院总护士长的协助下完成的。公立医院任命在职医师为医监或医务长，在干事的协助下管理医院。

20 世纪以来，随着社会经济和科学技术的迅猛发展，医院的规模日趋扩大、结构日趋复杂、医学技术和医疗活动不断得到扩充与进步。与此同时，影响医院行为和发展的外部因素也逐渐增多，这就要求管理人员不仅要有一定的医学知识，同时也应具备相应的管理知识与技能，否则就很难胜任管理工作。1910 年，美国学者豪兰（Howland）等提出医院管理是一门独立的科学，提倡对医院管理人员进行管理教育。1917 年，美国外科协会开展了医院标准化运动，对不符合该学会标准的医院的医生不予承认会员资格，此后这项运动在全美展开。该协会调查委员会主席麦克依陈（MacEchen）于 1935 年出版了《医院的组织和管理》专著，医院管理学体系开始形成。从 1934 年开始，美国芝加哥大学开始设立医院管理课程。第二次世界大战以后，许多大学设立了医院管理课程，并培训医院管理人员。日本厚生省于 1949 年成立了"医院管理研修所"，负责医院管理教育，轮训医院管理干部。1961 年，该研修所改为"医院管理研究"，进一步充实研究组织，成为医院管理的教育和科研中心。1964 年，开始建立医院管理专修科，对医科大学的毕业生进行为期一年的管理专业教育，许多医科大学也设立了医院管理课程，培养医院管理人员。

（二）我国医院管理学发展历程

1949 年以前，国内一些大城市的医院管理主要是借鉴欧美国家的管理方法。在解放区创建的医院采用的是适合革命战争需要的管理方法。中华人民共和国成立初期，大型医院主要是采用前苏联的管理体制和方法，但同时也在积累我国社会主义建设时期的医院管理经验。1952 年，中华医学会成立了医院行政管理研究会。1957 年，卫生部召开了第一次全国医院工作会议并颁布了《综合医院工作制度》和《医院工作人员职责》。1962 年，医院行政管理研究会配合卫生部召开会议，讨论了《关于改进医院工作若干问题的意见》，此后又制定了"高等医学院校《附属医院工作四十条》"。在其后较长的时期内，我国的医院管理工作受到干扰和破坏，与此同时，也从正反两方面积累了很多宝贵的经验。

十一届三中全会以来，党的工作重心逐步转移到了社会主义现代化建设上来，管理科学受到了应有的重视。卫生部在全面总结中华人民共和国成立以来医院管理工作经验的基础上，修改制定了《全国医院工作条例》，修订颁发了《医院工作制度及各级人员职责》等文件，对整顿医院工作起了很大的指导作用，也促进了全国医院的科学管理。《公立医院领导人员管理暂行办法》《国务院办公厅关于建立现代医院管理制度的指导意见》的出台对医院领导人员职业化培训有了新的要求，推动医院提升职业化管理水平。

在学术方面，1980 年 11 月，中华医学会召开第一届全国医院管理学术会议，并成立了中华医学会医院管理学会。这标志着我国的医院管理开始作为一门独立学科。各省、市、自治区也相继成立了医院管理学会及分会，使我国医院管理的学术研究进入了有组织活动的时期。同时，还开展了国际性医院管理学术交流，包括召开学术会议和派出人员出国研修及考察等。1991年，卫生部成立了医院管理研究所，全国很多高等院校、医院也相继成立了医院管理研究所，如清华大学、复旦大学、四川大学，广泛开展医院管理学研究和培训以及国际国内学术交流活动，为医院提高科学管理水平、培训管理人才作出了贡献。

在教育培训方面，从1982年开始，全国多家高等医学院校相继设立卫生管理系，系统地进行管理人才的培养。此外，不少省市还成立了卫生管理干部学院或卫生管理干部培训中心。各地纷纷举办各种内容和形式的管理培训班。这些对于建立一支高层次的医院管理专业人才队伍、实现我国医院管理的现代化具有重要意义。

在编著出版方面，1963年，解放军总后勤卫生部主编的《军队医院管理》一书是我国第一部医院管理学专著。继此书和1981年辽宁省《医院管理学》之后，《现代医院管理》《医院管理学教程》《农村医院管理》《实用医院管理学》《现代医院管理理论与方法》等，以及医院管理方面的专业论著《医院标准化管理》《医院质量管理实用教程》《医疗事故纠纷的防范与处理》《医院内感染与管理》《医院护理管理》等相继问世。此后，卫生部委托北京医科大学组织全国有关专家编写了《医院管理学》（钱信忠顾问、郭子恒主编）。该书是一部较为系统的医院管理学专著，标志着我国医院管理学科和学术体系的初步形成。1992年，北京中医药大学姚高升教授主编的《中医医院管理学》正式出版，填补了高等院校中医医院管理教育教学的空白。专业刊物方面，1981年我国第一份医院管理专业杂志《中国医院管理》在黑龙江创办，此后出版的学术刊物主要有《农村医院》《国外医学·医院管理分册》等。1985年，中华医学会创办《中华医院管理杂志》和《中国卫生事业管理》开辟了新的学术阵地，促进了学术的繁荣。近年来，有关医院管理方面的专著和专业期刊层出不穷，反映出我国医院管理理论研究的新进展。

第三节　公立医院改革与医院管理发展

一、我国历次医改的主要内容

1980年之前，通过政府统一规划、组织和大力投入，我国已形成了包括医疗、预防、保健、康复、教学、科研等在内的比较完整的、布局合理的医疗卫生服务体系。在城市，形成市、区两级医院和街道门诊部（所）组成的三级医疗服务及卫生防疫体系；在农村，形成以县医院为龙头、以乡（镇）卫生院为枢纽、以村卫生室为基础的三级医疗预防保健网络。

1984年，卫生部提出"必须进行改革，放宽政策，简政放权，多方集资，开阔发展卫生事业的路子，把卫生工作搞好"。我国首轮医改的核心思路是放权让利、扩大医院自主权，基本上是复制国企改革的模式。2003年年初，国务院发展研究中心社会发展研究部与世界卫生组织合作"中国医疗卫生体制改革"课题研究，报告指出，"改革开放以来，医疗卫生体制变革的基本走向是商业化、市场化，体制变革所带来的消极后果，主要表现为医疗服务的公平性下降和卫生投入的宏观效率低下。不同社会成员医疗卫生需求的实际被满足程度，由于收入差距的扩大而严重地两极分化。从总体上讲，改革是不成功的"。

2009年，新一轮医改方案正式出台，确定了我国医改的任务是"完善医药卫生四大体系：公共卫生服务体系、医疗服务体系、医疗保障体系、药品供应保障体系，建立覆盖城乡居民的基本医疗卫生制度"，形成四位一体的基本医疗卫生制度。核心是解决"看病难、看病贵"的问题。相应出台《关于深化医药卫生体制改革的意见》《基本药物制度实施方案》，开始在试点省份进行综合医改，在规划布局、管理体制、补偿机制、支付制度、内部管理、改善服务、支援基层和鼓励社会办医方面展开全面探索。改革工作重点放在破解医疗资源结构性矛盾方面，通过扩大优质资源覆盖面，推动优质资源下沉，提高服务效率，优化服务模式，积极探索符合中国国情的分级诊疗制度。此后的十年，注重保持改革的连续性，坚持医疗、医保、医药联动改革，建立覆盖城乡的中国特色基本医疗卫生制度。其中建立分级诊疗制度，是深化医改的重中之重，包括建立全科医师制度、鼓励建立医联体和医共体、加强基层医疗卫生机构投入等在内的多种制度改革都是服务于分级诊疗体系的建设。随着《全国医疗卫生服务体系规划纲要（2015—2020年）》的出台，我国医疗卫生资源配置进一步优化，服务可及性、能力和资源利用效率进一步提高，每年的深化医药卫生体制改革重点工作中都将分级诊疗制度建设、公立医院改革列为重点，着力开展整合型医疗服务体系的基础设施建设。

2019年之后，开始实施健康中国行动和《中华人民共和国基本医疗卫生与健康促进法》，新医改全面深化，侧重推广福建省三明市深化医药卫生体制改革经验，推动全国医改向纵深发展。由于突发新型冠状病毒感染疫情，把"以预防为主"摆在更加突出位置，改革疾病预防控制体制，加强传染病防治能力建设，统筹疫情防控与公共卫生体系建设。在推进县域综合医改中，强调"公共卫生"也要被列入区域医疗卫生体系建设的格局中。"十四五"规划纲要明确了医药卫生体制改革的要求是：通过国家医学中心和区域医疗中心的建设，加快优质医疗资源扩容和区域均衡布局；通过加强基层医疗卫生队伍建设，完善城乡医疗服务网络；通过积极开展医疗联合体的方式，加快建设分级诊疗体系；医疗机构在承担医疗卫生服务职能的同时，还要落实相应的公共卫生责任，加强预防、治疗、护理、康复的有机衔接，创新医防协同机制。这一时期，作为支持卫生服务体系发展的筹资保障机制也进入了全新的改革阶段，多层次医疗保障体系的建立和完善，为整合型卫生服务体系所提供的全方位、全周期的健康服务提供更好地保障。党的二十大报告进一步强调要深化医药卫生体制改革，促进医保、医疗、医药协同发展和治理。促进优质医疗资源扩容和区域均衡布局，坚持预防为主，加强重大慢性病健康管理，提高基层防病治病和健康管理能力。深化以公益性为导向的公立医院改革，规范民营医院发展。促进中医药传承创新发展。

二、公立医院改革发展

（一）改革发展历程

我国公立医院的建立、发展与改革是随着相关制度的出台、完善和变更不断变化的。按照政府对公立医院的补偿政策可以将我国公立医院的改革发展历程分为四个阶段。

1. 1949—1984年：计划经济管理模式　中华人民共和国成立后，各级人民政府全面接管了各类医院，并将它们全部转为国有公立医院。以后的历次改革都没有改变公立医院在医疗服务市场中的主体地位。1950年，国务院召开第一次卫生工作会议，强调卫生事业及公立医院的"公益性"。1951年，《关于健全和发展全国卫生基层组织的决定》提出对公立医院实现"统收统支"管理，政策相继调整为"以收抵支、差额补助""全额管理、差额补助"。1960年，政策调整为"全额管理、定向补助、预算包干"。1979年，《关于加强医院经济管理试点工作的意见》提出"全额管理、定额补助、结余留用"。20世纪80年代初期，一系列关于公立医疗机构经营管理的政策先后出台，公立医疗机构因经费不足而运营困难的局面逐步得到改善。

2. 1985—1993年：市场化启动阶段　1985年国务院批转了卫生部《关于卫生工作改革若干

政策问题的报告》（国发〔1985〕62号），指出放宽政策，简政放权，改革收费制度，补助经费定额确定后，单位有权自行支配使用，多方集资。1989年，《关于扩大医疗卫生服务有关问题的意见》进一步提出通过市场化来拓宽卫生事业的发展道路。1990年，全国卫生工作会议召开，将公立医院的承包经营责任制视为综合目标管理责任制。

3. 1994—2008年：市场化机制深化阶段 1997年，中共中央、国务院《关于卫生改革与发展的决定》出台，强调"建立起有责任、有激励、有约束、有竞争、有活力的运行机制，进一步扩大卫生机构的经营管理自主权"。1999年，国家颁布了《关于加强卫生机构经济管理的意见》《医院财务制度》《医院会计制度》，对医院实行"核定收支、定额或定向补助、超支不补、结余留用"的预算管理办法。2004年，卫生部强调"医疗机构的一切财务收支、核算工作必须纳入财务部门统一管理"。2005年我国公立医院开始探索管办分离的发展模式。2006年，党的十六届六中全会第一次明确提出"建设覆盖城乡居民的基本卫生保健制度"的目标。

4. 2009年至今：新医改阶段 2009年，国务院《关于深化医药卫生体制改革的意见》和《2009—2011年深化医药卫生体制改革实施方案》推行，新医改拉开帷幕；2010年，在全国范围内推开基本医疗保险，保障范围也从重点保大病逐步向门诊小病延伸；2011年，公立医院改革开始推行，包括公立医院管理体制、运营机制、监管机制改革和补偿机制改革等方面。2012年，"十二五"医改规划提出加快健全全民医保体制、巩固完善基本药物制度、全面推进公立医院改革三项重点工作。2013年，国家出台一批医改政策，其中，医药分开、医保控费、药品降价、基药目录扩容等政策成为影响行业发展的最主要政策。2014年，医改的重心为深化公立医院改革，提高保障力度，支持社会办医。2015年，国务院办公厅印发了《全面推开县级公立医院综合改革的实施意见》《城市公立医院综合改革试点的指导意见》，提出要采取多种形式推进医药分开，患者可自主选择在医院门诊药房或凭处方到零售药店购药，医药分开已然成为公立医院改革的大趋势。2016年，全国卫生与健康大会提出要在分级诊疗制度、现代医院管理制度、全民医保制度、药品供应保障制度、综合监管制度5项基本医疗卫生制度建设上取得突破。2017年，全面启动多种形式的医联体建设试点；重点探索以"县区公立医院为龙头，乡镇卫生院为枢纽，村卫生室为基础"的县乡一体化医共体管理模式。首次提出各级各类医院应制订章程。医院要以章程为统领，建立健全内部管理机构、管理制度、议事规则、办事程序等，规范内部治理结构和权力运行规则，提高医院运行效率。2018年，中共中央要求加强公立医院党的建设工作，指出公立医院实行党委领导下的院长负责制。同年年底全国启动建立健全现代医院管理制度的试点工作。2019年，国务院提出加强三级公立医院绩效考核工作，促进公立医院综合改革政策落地见效。2020年，国家卫生健康委员会和国家中医药管理局发布《公立医院内部控制管理办法》，规范公立医院经济活动及相关业务活动，有效防范和管控内部运营风险。2021年，国务院办公厅印发《关于推动公立医院高质量发展的意见》标志着公立医院改革发展进入了新阶段。2022年，实施公立医院改革与高质量发展示范项目，支持以地市为单位推广三明医改经验，持续深化公立医院综合改革；开展公立医院高质量发展评价，全面推进公立医院高质量发展政策措施落地见效。

（二）改革发展方向

1. 明确定位，加强管理 公立医院改革的核心是明确定位，加强管理。要努力实现公立医院发展方式从规模扩张转向提质增效，运行模式从粗放管理转向精细化管理，资源配置从注重物质要素转向更加注重人才技术要素；进一步提高医疗服务的质量、提高医疗服务的效率和提高医务人员的积极性。我国不能照抄照搬西方国家医改的理念和模式，要坚持人民至上、生命至上，用中国式办法解决这一世界性难题。

2. 维护公益性 公立医院改革最重要的一个目标就是回归公益性。这就需要在明晰政府与公立医院之间权责边界的基础上，进行一系列的制度设计，从功能定位、投入主体到监督管理等方面落实到位，落实政府对公立医院管理责任，加大医保支付制度改革力度，合理确定公立医院薪酬水平，打破以收入驱动为导向的绩效管理。

3. 调动积极性 医改要真正实现百姓得实惠、医院得发展、政府得民心多方共赢，要通过综合医改，调动各方积极性。医务人员是改革的主力军，要不断深化薪酬制度改革、拓宽医务人员职业发展空间、关心爱护医务人员身心健康、加强医院文化建设、提升医务人员社会地位，进一步调动医务人员的积极性。

三、医院管理发展趋势

随着我国经济和社会的发展，群众医疗保健需求的持续增长，以及社会对医院的期望值上升，必然推动医院服务功能与任务逐步扩大，由此将会带来医院管理内容、管理方法及管理手段等一系列的变化。社会办医、集团化发展以及互联网医疗等新模式是医院管理的新课题。当前医院管理具有以下发展趋向。

1. 管理制度现代化 现代医院管理制度是中国特色基本医疗卫生制度的重要组成部分。建立权责清晰、管理科学、治理完善、运行高效、监督有力的现代医院管理制度，要坚持以人民健康为中心，坚持公立医院公益性，坚持政事分开、管办分开，坚持分类指导，鼓励探索创新，把社会效益放在首位，实行所有权与经营权分离，实现医院治理体系和管理能力现代化。党委领导下的院长负责制为现代医院管理制度注入了新内涵。"十四五"时期，明确要加强公立医院建设，加快建立现代医院管理制度，深入推进治理结构、人事薪酬、编制管理和绩效考核改革。

2. 管理队伍职业化 从深化医药卫生体制改革要求"加强医药卫生人才队伍建设"，到公立医院改革试点提出"推进医院院长职业化、专业化建设"，这些都说明国家对公立医院管理队伍建设越来越重视。《"十四五"卫生健康人才发展规划》明确要加快推进卫生管理队伍建设。研究制定医疗卫生机构各类管理岗位任职条件、培养培训、考核评价、激励约束等措施，探索建立基于德才素质、个人资历、工作实绩等的医疗卫生机构管理岗位职员等级晋升制度，鼓励各地根据需求探索设立卫生管理专业技术职称。加强卫生健康经济管理队伍建设，推动经济管理人员基础培训全覆盖，培养储备总会计师。

3. 管理方式精细化 社会分工精细化及医疗服务精细化趋势越来越显著，这就对医院提出了实行精细化管理的要求。医院精细化管理是指运用科学的技术工具和有效的管理方法，如 5S 管理、精益管理、OEC 管理、目标管理、六西格玛管理等，将常规管理引向深入的基本思想和管理模式，是一种以最大限度地减少管理所占用的资源和降低管理成本为主要目标的管理方式。医院的精细化管理包括医疗活动、护理工作、绩效考核、人力资源、后勤保障、组织管理等多个方面。这将促使医院管理方式从粗放管理向精细化管理转变，全面推进医院高质量发展。

4. 管理手段规范化、法制化 医院管理规范化是指对医院的组织机构、管理架构、战略规划、职责权限、规章制度、决策机制、运营流程、管理控制、监督机制以及责任体系等进行规范，使医院常规的事件纳入制度化、数据化、标准化、表单化、流程化管理，真正从"人治"走向"法治"，以此提高工作质量和工作效率，增强医院抵御风险的能力。同时不断增强民主法治意识，将法治融入医院运营管理全过程，不断提升依法管理水平，力求最大限度保障群众利益和促进医院健康发展。

5. 考核评估科学化 加强医院等级评审、公立医院绩效考核、高质量发展成效评价，这些都是深化细化现代医院管理制度的重要内容，为推动公立医院改革政策落地见效、引导医院内部科学管理水平提升提供了有效抓手和重要标尺。考核评价体系不断优化完善，力求更加科学合理，并且因地制宜开展评价工作，充分考虑各级各类医院实际情况，不搞"一刀切"。

6. 医院服务人性化 人性化服务，亦称人文关怀。医疗活动中要贯彻以人为本的理念，一切设施、环境、制度、流程、职业行为和语言均以患者的需求为根本出发点，要求为患者治疗、护理的同时，为其提供审美的、精神的、文化的、心理的、情感的服务。随着生物－心理－社会医学模式的广泛认同，人性化服务，不但为医院管理者和医护人员所要求和推崇，更为广大患者所追求。人性化服务正在成为医患双方追求的共同目标。

7. 医院组织集团化 医院集团化发展模式，是医院市场化、规模化经营发展的趋势。集团化经营是医院发展战略选择的较高阶段，不仅能扩大市场份额，还能形成竞争优势。医改政策鼓励有条件的大医院按照区域卫生规划要求，可以通过托管、重组、建立分支机构等方式促进医疗资源合理流动。区域医疗联合体新模式顺应了公立医院改革的多元化发展方向，有利于实现基层首诊、双向转诊、上下联动、急慢分治。

8. 诊疗专业一体化 当前，临床诊疗更加注重整体性，更加强调以人为本。多学科一体化诊疗服务是诊疗理念的革新和服务流程的再造，通过医院内部流程的改造和资源的有效整合，建立一体化诊疗服务平台和网络，提供一站式的疾病诊疗服务。开展一体化诊疗服务正是中医医院主动适应医学模式转变，是遵循中医药发展规律、充分发挥中医药特色优势、深化以患者为中心的服务理念、改革创新诊疗服务流程、提高医院管理水平和医疗服务质量的具体举措。

9. 公立医院公益化 公立医院的公益性是指公立医院的行为和目标与政府意志相一致，进而与社会福利最大化的目标相一致。当前，我国的人口老龄化现象严重，医疗费用上涨幅度较快，保障人民群众基本医疗需求、确保医保基金不发生系统性风险的任务越来越艰巨。2020年全球新型冠状病毒感染疫情暴发以来，公立医院的公益性优势更加凸显。《中共中央关于制定国民经济和社会发展第十四个五年规划和二〇三五年远景目标的建议》中明确深化医药卫生体制改革要"坚持基本医疗卫生事业公益属性"，党的二十大报告也特别强调"深化以公益性为导向的公立医院改革"。

10. 后勤服务社会化 后勤管理是保障医院运行的基础性工作，是现代医院建设的重要组成部分。以服务外包为主要管理形式的医院后勤服务社会化，把社会化的企业融入医院管理系统，能够利用市场化、专业化的管理，有效实现后勤人员分流和独立经济核算，减少医院后勤管理成本，避免医院"小而全"，克服粗放型管理模式和封闭型福利供给模式的弊端，提高后勤服务效率和整体效益。

【思考题】

1. 构成医院的基本条件有哪些？
2. 中医医院有哪些工作特点？
3. 医改对现代医院发展有何影响？
4. 简述我国医院管理的发展趋势。

【名人名言】

战略制定者的任务不在于看清企业目前是什么样子，而在于看清企业将来会成为什么样子。

——约翰·W·蒂兹

【案例导读】

FS民营眼科医院发展战略研究

FS民营眼科医院经过多年发展，成为当地眼科患者信赖的二级专科医院。然而在其发展中出现了诸多问题，对此医院请咨询公司进行了深入研究。

通过深度调查、研究，对医院面临的内外部环境进行了分析，发现了以下问题：①缺乏长远战略布局和营销策略，过于追求短期利益。②组织架构松散，人力资源管理粗放，缺乏健全的薪酬管理和成长激励体系。③资金来源有限，规模扩张难度大。④缺乏科学、健全的管理制度和管理机制。⑤品牌意识不强，文化软实力不足。⑥外部竞争大，竞争参与者范围广泛，且行业利润降低。

咨询公司从医院发展环境入手，对其发展的宏观环境、服务环境和行业环境进行深入分析。接着对FS眼科医院的发展进行SWOT分析，针对医院发展中的优势、劣势、机遇与挑战，提出发展策略，包括专一化战略与差异化战略融合，品牌战略，技术战略，人才战略，医疗设备战略，本地服务战略与核心资源战略整合。然后依据提出的发展策略，提出FS民营眼科医院发展战略的实施策略，包括技术能力策略、市场开拓策略、医院管理内部整合策略、人力资源管理策略、财务运营管理策略和信息化建设策略。

资料来源：潘菲.FS民营眼科医院发展战略研究［D］.郑州大学，2018.

医院的发展已更多地取决于市场的作用和医院自身的力量，未来医院的竞争，拼的就是战略。因此，医院必须研究医疗市场，明确自己在医疗市场中的定位，制定发展战略，从而使医院在医疗市场对外开放的激烈竞争中始终保持较强的竞争力。所以，战略管理之于医院来说，具有非常重要的意义。

第一节　医院战略管理概述

一、医院战略的概念与理论

（一）医院战略的概念

战略（strategy）一词源于希腊语"Stratesos"，原意是"将军"，当时引申为指挥军队的艺术和科学，后来演变为泛指重大的、全局性的、左右胜败的谋划。战略一词与企业经营联系在一起并得到广泛应用的时间并不长，最初出现在巴纳德的名著《经理的职能》一书中，但当时该词并未得到广泛运用。企业战略一词自 1965 年美国经济学家安索夫著《企业战略论》一书问世后才被广泛运用，也是从那时起，"战略"一词被广泛应用于社会、经济、教育和科技等领域。一般而言，战略是指对事物长远发展的全局性谋划。

从管理学的角度理解，战略管理（strategic management）是确保当前利益最大化，同时追求长远利益的组织行为。广义的战略管理包括战略制定（即战略决策）、战略实施，以及战略评价和控制。医院战略是医院面对激烈变化、严峻挑战的经营环境，在符合医院使命的条件下，为求得长期生存和不断发展而进行的总体性谋划。此种谋划不仅可维持医院的现状，更重视创造医院的未来。从医院战略制定的要求来看，医院战略就是要充分利用医院的机会和威胁去评价医院现在和未来的环境，用优势和劣势去评价医院的内部条件，进而选择和确定医院总体目标，制订和选择实现目标的行动方案。

（二）战略管理理论

战略管理理论大体可归纳为以下四个学派。

1. 经典战略理论　该理论的主要代表人物有钱德勒、安德鲁斯和安索夫。钱德勒的战略思想，基于环境－战略－组织之间的相互关系，奠定了企业战略理论研究的基础。他认为，企业只有在一定的客观环境下才能生存和发展。因此，企业应在环境分析的基础上制定相应的目标与战略，组织结构必须适应企业的战略，跟随战略变化而变化。

以安德鲁斯为代表的战略理论称为战略设计理论，主张企业战略就是使企业自身与所遇机会相适应，仍然强调企业与环境之间的关系，将企业的战略分为战略制定与战略实施两个阶段。安德鲁斯确立了战略分析的 SWOT 模型，主张企业应在 SWOT 分析的基础上制定发展战略。

以安索夫为主要代表的战略计划理论认为，战略构造应是一个有控制、有意识的正式计划过程；战略行为是对其环境的适应过程及由此而导致的企业内部调整的过程；企业战略的出发点是追求自身的生存发展。其主要思想包括战略"四要素"（后扩展为八个方面）战略经营单位、战略优势原理。

2. 竞争战略理论　竞争战略理论的主要代表人物是迈克尔·波特。波特将企业战略理解为：企业战略的关键是确立企业的竞争优势，波特提出了五种竞争力量模型，即潜在进入者的威胁、现有竞争者的力量、替代品的威胁、消费者的讨价还价能力及供应者的讨价还价能力。波特在五种竞争力量模型的基础上，将选定的行业进行战略定位，并提出了三种可供选择的竞争战略：低成本战略、差异化战略、集中化战略。

波特强调企业在制定竞争战略时要联系企业所处的环境，指出行业是企业经营的最直接环境，行业的结构决定了企业的竞争规则、竞争范围、企业的潜在利润及可供企业选择的战略。企业的竞争优势取决于两个因素：一是企业所处行业的盈利能力，即行业吸引力。二是企业在行业内的相对竞争地位。因此，企业要获得竞争优势就应当选择有吸引力的产业。

3. 核心竞争力理论　1990 年，普拉哈拉德和哈默尔在《哈佛商业评论》上发表了《企业的核心竞争力》一文，标志着核心竞争力理论的诞生。核心竞争力的英文原意是"核心能力或核心技能"，是指组织中的积累性和集体性学识，特别是关于如何协调不同的生产技能和有机结合多种技术流的学识，具有价值性、稀缺性和不可模仿性。

核心竞争力理论认为，在制定战略时，内部环境比外部环境更重要，注重制定战略所需知识和技能的积累，这与行业学派侧重于外部环境形成鲜明的对比。核心竞争力是企业获得持续竞争优势的源泉，可以获得超出市场的平均利润，能够比竞争者更有效地把这些能力与在行业中取胜所要求的能力结合起来。

4. 后现代战略理论　后现代企业发展战略理论并不是一个体系化的理论，尚处于形成和演变过程中，并不完善。其主要观点包括：战略是不断试错和学习的结果、战略是一种意图、战略是一个应急过程等。

明茨伯格和沃特斯指出，一个好的战略应该能够给企业多种选择，并配有相应的应急措施。为了提高应急能力，企业应该把自己锤炼成"自组织""自适应"的组织。自组织和自适应理论认为，战略规划的程序和结果都应该和现实紧密相连；组织的自发学习和创新，可以使企业更好地适应复杂多变的环境。

二、医院战略的层次

医院战略存在三个层次：总体战略、竞争战略和职能战略。

（一）总体战略

医院总体战略是一个医院的整体战略总纲，是医院最高管理层指导和控制医院一切行为的最高行动纲领，是为实现医院总体目标而对医院未来发展的总方向所进行的长期的、总体性的谋划。总体战略根据医院的目标，选择医院的经管领域和发展方向。

1. 特点　①从形成的性质看，是有关医院全局发展的、整体性的长期战略行为。②从参与战略形成的人员看，主要是医院的高层管理者。③从对医院发展的影响程度看，与医院的可持续发展有着密切关系。

2. 规划任务　①确定医院的任务。②确立战略业务单位、活动领域。③战略业务单位的资源配置。④规划新业务。

3. 关键要素　①医院的发展历史。②医院所有者的偏好。③现实的市场环境。④医院所能够调配的资源。⑤医院所特有的核心竞争力。

（二）竞争战略

竞争战略（Business strategy）也称业务层战略，或者是业务单元战略，是在总体战略指导下，各个经营单位制定的部门战略，是总体战略之下的二级战略。竞争战略主要强调经营范围和资源配置两个因素，主要研究的是产品和服务在市场上的竞争问题，其核心是建立和加强在选定行业或市场中的竞争优势。从医院外部来看，竞争战略的目的主要是建立一定的竞争优势，即在某一特定的服务领域取得能力；从医院内部来看，主要是获得一定的协同效应，即统筹安排和协调医院内部各种诊疗、财务、技术开发等业务活动。

（三）职能战略

医院职能战略（the hospita lfunctional strategy）是为贯彻、实施和支持总体战略与经管单位战略而在医院特定的职能管理领域制定的战略，是医院主要职能部门的短期战略。它使医院职能部门管理者可以更加清楚地认识到本部门在实施医院总体战略中的责任和要求，有效地运用研究开发、医疗服务、财务运行、人力资源等方面的经营机制。比较重要的职能战略有人力资源战略、财务战略、技术开发战略、公关战略等。相对于总体战略，其更为具体，阐明职能部门准备如何实施总体战略，为负责完成年度目标的执行者提供具体指导。

三、医院战略的特点与构成

（一）医院战略特点

1. 质变性　医院战略是医院管理者在把握外部环境本质或根本性变化的基础上做出的方向性决策。它不是对医院外部环境非本质变化的应急反应，也不是根据经济和业务指标所做出的逻辑推理，而是对医院活动具有质变性的决策。

2. 全局性　医院战略必须以医院全局为对象，在综合平衡的基础上确定优先发展项目、权衡风险大小并为实现医院整体结构和效益的优化而进行的全面规划，它规定的是整体的行动，追求的是全局的效果，根据总体发展的需要统筹医院的总体行动。

3. 纲领性　医院战略规定着医院长远目标、发展方向和重点及拟采取的基本方针、重大措施和主要步骤。这些都是原则性和概况性的规定，医院的短期经营活动都应在这一基本纲领的指导下进行，并对战略的实施提供保证，它不是对经营或外部环境短期波动做出的反应。

4. 相对稳定性　为了实现医院的可持续发展，战略应具有相对稳定性。虽然战略需要根据环境的变化做适当调整，但这种调整不应过于频繁。因为战略体现的是组织的长远利益，而这种目标的实现本身需要较长的时期，甚至要以牺牲短期利益为代价。

5. 竞争性　战略是竞争中如何与对手抗衡的行动纲领，也是针对各种冲击、压力、威胁和困难的基本安排，要不断通过自身变革，形成差别优势，以奠定现实和未来竞争的基础。

6. 适应性　一个好的战略总是力求实现稳定性和适应性的统一，前者意味着战略在较长时期内保持相对稳定性，能够稳定组织成员的情绪，增强他们的信心；而后者意味着所确定的战略目标既要简单明确，又不过分僵化和具体，保持适当的张力。

7. 长远性　医院战略管理应着眼于未来，对较长时间内医院如何生存和发展进行通盘筹划，以保持其可持续发展能力。这就要求医院必须对人才培养、资源配置等内部建设，以及外部环境进行细致合理的分析预测，通过预测未来的变化趋势来制定医院发展的策略和措施，把目前的工作同将来的发展紧密结合起来。

（二）医院战略的构成

1. 宗旨和愿景　宗旨是医院对自身存在的目的或使命、信条和经营哲学的陈述。这种陈述包括：医院的服务对象；医院的服务项目；医院的竞争市场；技术和医院的相关程度；医院生存与发展的能力；医院中最基本的信念、价值观和哲学理念；医院特点和竞争优势；公众形象对医院的相关程度。面向未来，在未来的岁月里，医院竭尽全力究竟要成为什么类型的医疗机构；医院究竟要占据什么样的市场地位，医院管理层就这两个问题的答案实际上构成了医院的愿景。

2. 经营范围　是指医院从事医疗服务经营活动的领域。它反映出医院目标与外部环境相互作用的程度。医院可以根据自己的服务能力及水平与市场需求对象的现状来描述经营范围，这种描述有两个出发点：一个是医院的使命，即医院如何能够满足医疗市场需求，使现有服务水平与之相匹配；另一个是患者，即医院服务的现实"购买者"或消费者。使命与患者的关系有时是一致的，即医院现有的服务内容可以满足患者的需要；有时是不一致的，即患者可能有多种需求，需要不同的服务方式和不同的服务水准。医院在描述自己的经营范围时要考虑医院的公益性和政府执业许可与需求之间的矛盾，务必要符合医院和社会民众的利益。

3. 资源配置　是指医院资源与技能配置的水平和模式，又称为特殊能力。医院只有以不能模仿或难以模仿的方式，取得并运用适当的资源，形成自己的特殊技能，才能具有医疗市场的竞争力。对于所有制不同的医院来说，某种资源的获得可能具有"先天"的不同。例如，公立医院对于公共资源（包括财政补贴、政策优惠、社会信誉、人才流向等）的占有和获得就得天独厚，民营医院是难以实现的。这种"先天"条件所导致的垄断性，会随竞争机制的引入和政策的调整而发生变化。

4. 竞争优势　是指医院通过其资源配置的模式和经营范围的决策，在医疗市场形成优于其竞争对手的竞争态势。竞争优势既可以来自医院在服务项目和市场的地位，也可以来自医院对特殊资源的正确运用。由于医疗市场是一个不完全竞争的市场，一方面竞争的作用不是无限的，不能片面考虑竞争作用，也不能不择手段；另一方面竞争的优势获得具有"先天性"，这种"先天性获得"既源于医院的"出身"条件，也源于医患双方信息的不对称。政府基于对公共服务的监管职能，必然要对医疗市场的竞争加以限制并逐步削弱信息的不对称程度，医院的竞争优势总是在政府的宏观控制下此消彼长。

5. 协同作用　是指医院从资源配置和经营范围决策中所能寻求到的各种共同努力的效果。就是说，分力之和大于各分力简单相加的结果。这种协同作用包括：投资协同作用、作业协同作用、营销协同作用、管理协同作用。

四、医院战略管理的概念与特点

（一）医院战略管理的概念

医院战略管理（the hospital strategic management）是医院为了长期的生存和发展，在充分分析医院外部环境和内部条件的基础上，确定和选择医院战略目标，并针对目标的落实和实现进行谋划，进而依靠医院内部能力将这种谋划和决策付诸实施。医院战略管理不仅涉及医院战略的制定和规划，而且包含着将战略付诸实施的管理。医院必须研究医疗市场，明确自己在医疗市场中的定位，制定发展战略，从而使医院在医疗市场对外开放的激烈竞争中始终保持较强的竞争力。

（二）医院战略管理的特点

战略管理主要涉及医院的方向性问题，如医疗服务领域的选择、医院规模的扩大等，是有关医院未来发展的全局性谋划和决策；战略管理追求医院的长期生存、发展和战略竞争力的提高，重视医院的长远利益和发展潜力；战略管理注重监测医院外部环境的变化，制定有效的战略计划，利用有限的资源，保证医院在变动的环境中生存和发展。

战略管理不同于经营管理。经营管理是医院在方向既定的情况下组织好产品和服务，有一套比较稳定的规章制度和程序；主要追求当前的经营成果和利益；以稳定的经营环境为前提，重点放在日常的经营活动上。这种职能性管理是医院必不可少的，但医院是由具有执行不同职能的部门所组成的统一整体，如何将医院的各个职能部门协调一致，有机地结合起来运作，就需要战略管理来发挥作用。战略管理从医院整体、全局的角度出发，综合运用职能管理功能，处理涉及医院整体和全面的管理问题，使医院的管理工作达到整体最优。

五、医院实施战略管理的意义

在当前形势下，实施战略管理对我国医院的改革和发展具有重要的现实意义。

1. 战略管理有利于提高医院管理的前瞻性和效能，有利于解决"看病难、看病贵"的问题　战略管理能促使医院管理者更长远、全面地思考医院发展与社会承受能力的关系，降低医疗成本，优化医疗服务，提高管理职能。

2. 战略管理能保持医院的可持续发展　战略管理能指导管理者结合环境的机遇与自身条件做出正确评判，制定符合社会需要和医院自身条件的发展目标，保持医院的稳定经营。

3. 战略管理可以促进医院的资源重组　在医疗体制改革不断深入的今天，医院的重组无法避免，从战略的高度审视医院间的优势、劣势，选择合适的重组方案，合理配置医疗资源，形成结构合理、优势互补、功能齐全、效率优先的医疗机构。

4. 战略管理可以提高医院运行效率　战略管理有助于医院充分发挥现有资源的使用效率，提高运营效率，提供优质、高效的服务和合理的费用。

第二节　医院总体战略规划

医院总体战略规划（the hospital total strategic planning）是指为了保持医院的目标与变化环境之间的"战略适应"，而制定长期战略所采取的一系列重大步骤，主要包括认识和界定医院的使命、确定医院的目标、安排业务组合战略及规划成长战略等。

一、界定医院的使命

医院的使命代表医院的目的、方向和责任，为医院目标的确定和战略的制定提供依据。一家医院在确定自身的使命时，必须明确回答以下几个问题："本医院是干什么的？""医院的主要市场在哪里？""我们的患者需要什么样的产品和服务？""医院通过什么方式去为患者提供服务？"通过这些问题的回答来阐明：我们要去向何方？未来的业务组合是什么？我们的顾客是谁？我们的核心能力是什么？

医院的使命是以任务书的形式表达的。有效的任务书，应该体现以下原则。

1. 市场导向性　即在任务报告书中要按照医院的需要来规定和阐述医院使命。

2. 可行性　即按照医院实际资源能力来规定自己的业务范围。

3. 激励性　即应使全体医护员工从任务书中感受到自己对社会的贡献和发展前途。

4. 具体性　即在任务报告书中要规定明确的方向和指导路线。

医院使命一旦被规定，在未来较长一段时间内就成为医院努力的焦点。一般来说，医院的使命不能随着环境的变化或无关的新机会出现而经常出现变更。然而，有时要在短短几年之内就需要改写任务书，因为它不再有效或者不能为医院规定一个最好的行动方向。环境变化越快，医院就越需要经常检查其任务的规定和表述是否适当。

二、确定医院的目标

医院目标是指医院未来一段时间内所要达到的一系列具体目标的总称，是医院使命的具体化。概括而言，主要包括以下方面。

1. 社会责任目标 如医院在社会中的形象和贡献。

2. 技术目标 如新产品和新技术引进开发。

3. 人力资源目标 如人力资源的获得、对个人能力的发掘和发展。

4. 员工积极性目标 如对员工的激励、报酬。

5. 效率目标 如业务增长率等。

三、规划医院的业务组合

医院业务发展到一定的规模之后，就会形成不同的业务结构，而每一个业务面临的增长机会是不同的。在医院资源有限的条件下，医院必须在各个业务之间权衡分配方案，才能保证医院整体的发展。

（一）医院战略业务单位规划

医院中每一个独立的业务范围就是医院的一个"战略业务单位"。一个战略业务单位应该具有以下特征：①它是单独的业务或一组相关的业务。②可制定自身的业务发展计划，并能独立实施。③可以单独考核业务活动和绩效。④有自己的竞争对手。⑤有专职的人员负责制定战略计划，并掌握一定的资源，通过计划的实施为医院创造价值。

（二）医院战略业务单位评价

医院在划分业务单位后，需要对各个业务单位当前的发展趋势进行分析，以决定如何合理地在它们中配置有限的资源，以形成总体上的竞争优势。具体的分析方法有波士顿矩阵法、通用电气公司法。下面主要介绍波士顿矩阵法。

波士顿矩阵（又称波士顿矩阵咨询集团法、四象限分析法）是由美国波士顿咨询集团公司在 20 世纪 60 年代提出的，管理学上简称为 BCG 法（图 2-1）。

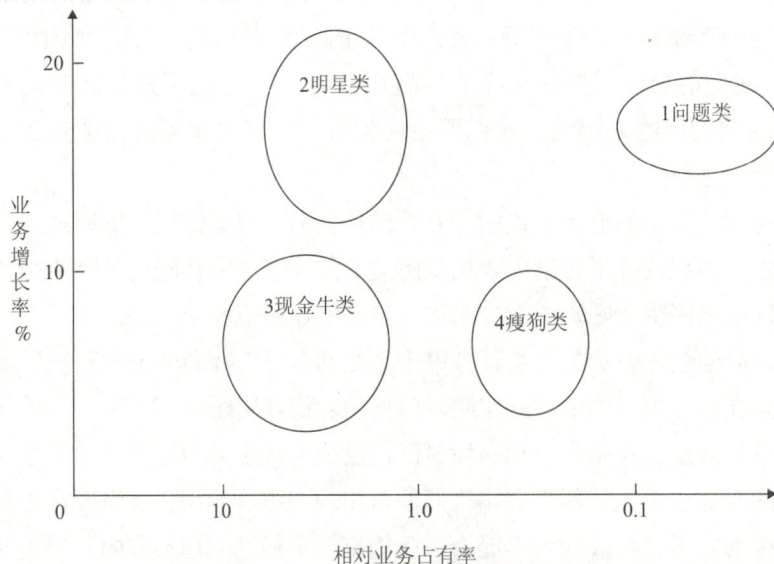

图 2-1 波士顿矩阵模型

矩阵图中的纵坐标代表业务的增长率，表示医院的各战略业务年增长率。若以 10% 为分界线，10% 以上的为高增长率，10% 以下的为低增长率。横坐标代表相对业务占有率，表示医院各战略业务单位的业务占有率与同行业内最大竞争者的业务占有率之比。如果医院的战略业务单位的相对业务占有率为 0.4，这就是说，其业务占有率为同行业最大竞争者的业务占有率的 40%；如果医院的业务单位的相对业务占有率为 3.0，则意味着该医院的战略业务范围是行业领导者，其业务占有率为占据第二位的医院业务占有率的 3 倍。若以 1.0 为分界线，1.0 以上为高相对占有率，1.0 以下为低相对占有率。

矩阵图中的圆圈代表医院的战略业务单位。圆圈的位置表示各战略业务单位的业务增长率和相对业务率的高低；各个圆圈的面积表示各战略业务单位业绩的大小。矩阵图把医院所有的战略业务单位分为四种不同类型。

1. 第一象限，问题类业务　如战略业务 1。它是处于高增长率、低市场占有率象限内。前者说明机会大，前景好，而后者则说明业务存在问题。医院中大多数业务都是从问题类开始的。该类业务存在的原因：一是需求增长较快，但医院在该业务单位上的投资过少，导致其业绩较低，行业内地位较低；二是相对于竞争者而言，医院在该业务上不具有竞争优势，虽然进行了相当的投资，但行业地位没有太大的改变，无法成为行业的领导者。

2. 第二象限，明星类业务　如战略业务 2。它是指处于高增长率、高市场占有率象限内的业务。该类业绩增长较快，医院在该业务上的优势比较明显。快速成长的业务往往会吸引更多的竞争者加入，使业务主体进一步增多，竞争进一步加剧，谁会成为最终的行业领导者将变得不确定。医院应当在该业务上增加投资，使优势能够得到保持，甚至进一步提高业务占有率。因此，明星类业务并不是一个利润创造者，而是一个资金消耗者。

3. 第三象限，现金牛类业务　如战略业务 3。它是指处于低增长率、高市场占有率象限内的业务，已进入成熟期。该业务处于行业领先的地位，同时，业务已较为成熟，新进入者较少，竞争趋于平稳。所以，医院在该业务上不会追加太多的投资。将该类业务称为"现金牛"，是指该类业务能给医院带来大量的利润，是医院资金来源的主要提供者。如果医院的该类业务过少或者说现金牛过"瘦"，说明医院的业务投资组合不够健康。

4. 第四象限，瘦狗类业务　如战略业务 4。它是处在低增长率、低市场占有率象限内的业务。该类业务是进入衰退期的业务，因为瘦狗类业务会占用医院大量的资金，但又不会带来较好的利润，需要决策者下决心放弃该类业务。一个医院如果瘦狗类业务过多，说明业务投资组合不合理。当然，公立医院不能只求经济利益，要坚持公益性，尽管有些业务不能带来利润，但只要是必需的，那就必须坚持开展。

以上四类战略业务单位在矩阵中的位置不是永远不变的，任何业务都有其生命周期，随着时间的推移，这四类战略业务单位在矩阵图中的位置就会发生变化。起初位于问题类的战略业务单位如果经营成功，就会转入明星类，而如果业务增长率降到 10% 以下，又会从明星类转到现金牛类，最后转到瘦狗类。

利用 BCG 法，医院通过计算分析将所有的战略业务组合在矩阵图中一一标示，就会清楚本医院战略业务组合是否合理，以及需要做出怎样的战略调整。

（三）医院业务调整战略

通过对所有的战略业务单位的评估分析，医院需要采取适当的措施对原有业务组合中不合理的部分进行调整，有以下四种调整战略。

1. 发展　目的是扩大战略业务单位的行业份额，甚至不惜放弃近期利益来达到这一目标。这种战略特别适用于问题类业务，要使它们成为明星类业务，业务占有率必须有较大的增长。

2. 维持　目的是保持战略业务单位的相对市场占有率，既不缩减规模，也不再扩大其规模。这种战略适用于强大的现金牛类业务，因为这类业务能提供大量资金。

3. 收割　在不影响某项业务的长期地位的前提下，增加战略业务单位的短期现金收入。收割战略比较适用于弱小的现金牛类业务单位，这类业务单位前途暗淡，医院又需要从这类业务中吸收更多的资金。这种战略也适用于问题类和瘦狗类业务。

4. 放弃　目的在于清理、撤退某些业务单位，以便把资源转移到更有利的领域。它适用于瘦狗类和问题类业务。

医院可能犯的错误是要求所有的战略业务单位都要达到同样的增长率，还有可能出现的错误包括：给现金牛类业务留存的资金过少，在这种情况下，这些业务的发展就会减弱；留存给现金牛类业务的资金过多，使医院无法向新的成长业务投入足够的资金；给瘦狗类业务投入大量资金，但却经常失败等。

四、规划医院的成长战略

医院在对现有业务组合进行分析和评估之后，下一步就是对未来发展方向做出具体安排，即制定医院的成长战略。医院的成长战略主要有三种：密集型战略、一体化战略和多元化战略。

（一）密集型战略

密集型战略是医院在原有业务范围内，充分利用在产品和服务方面的潜力来求得发展的一种战略。密集增长型战略源于世界著名战略学家安索夫提出的产品-市场矩阵分析法，主要包括市场渗透、市场开发、产品开发三种战略形式，可归纳为渗透战略和开发战略。

1. 渗透战略　是指医院采取更加积极有效的措施，努力提高现有服务的业务占有率，从而扩大医院的业务发展。具体有以下策略：运用多种有效手段，吸引患者到本医院就医；争取其他医院的患者，提高现有服务的业务占有率。

2. 开发战略　包括市场开发战略和服务产品开发战略。具体策略为：成为更多地区的医保定点医院，努力开拓新的业务范围，加强重大慢性病健康管理，以满足现有的多层次需求，实现医院业务的发展。

（二）一体化战略

一体化战略是指医院充分利用各方面的优势，采取水平方向（横向）或垂直方向（纵向）发展的一种战略取向。

1. 水平一体化战略　是指医院以兼并处于同一领域（性质相同或开展同类业务）的其他医疗机构为其战略发展方向，以促进医院实现更高程度的规模经济和迅速发展的一种战略。

2. 垂直一体化战略　是指医院在业务链上向前向后两个方向延伸、扩展的一种战略，包括后向一体化战略和前向一体化战略。

（三）多元化战略

多元化战略又称多样化经营，指医院增加服务种类，扩大业务范围，使特长得到充分发挥，人力、物力、财力等资源得到充分利用，从而提高医院的业绩。如果机会好，医院可以考虑开发与目前业务不相关但吸引力更强的业务。多元化战略包括集中多元化、横向多元化、混合多元化。

1. 集中多元化　是增加新的且与原有业务相关的业务，即利用医院的原有技术、特长、经验等发展新医疗产品和服务，增加产品和服务种类，如医院利用现有的医疗资源进入健康产业，实施这种战略没有脱离原来的经营范围，医院原有的竞争优势可以逐渐扩展到新领域，经营风险小，易成功。

2. 横向多元化　是向现有客户提供新的与原有业务不相关的产品或服务。"不相关"是对于医院而言，对客户来讲却是相关的，甚至是互补的，如发展养老事业和养老产业。横向多元化特点是原医疗产品和服务与新医疗产品和服务的基本用途不同，但存在较强的市场关联性。由于医院在技术、资金方面进入全新的领域，故风险加大。

3. 混合多元化　是指医院以新业务进入新市场，新业务与医院现有的技术及业务毫无关系，如医院进入房地产行业。混合多元化这种做法风险较大，医院在规划新的发展方向时，必须十分慎重，结合已有的特长和优势予以考虑。

【知识链接】

医院使命、价值和愿景

梅奥诊所的使命与价值

Mayo's Mission：To inspire hope and contribute to health and well-being by providing the best care to every patient through integrated clinical practice，education and research. Primary value：The needs of the patient come first.

台湾长庚医院的宗旨与愿景

使命：从事医疗事业，促进全民健康。

价值：人本济世，勤劳朴实。

愿景：成为卓越的健康照护体系。

资料来源：根据《Management Lessons from Mayo Clinic》和长庚纪念医院网页内容改编

第三节　医院战略管理过程

战略管理过程包括战略分析、战略制定、战略实施、战略评价与控制四个环节。各环节之间是相互联系、循环反复、不断完善的过程。

一、战略分析

战略分析（strategic analysis）是指对影响医院现在和未来生存与发展的一些关键因素进行分析，最终确定战略方案的过程，即通过资料的收集和整理分析医院的内外环境，包括医院诊断和环境分析两个部分。战略分析是战略管理的重要环节。

（一）识别和鉴定医院现行战略

在医院运营的过程中，随着外部环境的变化和医院自身的发展，医院的战略也必须进行相应的调整和转换。在制定新的战略时，首先必须识别医院的现行战略是否能适应当前的形势。因此，识别和鉴定医院现行的战略是制定新战略的前提。只有在确认现行战略已经不适用时，才需要制定新的战略。同时，也只有在认清现行战略缺陷的基础上，才能制定出准确的新战略方案。

（二）分析医院内外部环境

调查、分析和预测医院的外部环境是医院战略制定的基础。通过环境分析，认清医院所面临的主要机会和威胁，觉察现有和潜在竞争对手的图谋和未来的行动方向，掌握未来一段时期社会、政治、经济、军事、文化等宏观环境的动向，以及医院由此而面临的机遇和挑战。

进行内部环境分析，就是对医院自身优势与劣势进行分析，以预测医院经营能力对外部环境的适应能力。医院可以通过内部分析来测定和评估医院的各项素质，摸清医院自身的状况，明确自身的优势与劣势。

我们通常采用 SWOT 分析法来完成环境分析。SWOT 分析是一种对医院的优势、劣势、机会与威胁的分析，它把医院所有的内部因素（包括医院的优势和劣势）都集中在一起，通过利用外部的机会和威胁对这些因素进行评估。这些因素的平衡决定了医院该做什么，以及什么时候去做。

"S" 是指 "strength"，即医院优势，它是指医院进行医疗市场细分之后，根据医院自身情况和对竞争者的分析，确定医院在同类医疗市场中比竞争对手更具优势的因素。

"W" 即 "weakness"，是指医院的劣势，医院存在的相对于竞争对手在资源或能力上的不足。医院要想进入某一个细分医疗市场，不但要分析自己的优势，更应理性地分析自己在同类竞争医院中的劣势。只有全面地分析了自己的实力，才能做到心中有数，才能制定正确的发展战略。

"O" 是指 "opportunity"，具体指医院在某一医疗市场中的机会，所谓 "机会"，是指医院在某一医疗市场中尚未发现的潜在需求或者说是有利于医院经营的客观环境的出现。在这种情况下，医院如果能很好地利用这些机会，会为医院的发展带来无限的机遇。

"T" 即 "threat"，是指威胁，具体来讲，是指在医院现有的医疗市场中，有新的竞争对手进入，或原有的医疗市场份额被竞争对手所抢占，或是出现了对本医院活动非常不利的情况等，都有可能威胁到医院的生存和发展。对于医院来说，现有的经营环境，新医院的不断设立，新治疗技术的不断出现，都有可能成为医院经营的威胁。

SWOT 分析通常有四个步骤。

1. 分析医院内部环境，找出自身的优势和劣势　医院的优势是指在执行策略、完成计划，以及达到确立的目标时可以利用的能力、资源及独有的技能。影响这些优势的因素包括：对医疗市场的控制能力、核心优势、规模经济、成本在医疗市场上处于较低水平，领导和管理能力强，融资能力强及占有资源多，技术能力强，有专科特色，服务差异度明显，服务质量高，善于改革与创新，医院声誉好。

医院的劣势是指执行策略、完成计划，以及达到确立的目标时可以利用的能力、资源及技能的缺失。影响这些劣势的因素包括：医疗市场份额处于劣势、较少的核心优势、不利于竞争的旧设备及未达到适当规模、成本在医疗市场上处于较高水平、缺乏领导和管理能力、融资能力弱及占有资源少、技术能力弱，以及无专科特色、服务差异度较低、服务质量较差、缺少改革与创新、医院声誉较差。

2. 分析医院的外部环境，认识机遇和威胁　医院的机遇是指在环境变化趋势中对医院的生存与发展有吸引力的、有促进作用的方面。这些机遇的因素包括：新的医疗市场份额、新技术开发、多元化发展、医疗服务需求的变化、人口数量与结构的变化、疾病谱与死因谱的变化、社会环境的变化、世界经济的变化等。医院的威胁是指在环境趋势中对医院生存与发展有不利、消极作用的方面。这些威胁的因素包括：医疗市场竞争加剧、医疗消费者和医院供给方（药品、材料、设备、人力、技术的供给）议价能力增强、医疗服务替代品出现、医疗服务技术老化并步入衰退周期、新技术的冲击、医疗服务需求的变化、人口数量与结构的变化、疾病谱与死因谱的变化、社会环境的变化、经济的衰退等。

以上这些优势、劣势和机遇、威胁都是相对的、动态的，是在特定的时间和特定的区域内通过比较而识别的。

3. 组合医院的优势和劣势，机遇和威胁　①把识别出的所有优势分成两组，一组是与机遇有关，另一组是与威胁有关。②把识别出的所有劣势分成两组，一组是与机遇有关，另一组是与威胁有关。建构一个表格，每个单元占 1/4。③把医院的优势与机遇和威胁的两组配对，以及劣势与机遇和威胁的两组配对分别放在单元格内。

4. 制定不同的医院战略　①在某些领域内，医院可能面临来自竞争者的威胁；或者在变化的环境中，有一种不利的趋势；在这些领域或趋势中，医院存在着某种劣势，医院的战略选择就是把这些劣势消除掉（图 2-2 单元格 1）。②在某些领域内，医院可能面临一些机遇；或者在变化的环境中，有一种有利的趋势；在这些领域或趋势中，医院存在着某种优势，医院的战略选择就是利用这些机遇形成自己的真正优势（图 2-2 单元格 2）。③在某些领域中可能有潜在的机遇，但医院存在着某种劣势，医院的战略选择就是把这些劣势加以改进并逐步形成自己的优势（图 2-2 单元格 3）。④在某些领域中可能有潜在的威胁，但医院存在着某种优势，医院战略选择就是把这些优势加以保持和发扬，并随时监控威胁的发生（图 2-2 单元格 4）。

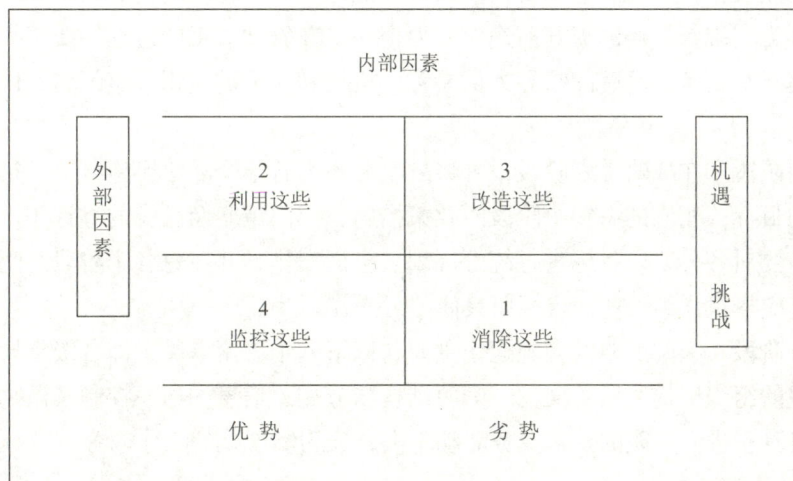

图 2-2　SWOT 组织及战略选择

运用 SWOT 分析表，不仅可以分析本医院，为医院制定发展战略，还可以用于分析竞争对手，找到竞争者的薄弱环节，以利于制定准确的竞争战略。

二、战略制定

战略制定主要包括三部分内容，即准备战略方案、评价和比较战略方案、确定战略方案。

1. 准备战略方案　根据医院的发展要求和经营的目标，依据医院所面临的机遇和机会，确定医院比竞争对手更好地服务于目标顾客的竞争优势，医院列出所有可能达到的经营目标的战略方案。

2. 评价和比较战略方案　医院根据全体员工的价值观和期望目标，确定战略方案的评价标准，并依照标准对各项备选方案加以评价和比较。

3. 确定战略方案　在评价和比较方案的基础上，医院选择一个最满意的战略方案作为正式的战略方案。为增强适应性，医院往往还选择一个或多个方案作为后备的战略方案。

三、战略实施

战略方案一经选定，管理者工作重心就要转到战略实施上来。战略实施是贯彻执行既定战略规划所必需的各项活动的总称，也是战略管理过程的一个重要部分。战略实施主要包括战略发动、计划制定、战略执行三个环节。

战略实施是为实现医院战略目标而对战略规划的执行。医院在明晰了自己的战略目标后，就必须专注于如何将其转化为实际的行为并确保实现。战略实施是一个自上而下的动态管理过程。"自上而下"是指战略目标在医院高层达成一致后，再向中下层传达，并在各项工作中得以分解、落实。"动态"主要是指战略实施的过程中，常需要在"分析—决策—执行—反馈—再分析—再决策—再执行"的不断循环中达成战略目标。

医院战略实施是战略管理过程的行动阶段，在实施行动过程中，有三个相互联系的阶段。

1. 战略发动阶段　在战略发动阶段，医院领导人员要研究如何将医院战略理想变为医院大多数员工的实际行动，调动起大多数员工实现新战略的积极性和主动性，要求对医院管理人员和员工进行培训，向他们灌输新的思想、新的观念，提出新的口号和新的概念，消除一些不利于战略实施的旧观念和旧思想，以使大多数人逐步接受一种新的战略。战略实施是一个发动广大员工的过程，要向广大员工讲清楚医院内外环境的变化给医院带来的机遇和挑战、旧战略存在的各种弊病、新战略的优点及存在的风险等，使大多数员工能认识到实施战略的必要性和迫切性，树立信心，打消疑虑，为实现新战略的美好前途而努力奋斗。在发动员工的过程中要努力争取战略的关键执行人员的理解和支持，医院的领导人员要考虑机构和人员的认识调整问题，以扫清战略实施的障碍。

2. 战略计划阶段　在战略计划阶段，可将战略分解为若干个战略实施阶段，每个战略实施阶段都有分阶段的目标，相应的有每个阶段的政策措施、部门策略及相应的方针等。要制定分阶段目标的时间表，要对各分阶段目标进行统筹规划、全面安排，并注意各个阶段之间的衔接，对于近期的目标方针应尽量详细一些，目标要具体、可操作。

3. 战略运行阶段　医院战略的实施运作主要与以下六个因素有关，即各级领导人员的素质和价值观念、医院的组织机构、医院文化、资源结构与分配、信息沟通、控制及激励制度。通过这六项因素使战略真正进入医院的日常业务活动中去，成为制度化的工作内容。

四、战略评价与控制

要使医院能够适应不断变化的内外部环境，除了要使战略决策具有一定的灵活性，还必须要加强评价与控制。战略评价是战略控制的主要手段，二者紧密相连。战略评价是为了发现问题，战略控制主要目的是解决问题，旨在确保战略实施更好地与医院当前所处的内外部环境和医院目标协调一致。

战略评价与控制有三项基本活动。

1. 考察医院战略的内在基础 对医院内外部环境进行考察，尤其要关注关键战略因素，包括资源因素、经营因素、动态定位、现有或潜在风险以及竞争因素。在这一步，需要检验制定战略前提的可靠性、识别关键因素的变化以及将关键因素的变化与战略实施紧密联系。

2. 战略绩效的度量与偏差分析 将战略规划中的目标与实际结果进行比较，分析实际成果与评价标准的差距及产生的原因。首先要做的是分析偏差的性质：偏差是否可以接受？评价后，应分析偏差产生的原因，作为拟定纠偏措施并付诸行动的依据。

3. 采取纠正措施 战略评价与控制的最后一个步骤，是采取纠正措施或实施权变计划。针对偏差产生的主要原因，在战略控制中可以采取的处理措施有以下三种。

（1）对工作失误造成的问题，控制的办法主要是通过加强管理和监督，确保工作与目标接近或吻合。

（2）如果目标或战略不切合实际，控制工作则主要是按实际情况修改目标或战略。

（3）若是环境出现了重大的变化，致使战略或计划失去了客观的依据，那么相应的控制措施就是制定新的计划。

【思考题】

1. 什么是医院战略？医院战略具有哪些基本特征？

2. 医院战略层次包括哪几个层面？

3. 医院成长战略的主要内容是什么？

4. 如何运用 SWOT 分析法评价某医院的内外部环境？

5. 医院战略管理过程包括哪几个环节？

第三章
医院文化管理

【名人名言】

　　文化是复杂的整体，它包括知识、信仰、艺术、道德、法律、风俗以及人类在社会里所得到的一切能力与习惯。

——爱德华·伯内特·泰勒

【案例导读】

用文化统领集团发展

　　浙江某医疗集团是国内较早开展集团化运营的单位，是一家集医疗、健康、科研、教学、预防为一体的区域综合性公立医疗集团，目前有五个院区，覆盖三甲综合性医院、康复医院、高端妇产专科医院。该集团先后四次被授予"全国卫生计生系统先进集体"荣誉称号，是全国医院文化建设先进单位、全国模范职工之家、浙江省示范文明医院、浙江省文明单位、浙江省职业道德建设十佳单位、浙江省模范集体。获评"2018年度群众满意的医疗机构"，2019年获"全国质量奖"成为全国首家获此殊荣的医疗机构，2021年获评首届"浙江省十佳医院"、浙江省人民政府质量管理创新奖。

　　该集团继承与发扬了前身医局"仁心仁术、济众博施"的古训，创立独具特色的"恩泽文化"，并用文化统领各院区的发展，引领集团不断提升在全国公立医疗机构中的核心竞争力。其秉承"厚德恩泽，如水行医"的格言，践行"让本市及周边区域人民更健康，为人类医学事业作贡献"的使命，实现"成为中国医疗卓越运营典范"的愿景。该院在医院管理上提出"1234策略"：一个中心——以患者为中心；两个基本点——患者满意、职工满意；三个要素——技术、服务和人才；实现四化——技术专业化、行动军事化、服务宾馆化和管理精益化。

资料来源：根据台州恩泽医疗中心官网简介改编

第一节　医院文化管理概述

　　随着知识信息化和经济全球化的到来，医院外部的生存和发展环境发生了深刻的变化，文化先行已成为优秀医院的基因。因此，加强医院的文化建设是推动医院可持续发展的原动力，是医院步入良性发展的重要战略举措。

一、医院文化的概念

（一）医院文化

医院文化（hospital culture）是指医院在特定社会经济发展背景下，在长期医疗服务过程中逐步形成和发展起来的日趋稳定的独特的价值观和医院精神，以及以此为核心而生成的道德规范、行为准则、理想信念、医院传统等，并在此基础上生成医院服务意识、服务理念、经营战略等。它是医务人员在长期医疗工作实践中形成的一种既与民族传统文化相关，又有医疗行业特点的一种文化，是医院高层管理者与广大医护员工在提供医疗健康服务的过程中所创造的精神文化、制度文化、行为文化和物文化的有机结合。

医院文化既是社会文化在医疗健康领域的拓展和延伸，又是具有医院特色的理论概念、框架结构、价值取向和个性特征。对医院文化的内涵需要从两方面来把握：广义的医院文化泛指特定群体在医疗及与之相关领域生产实践中所创造的物质财富和精神财富的总和。而狭义的医院文化是指全体医护员工在医学实践、健康服务、社会生活与交往等活动中形成的以人为核心的文化心态、观念形态和行为规范等。如果我们不能深刻地认知医院文化，那么就无法把医院文化上升到医院管理的整体理念来考虑，也不能准确理解医院文化本身就是医院重要资源的观点。

我国医院文化建设，应坚持为人民服务、为社会主义服务，以社会主义核心价值观为引领，发展社会主义先进文化、弘扬革命文化、传承中华优秀传统文化，形成具有我国特色、彰显行业特点、具有辐射性及带动性的医院文化。

（二）中医医院文化

中医医院文化应该在医院文化的核心内容上，突出中医药文化。在诊疗疾病的过程中，注重体现中医辨证论治的思想，综合运用中药、中医技术等手段，充分发挥中医药在发展过程中形成的精神财富和物质形态，在认识生命、维护健康和防治疾病中发挥重要作用。加强中医药文化建设，有利于体现中医医院的基本特征，有利于巩固中医为主的发展方向、更好地保持发挥中医药特色优势、满足广大人民群众对中医药服务的需求，形成具有我国特色、彰显行业特点、具有辐射性及带动性的中医医院文化，有利于提高其在医疗市场中的核心竞争力。

二、医院文化的功能

文化是民族的血脉，是人民的精神家园，应发挥好文化引领风尚、教育人民、服务社会、推动发展的作用。医院文化是医院在不同历史时期传承与发展的精神凝聚，是现代医院核心竞争力的体现，引导着医院的可持续发展。

（一）导向与调节功能

首先，导向功能。医院文化反映的是医院整体共同的追求，既是医院行为的再现，又是医院行为的完善和发展。一旦医院形成具有自身特色的文化，就具有一种特定的文化走势，具有相对的独立性。这种强有力的医院精神和行为准则不自觉地成为医院行为的方向。医院文化的导向功能就是通过暗示或直示等不同方式渗入人们的灵魂，渗透到人们的心里，聚集人们的观念，取得人们的共识。当医院整体价值观念和目标的形成融于医院文化建设过程后，医院全体成员便在参与医院文化创造的过程中以主人翁的姿态对其加以认知、评判和认同，实现自我价值观念和目标与医院整体价值观念和目标的协调统一。

其次，调解功能。医院作为一个整体，虽然医院的每一位职工由于医院文化的激励、凝聚、约束等功能能够团结一心，形成一个良好的精神风貌，但由于每个人的个性差异，如职务、职称、文化程度、技术水平等有高低之分，能力有大小，观念思维上也有差异性，这需要医院文化来调节，使职工自觉地为实现自我价值和医院总目标而奋斗。

（二）凝聚与约束功能

首先，凝聚功能。文化有极强的凝聚力量，一个民族如此，一个医院也是如此。从社会心理学角度出发，凝聚力产生于心理因素，而物质因素次之。医院文化是通过医务人员的知觉、信念、动机、期望等文化心理，沟通人们的思想，产生对医院目标的认同感。因而医院文化就像一种融合剂，通过"认同感""亲切感""归属感""向心力"培养医院职工的群体意识，形成医院内部的和谐气氛，使全院职工自觉地树立爱院、兴院的意识和主人翁责任感。当医院文化的核心即价值观被员工认同后，就能从各个层次、各个方面把千差万别的员工融合起来。

其次，约束功能。现代医院文化作为一种全新的管理理念，促进了医院各项规章制度和管理规定的建立与完善。规章制度和管理规定是医院管理科学化和民主化程度的反映，是保证医疗、教学、科研等工作正常运转并协调医院上下、内外之间关系，以及调动各方面积极性和创造性的手段与前提。现代医院文化的约束功能不仅通过一定的规章制度和管理规定来实现，还通过思想观念、道德规范等形成的群体压力来实现。医院文化中的价值观念、道德规范、规章制度、管理规定等形成了一种良好的微观社会心理环境，对全院人员的心理和行为起着共同的约束和规范作用。

（三）激励与辐射功能

首先，激励功能。激励就是通过外部刺激，包括精神的、物质的，使人们产生一种高昂的激情和奋发进取的效应。共同的理想和目标可以增强职工的荣誉感和责任感，具有强大的激励作用。医院文化以"以人为本"作为管理中心理念，通过积极向上的思想观念和行为准则，形成对人的激励，使之产生强烈的使命感，使员工从内心深处自觉地产生为医院拼搏的献身精神。这样，医院的每一个人都会自觉地维护医院的声誉，为医院的发展努力奉献。

其次，辐射功能。医院文化一旦形成较为固定的模式，不仅在医院发挥作用，对本院职工产生影响，而且也会通过各种渠道对社会产生影响。医院是一个开放的系统，其成员不仅在内部从事活动，而且还要与外部环境进行交流。医院作为特殊的社会窗口，涉及面广、接触人群多、人际交往频繁、对社会的辐射面较大。优质的医疗服务和良好的医院风貌将产生一种强大的辐射作用，使医院的知名度和社会形象得以提高，产生良好的社会效应，从而有利于吸引患者来院就医，为医院创造经济效益；有利于医院向社会广招人才、吸引人才、留住人才，从而增强自身内在的发展实力；有利于取得社会公众、上级领导和有关部门对医院的理解、支持和帮助，从而促进医院的发展。

（四）塑造与保障功能

首先，塑造功能。塑造医院形象是医院文化的外在表现。医院形象的本质是医院的信誉，是医院的面貌与特征在公众心目中总体的印象和反映。用凝聚着全院的智慧与理念、体现医院风格与内涵的物质文化和行为文化，清楚地向公众表达医院的技术实力、管理水平、精神面貌和道德风尚，获得社会公众的信赖与好感，从而树立一种良好的医院形象，这就是医院文化的塑造功能。只有深入人心的医院形象才能真正塑造一个成功的医院文化。

其次，保障功能。医院作为社会客观存在的实体，既要追求繁荣与成功，还要着眼于长期的稳定和发展。医院文化在医院长期的稳定发展中，从深层次上持续地发挥其巨大的作用。松下公司总裁松下幸之助和国际电话电报公司总裁吉宁都成功地经营了自己的企业。但松下幸之助和吉宁各自从管理者岗位走下来的时候，两个同样是国际电子行业中的大企业，却走向了不同的方向。松下公司继续稳定地经营下去，而国际电话电报公司却出现了经营危机。经过专家学者的深入研究，人们发现这种差别的根源在于松下的管理中采用了现代企业文化的方法，将自己的价值观念、经营理念深深地植根于每个员工的思想之中，而吉宁却完全凭借个人能力来支持整个企业的发展。由此看来，企业文化为企业的持续稳定发展提供了保障，这是文化的相对稳定性决定的。同时，这种保障作用也建立在医院文化的时代性上。医院文化如果不能随着医院内外环境的变化而变化，必将成为医院发展的障碍。

综上所述，医院的八种功能主要是加强人思想的引导与管理。人是医院的第一要素，是生产力各要素中最活跃的因素。因此，医院文化的功能都是为了提高人的素质和觉悟，为了统一人的思想方式、行为方式和道德观念。只要人的价值观念统一了，人的素质提高了，医院文化建设好比打靶，子弹围绕一处打，凝心聚力，才能更好地实现医院管理目标，达到加强医院文化建设的目的。

三、医院文化的特征

（一）继承性与创新性

1. 继承性　我国的医院文化是中华文化的一个组成部分，是现代文化的一部分。传承民族优秀文化传统，借鉴各国文化精华，是医院文化的重要特征。一是继承社会主义的文化传统，坚持马克思主义在意识形态领域指导地位的根本制度，坚持为人民服务、为社会主义服务，坚持百花齐放、百家争鸣，坚持创造性转化、创新性发展，以社会主义核心价值观为引领，发展社会主义先进文化，弘扬革命文化，传承中华优秀传统文化。毛泽东同志概括的以国际主义精神、毫不利己专门利人精神和技术精益求精为特征的白求恩精神，是广大医务人员追求的最高精神境界。习近平同志指出，广大医务工作者要恪守医德医风医道，修医德、行仁术，怀救苦之心、做苍生大医，是医务人员的职业使命与担当。二是继承传统医学文化精华，如"医乃仁术""无德不医""大医精诚""人命至重，有贵千金"等，都是中医药学文化的精华。三是继承本院的优秀文化传统。医院一代又一代医务人员在医疗实践中积淀的文化底蕴、医院各项文明建设和员工教育的成果在医院文化建设中起着重要作用，这在一些历史悠久的老医院尤为突出。

2. 创新性　医院文化是在医疗实践和医院管理活动中长期培养形成和不断充实发展起来的，而创新是发展的源泉，继承是创新的基础，创新是继承的发展，离开了创新的继承就意味着停滞不前。先进的医院文化具有随着医院环境的变化而自我更新的强大再生力，它以无形的魅力推动和引导医院员工发挥创新潜能。这种创新不仅是医疗技术和医疗服务的创新，更重要的是观念、意识及相关体制和制度的更新。创新既是时代的呼唤，又是医院文化自身发展的内在要求。

（二）人文性与社会性

1. 人文性　它是医院文化最显著的特征之一。医院的一切活动都是以人为中心，医院的服务对象是人，是身心患有疾病的人群。因此，医院强调以患者为中心，医院文化体现人的社会性。

医务人员具有较高文化知识，并且工作在高风险的工作岗位，因此，医院文化强调在管理中要关心人、尊重人、信任人，强调激发人的使命感、自豪感和责任心。医院文化提倡群体精神、集体主义，提倡建立亲密、友善、互助、信任、上下亲和的关系，注重员工的自尊、自我实现等高层次的心理需求，并把这些带有"人文"色彩的信念、价值观等注入员工的心灵深处，在医院形成一种和睦相处、同舟共济的人际环境。

2. 社会性　医院为员工提供了成就事业的条件，提供了工作和学习环境，同时医院的生存和发展也离不开其所处的社会大环境，所以社会性是医院文化的必然特征。因此，先进的医院文化追求与社会环境的和谐，具有高度的社会责任感。医院员工在医院文化的熏陶和感染下，通过自己的优质服务，促进良好社会风气的不断形成，与公众保持良好的公共关系，使医院与社会相关组织成为一个相互依赖、相互联系、相互作用的有机整体，以尽医院的社会责任。

（三）时代性与传播性

1. 时代性　医院文化作为医院管理学科的最新成果，是在一定的历史文化、现代科学技术和现代意识影响下形成和发展起来的。医院文化是时代精神的反映和具体化，因此，它受到当时当地政治、经济形势和社会环境发展变化的影响，带有时代特征。在卫生改革日益深入、人民生活水平日益提高的今天，医院文化不仅体现着社会主义的基本特征，而且充分体现当今改革开放年代的精神特征，渗透着现代医院经营管理的思想。

2. 传播性　医院是知识密集、技术含量高的单位，是精神文明传播的窗口。医院与人民的生老病死紧密相连。一方面，医院通过其医疗活动，为保护社会生产力，为人民的健康作出贡献；另一方面，又以自己特有的医院文化向医院外部辐射，影响整个社会。这种传播和影响主要表现在：医院通过自己的良好形象、价值观念、发展目标、职业道德、医院精神、行为规范、院容院貌等影响患者、影响社会，对全社会的精神文明建设起到丰富、促进和推动作用。

第二节　医院文化的结构与内容

一、医院文化的结构

结构是指一个事物各个部分之间的配合和组织。关于医院文化的结构，不同学者的观点略有不同，主要分为两种：一种为三分法，分为表层物质文化、中层制度文化、深层精神文化（含心态文化）三个层次，有学者称为"心、手、脸"文化；一种为四分法，分为表层物质文化、浅层行为文化、中层制度文化、核心层精神文化四个层次。两种分法均由表及里，由浅入深；由里到外，由深达表；形成一个严密、系统、有机、互相联系和相辅相成的结构。本节以四分法进行相关阐述。

（一）表层物质文化

表层物质文化又称显形文化，是以医院的实体的物质形式表现出来的。医院物质文化层的横向网络结构，是由医院各种物质条件要素构成的，如医院门诊、病房及各种辅助用房等建筑要素，医院山水、亭台楼阁、道路花草等环境要素，医疗仪器设备要素，医疗和生活设施要素，运输救护车辆要素，文化体育设施要素，医院内部与外界相连的交通道路要素，医院能够物化的各种科学技术资料要素，各种文件档案资料要素，病案与图书情报资料要素，财务资料要素等，它们之间构成的有机联结的网络成为医院工作的物质基础。

（二）浅层行为文化

浅层行为文化属实践文化或现象文化，是在医疗服务和医院生活中产生的活动文化，主要包括服务态度、服务技术、服务风尚及医院宣传、群体活动、文体活动中产生的文化现象。浅层行为文化是医院员工的精神风貌、医院形象和人际关系的动态体现，也是医院精神和医院价值观的折射。

（三）中层制度文化

中层制度文化又称方式文化，是以医院的各种规章制度、规范和管理、行为准则表现出来的。医院是一个技术密集程度较高的单位，同时也是一个经济实体，它要求员工的个体行为受到规范，成为具有共性和行动统一的文化。制度具有权威性，制度一经确立，就必须执行，对个体行为进行协调、控制。制度文化的特点是以技术"软件"（各种技术规范、岗位责任）、精神"软件"（各种管理制度、行为准则）的形式存在。它的横向网络结构包括医院各种政治制度、经济制度、管理制度、技术操作规程、岗位责任制度等，它们之间的有机横向连接，构成医院文化中外化形态的行为基础。

（四）核心层精神文化

核心层精神文化属于思想意识形态，是以医院员工的观念和行为直接表现出来的。精神文化主要包括医院员工的文化心理、道德规范、习惯风俗、经营哲学、精神风貌等，是物质文化与制度文化诸要素在人的精神和心理上的反映。它是以"人本性"为特征，通过每个员工的思想、观念、行为来直接表现，诸如医院员工的理想信念、价值标准、精神面貌、服务理念、行为取向、工作态度，以至于一般心理特征、传统习惯、生活方式等。这些要素的横向网络式有机联结，构成医院文化深层内化形态结构，往往表现为极稳定的状态，是医院文化的核心。医院的物质文化、行为文化、制度文化、精神文化四个层次相互联结、相互影响、相互作用、相互渗透，共同构成医院文化的整体结构。物质文化是医院制度文化的基础，物质文化必然带来与之相适应的行为文化的变化。制度文化既是医院行为文化得以贯彻的保证，又是精神文化的载体和体现。精神文化是整个医院文化的最高的集中反映和灵魂，对整个医院的文化建设具有导向和统摄作用。

二、医院文化的内容与建设

不同性质的医院在进行文化建设时，应该突出行业特色，紧紧围绕医院改革发展的中心工作，以文化建设促进科室建设、技术服务、学术研究、人才培养，以及科学管理等各项工作水平的不断提高。如中医医院的文化建设，应以中医药文化为主体，融合时代文化特征，在继承传统的基础上创新发展，与时俱进，充分体现中医药文化特色。通过中医药文化建设，使人民群众从诊疗环境、就诊方式、服务态度等方面切实感受到独特的中医药服务，达到医院内部、医院与社会的和谐，提升核心竞争力。

（一）医院物质文化

1. 医院建筑　医院建筑外观是医院对自身环境的营造。良好的医院建筑外观，可以使职工产生归属感和领域感，使公众产生信任感和温馨感。中医医院的建筑外观应注入中国传统建筑元素，融入地方建筑特色，主要从屋顶、门楼、窗户、梁柱和颜色等方面体现中国传统建筑风格。建筑物的色彩，宜选用红、棕、米、灰、褐色等，因地制宜，合理搭配。

2. 庭院建设　医院庭院包括医院建筑物周围和被建筑物包围的场地，应注意与医院周边环境的和谐，与医院建筑布局、外观、色彩等因素协调统一。中医医院可通过庭院建设体现中医药的历史、理念和知识等，营造浓郁的中医药文化氛围。

3. 标志性构筑物　是指不具备、不包含或不提供居住功能的人工建造物，是医院最显著的标志。有条件的医院可以选择适合的位置建造标志性构筑物，作为能够使公众留下长久记忆的标志。中医医院也可以通过典型中医器具、影响较大的中医药人物塑像等标志性构筑物塑造中医药氛围。

4. 医院标识　是医院文化的表征，是体现医院个性的标志。它包括医院的院徽、院歌、院旗、医院员工的服饰仪容、药物包装等医院服务精神的象征符号和图案等要素。

5. 医院文化服务设施　是体现医院文化的最直接、最明显的物质载体，如显示医院服务信息的电子显示屏和宣传橱窗、院史馆、图书馆、院内有线广播电视等设施。这些设施一方面是向院内员工传播医院文化的有效途径和方法，另一方面也是向社会公众宣传医院文化的窗口。

6. 医疗设备和药品等物资　是现代医院开展医疗服务的物质基础。医疗设备和药品等医疗物资的使用与管理水平直接反映医院物质文化建设的水平。新技术、新设备的引进和使用，直接关系到医疗质量的好坏。医护人员凭借先进的诊疗设备可大大提高工作效率，为患者提供更为周到满意的服务。

7. 临床科室　临床科室环境建设应具备三个基本要素：内容、形式和载体。中医医院临床科室的环境建设应体现临床科室的中医药特色，重点内容包括科室的基本情况、专业历史渊源、特色诊疗技术、养生保健方法、科室特色优势等。可以通过平面或立体、展板或展柜、触摸屏或视频等形式，运用标语、书画、石刻、雕塑、病历、信封、袋子、名片、科标、科徽、服饰等载体，起到营造氛围、弘扬历史、传播理念、崇尚医德、宣传知识、介绍方法、彰显特色的作用。中医医院临床科室可以依据各区域的特点，确定各区域通过装饰所起到的作用，明确各区域的装饰主题，体现临床科室的中医药文化内涵，形式和载体与展示的中医药文化内容具有协调性，应体现中国文化元素。中医医院门诊和病区的环境设计可以选择合适的方式。

（1）中医医院门诊环境　候诊区是患者等候诊疗的场所，内部装饰应以宣传知识和介绍方法、彰显特色为主，兼顾传播理念。宣传知识和介绍方法的具体内容，应与专业科室的特色相结合。重点传播中医药治疗本科室相关疾病的理念，宣传中医药防治本科室疾病的知识，介绍中医药治疗科室优势病种的特色及名老中医特长，营造良好的中医药文化氛围。语言要简洁易懂，内容多样，实用性强。

门诊诊室是医生为患者进行诊疗的场所，医患直接接触，内部装饰应以营造中医药文化氛围和崇尚医德为主。根据诊室的特点，内部装饰的总体格调应体现典雅书卷气息，诊桌、诊椅、诊柜等应注重融入中医药元素。专家诊室，应介绍名医诊疗经验与诊疗特长、名医传承家谱等。可以采用有关名医名言警句的书画作品、本专业历代医家和本科室名医照片、招贴画、展板、展柜、实物、宣传折页等方法。

中医治疗室是患者接受治疗、停留时间较长的地方。内部装饰应以宣传中医特色治疗为主，兼顾传播理念。宣传本科室的中医诊疗设备的应用原理、适应证与治疗方法。

名中医工作室的内部装饰应以介绍名老中医诊疗经验、学术成就、成才之路、传承家谱等为主。

（2）中医医院病区环境　病区走廊是患者及照顾、探视者经常驻足的地方，内部装饰应宣传本科室中医专业知识，介绍中医特色诊疗技术与中医药特色护理，兼顾传播理念、营造氛围。

病房是患者治疗康复、休息生活的场所，内部装饰应以营造中医药文化氛围为主，但不宜过多，可以点缀一些以国学或中医药为主题的书画、实物等。

医生办公室和护士站是医护人员的办公场所，内部装饰应以崇尚医德、传播理念为主，体现"救死扶伤、忠于职守、爱岗敬业、满腔热情、开拓进取、精益求精、乐于奉献、文明行医"的行业风尚，展现医护人员的爱心、责任心及人文素质。

【知识链接】

国家中医药管理局发布《中医医院环境形象设计方案》

为进一步推动中医医院临床科室中医药文化建设，按照国家中医药管理局印发的《中医医院中医药文化建设指南》有关要求，在参照部分中医医院临床科室开展中医药文化建设试点经验基础上，国家中医药管理局于2012年组织制定了《中医医院环境形象设计方案》（以下简称《设计方案》）。

《设计方案》主要包括中医医院临床科室环境形象建设的目的意义、设计原则、基本要素、重点内容、形式和载体。对中医医院临床科室如何开展环境形象建设进行了较为具体的介绍，以指导各级中医医院临床科室做好中医药文化建设工作。

资料来源：《中医医院环境形象设计方案》

（二）医院行为文化

1. 医院领导者行为　医院的整体经营决策主要来自医院领导层，最高领导者是医院经营的主角，其领导能力、方式、作风和人格魅力等都对医院的整体经营有着重要影响。成功的医院高层管理者应具有坚强的意志和敏锐的判断分析能力，善于开拓创新，勇于把握时机做出具有战略意义的重大决策。

2. 医院劳动模范人物行为　医院模范人物是从实践工作当中由全体员工选举或认同的、在专业岗位上作出了突出贡献的佼佼者，是医院员工学习的榜样，同时也是医院价值观的人格化和形象化的代表。劳动模范人物在医院员工中具有重要的示范作用，通过他们的实际行动和成就告诉员工成功是可望且可及的。

3. 医院员工行为　医院人员的主体是医院的普通员工，医院员工行为的总和决定了医院整体的精神面貌和医院文明的程度。医院员工行为主要包括三方面内容：一是医疗服务行为，员工能否做到服务规范、技术精益求精、诊断正确无误、治疗及时、效果显著是最关键的。二是员工积极为医院的发展出谋献策等参与管理的行为，这要看员工是否能将医院的目标、个人的理想与本职实际工作紧密地联系和统一起来。三是员工不断学习、提高自身素质的行为，中医医院的医生诊疗行为应充分体现中医药理论和技术方法的运用，注重中医药特色优势的发挥。

4. 信息传播网络　在医院组织中，信息传播渠道有正式和非正式两种。相对于公文、会议等正式传播渠道所传播的管理信息而言，非正式传播渠道通常是指群众口头传播的非官方文化信息的途径。这些信息的特点：①传播的信息往往是与员工们利益密切相关的重大事件，能反映出医院员工的某些心态和愿望。②这些信息对员工的工作积极性和相互之间的协调性常具有不可忽视的影响。所以，医院管理者一方面应重视这些非正式的文化信息，对于一些不利的信息要及时了解其产生的原因，制订相应的应对措施，给予正确的引导；另一方面提示医院的管理决策信息要公开化，具有透明度，及时让全体员工了解医院的发展与重大决策，以避免管理信息的错误传播。

5. 文化仪式　是指医院内的各种义诊、表彰、奖励、庆典及各种文化娱乐活动等。文化仪式是医院价值观和精神面貌的行为展现，有助于使人们通过这些生动活泼的活动来领会和感受医院文化的内涵。

6. 中医医院行为规范体系

（1）中医诊疗行为规范　是开展诊察疾病、处方用药等技术服务的行为准则，是坚持中医药为主的发展方向，发挥中医药特色的充分体现。中医医院医务人员的诊疗行为应遵循中医学理论体系和辨证论治规律。临床诊疗过程中的术语、病症要符合国家统一标准，充分运用望、闻、问、切技能，四诊合参辨病治病；治疗手段要体现证、理、法、方、药有机统一的原则，充分运用中药饮片、中成药及传统中医技术方法；充分发挥中医药简、便、验、廉的特点，尽量减少患者的经济负担，注重发挥中医"治未病"的特色及优势，强调患者的生活起居、饮食调理及用药忌宜等。中医医院的诊疗行为规范需制订相应的规章制度、工作规范及岗位手册，加强对医务人员的学习培训，使医务人员能自觉地应用和遵循。

（2）言语仪表规范　是医院员工在提供服务过程中，言谈、举止、衣着服饰、服务态度等方面的行为准则，应充分体现中医药文化的核心价值，言语温和、待患若亲，动须礼节、举乃和柔，勿自妄尊、不可矫饰，诚信笃实、普同一等。

（3）同道相处规范　是处理同道关系中所持态度、沟通方式、交往方法等方面的行为准则，应体现中国传统所倡导的人格修养，一体同道、互资相长，严于律己、宽以待人，谦逊礼让、顾全大局。

（4）教学传承规范　是传道授业、学医习业等方面的行为准则，应弘扬中医尊师重教、教学相长的优良传统。老师应为人师表、修身正行，平易待人、乐育英才，乐教敬业、口传心授，因材施教、循循善诱，非其人勿教、非其真勿授、示人规矩不示人以巧；学生应尊师重道、谦逊恭敬，持之以恒、精勤不倦，勤求古训、博采众方，学贵专一、思贵沉潜，继承创新、与时俱进。

（5）特定礼仪　是中医医院员工在重大活动或特定场合应当遵循的行为规范和准则，如庆典活动、职工大会、就职仪式、拜师仪式等。在医院的各种特定礼仪中，应安排体现中医医院宗旨等方面的内容，注重采用中国传统形式。例如，拜师礼，即在历届师承工作开始时，举行隆重的拜师仪式，受业学生向传道老师行敬茶礼；入职礼，即新职工在接受岗前培训后，正式进入岗位开展工作时，召开新职工入职大会，举行具有中医药文化特征的新入职人员宣誓仪式；晋升礼，即在医务人员职务得到晋升或被评选为名中医时，举行隆重的晋升仪式，由老中医专家为其披绶带、颁发聘书；重大节日礼，即在医院院庆、中医药文化节日期间，举行庆祝活动，全院职工齐唱院歌、齐诵院训等。

【知识链接】

中医医院的"中医经典病房"

2010 年 3 月，全国首家"中医经典病房"在广东省中医院开科，主要通过中药方剂辅以针刺、灸法、刺络、贴敷等中医适宜技术治疗疾患。10多年来，在国家中医药管理局的推动下，各地多家中医医院建立了中医经典病房。

中医经典病房通过运用中医经典理论与名老中医经验指导临床，充分发挥中医特色与优势，积极探索运用中医主导的方法和技术，开展各种急危重症和复杂疑难病的诊治工作。以中医主导治疗急危重症和疑难病，坚持能中不西、先中后西、中西结合，是中医经典病房的诊治特点。各地的中医经典病房，立足医院实际，逐步探索出一条特色鲜明的路子。

资料来源：根据《走进中医经典病房：以中医主导治疗急危重症和复杂疑难病》改编

（三）医院制度文化

1. 医院领导体制 是医院领导的组成、结构与工作模式的总称，是医院制度文化的核心内容。领导体制直接影响着医院组织机构的设置，制约着医院管理的各个方面。一个有着完善制度文化的医院，医院的领导体制必然与医院的现状相适应，与医院未来的发展相统一。

2. 医院组织结构 是指医院为了有效实现目标而设立的人员分工和协作关系。不同的组织结构反映了不同的医院文化。扁平化的医院组织结构增加了管理幅度；因工作项目的多部门合作而需要更多地采用矩阵结构；医院后勤社会化使得组织结构呈网络结构发展；随着医院集团的产生和壮大，医院的组织结构向委员会或董事会结构发展。

3. 医院管理制度 是指医院为保证日常工作的良性运行，获得最佳的社会和经济效益所制定的各种带有强制性的规定或条例。优秀的医院文化必然是科学完备的管理制度的体现。

4. 医疗技术规范 医务人员仅有一颗为患者服务的心，没有精湛的医疗技术，那是无法治愈患者的。因此，医疗质量是衡量医疗服务水平的重要标准，其优劣程度直接影响到医疗效果，而精湛的医术是为患者服务的根本保证。

（四）医院精神文化

1. 医院的宗旨 贯彻落实新时期我国卫生与健康工作方针，坚持以人民健康为中心，以救死扶伤、防病治病、提高人民健康水平和促进医学事业发展为宗旨。中医医院可以在宗旨部分强化以中医药服务为主的办院模式和服务功能，注重在疾病治疗、预防和康复中发挥中医药特色优势。

2. 医院价值观 是指医院在经营管理的过程中，所推崇的基本服务信念和奉行的目标，是医院全体员工一致认同的对医院行为的价值判断。价值观是医院文化的核心。统一的价值观使医院成员在判断自己的行为时具有统一的标准和行为取向。

3. 医院精神 是指医院在长期的医疗实践中逐步形成的具有医院个性的共同信念、共同理想，是医院全体员工按照共同的价值观念和奋斗目标而创造的文化的结晶，是办院方向、医疗服务水准、服务宗旨、医务人员行为准则的综合体现。医院精神是医院文化的基石。医院精神可将员工紧密团结在一起，形成强烈的向心力。

4. 医院哲学 是指医院在管理过程中提升出来的经营理念和方法论，是医院在处理人与人、人与物关系上形成的意识形态。作为现代医院哲学，主要包含系统观念、动态观念、效率效益观念、风险竞争观念和市场观念等要素。

5. 医院道德 是调整医护关系、医患关系的行为规范的总和，是医院行为法规的必要补充。

医疗卫生行业是与广大人民群众生命健康息息相关的行业，也是我国社会主义精神文明建设的重要窗口行业。加强医务人员职业道德建设就成为医疗卫生行业永恒的主题，应对医务工作者进行职业道德重要性与必要性的教育，使医务工作者自觉学习和研究职业道德的基本知识和规范，树立正确的职业观、价值观、人生观和全心全意为患者服务的思想。

6. 医院风尚　是医院员工的服务态度、情感、气质和行为习惯等心理和道德观念的具体行为表现。医院一旦具有求实、创新、平等、友爱的和全心全意为人民服务的精神，一定会形成一种积极向上、民主的气氛和风尚。医疗费用一直是社会关注的热点，有效地控制医疗费用的上涨直接关系到医院医德医风建设。医院要根据相关政策，规范医疗收费项目，认真执行物价标准；并通过严把进药关、使用招标药、规范采购环节等多种措施，加强药品管理，认真治理在医药购销活动中的不正之风。

【知识链接】

国家中医药管理局制定《中医医院中医药文化建设指南》

为指导各级中医医院做好中医药文化建设工作，按照《国家中医药管理局关于加强中医医院中医药文化建设的指导意见》，国家中医药管理局在总结部分中医医院开展中医药文化建设试点经验的基础上，于2009年8月组织制定了《中医医院中医药文化建设指南》（以下简称《指南》）。

《指南》共包括四章，分别为第一章总则、第二章核心价值体系建设、第三章行为规范体系建设、第四章环境形象建设。中医医院中医药文化建设范围非常广泛，内涵十分丰富，主要包括价值观念、行为规范、环境形象等方面。在建设中，要坚持突出特色，以中医药文化为主体，融合时代文化特征，在继承传统的基础上创新发展，与时俱进，充分体现中医药文化特色；坚持统筹规划，中医药文化建设与医院总体发展规划相衔接，与医院文化建设相结合，做到价值观念、行为规范、环境形象的有机统一；坚持因地制宜，按照总体要求，从医院实际出发，制定切实可行的措施，使建设工作充分体现医院个性特征和区域文化特征；坚持促进发展，紧紧围绕医院改革发展的中心工作，以中医药文化建设促进科室建设、技术服务、学术研究、人才培养及科学管理等各项工作水平的不断提高。

资料来源：国家中医药管理局关于印发
《中医医院中医药文化建设指南》的通知

第三节　医院形象与塑造

一、医院形象概述

（一）医院形象的概念

医院形象（hospital image）就是医院通过自身的存在形式和行为向公众展示的本质特征，进而给公众留下的关于医院整体性的印象和评价。医院形象是医院文化的表现形式，医院文化是医院形象的内在基础。人是医院文化中的核心要素，他们既是医院文化的体现者，又是医院文化的塑造者。所以，医院形象的塑造主要是教育人，提高人的素质，提升人的形象。

良好的医院形象有助于增加群众对医院的信赖，增强解除病痛的信心；有助于群众对医院的理解，增强人们对医院工作的支持；有助于吸引人才，提高医院内部的凝聚力、向心力和感召力；有助于开展业务，在市场经济中占优势，提高医院社会效益和经济效益。因而，医院形象的优劣已成为医院能否生存和发展的关键。独特、优秀的医院形象也势必会形成一种医院品牌，从而提高医院的知名度和美誉度，使众多的患者保持对医院的忠诚度。

（二）医院形象的分类

根据医院内在表现和外在表现划分，可以分为内在形象和外在形象。内在形象是医院目标、理念、精神等，是医院形象的核心部分。外在形象是医院的院徽、院旗、环境等，是医院内在形象的外在表现。

根据受众者的范围划分，可以分为内部形象和外部形象。内部形象是医院的全体员工对医院的整体感觉和认知。外部形象是社会公众对医院的认知。

根据公众评价的态度划分，可以分为正面形象和负面形象。

根据公众获得信息的媒介渠道划分，可以分为直接形象和间接形象。直接形象是公众直接接受医疗服务，亲身体验形成的医院形象。间接形象是通过他人口碑相传或是从大众传播媒介所得到的医院形象。

（三）医院形象的内容

1. 医疗服务与医疗质量形象　首先，医院是提供医疗服务的场所，医疗服务是医院在医疗活动中向患者提供服务时给患者留下的服务质量的影响。医疗服务形象常常通过员工的言行举止反映出来，也是医院各级人员服务意识及整体素质的表现。医疗服务不是简单的"服务"，它与医疗技术相互融合，既有诊断、检查和手术等有形的手段，也有微笑、倾听和建议等无形的方式。例如，一些医院尝试引进星级宾馆服务模式。还有的医院成立了导诊中心和全天候门诊等，都是为了树立医疗服务形象。

其次，医疗服务的质量即医疗质量是医院建设永恒的主体，也是广大患者最关心和最敏感的话题。医疗质量的优劣决定医院的生存与发展，患者希望以最小的痛苦、最合理的花费、最短的时间获得康复，这是对医院永无止境的要求。因此，只有不断提高医疗质量，才能得到社会公众的认可与信任，医院才有生命力。

2. 员工与管理形象　首先是医院员工的形象。医院员工是医院形象塑造中最有活力和决定性的要素，培养一批高素质的医院员工队伍是医院文化建设的根本目的。医院员工包括医院领导和普通员工。医院领导是医院文化建设的指挥者和医院形象的设计者，其个人的素质与才能往往直接影响医院的形象。普通员工是医院文化建设的基石，其言谈举止、行为态度、学识才华都会使院外人员形成直接印象，成为公众评价医院形象的重要依据。因此，从整体上看，医院的员工是一个特殊的群体，不仅要求其具有更高的职业道德与职业素质，还要求对患者充满爱心、同情心、耐心、细心，具有强烈的爱院意识和忧患意识，自觉地把医疗事故发生率和医疗人力成本降到最低限度，从而为医院赢得良好的信誉。

其次是医院管理形象。医院管理形象是社会各界及患者在与医院相关的各种活动及诊疗过程中，对医院管理水平总的认识与评价。医院的管理水平在医院形象的塑造中起到重要的构建和组合作用。例如，医院内部机制运转是否有效，诊疗流程是否便利，学科设置是否合理，医院标识是否方便患者，员工的言行举止是否有亲和力等，都能体现医院管理水平与形象。

3. 医院环境形象 医院环境也会影响医院的形象，故医院环境也是医院形象的内容之一。医院环境形象是医院形象的外在表现。医院环境包括医院建筑的位置、规模布局、绿化美化、院容院貌等，是医院仪表的具体体现。医院环境形象建设要处处体现"以患者为中心"的理念。随着生活水平的不断提高，医院的环境建设不仅仅满足于上述内容的要求，甚至还很重视就诊环境是否有空调、无线网络、茶水咖啡等条件。总之，医院环境建设已成为医院形象建设的一个非常重要的要素。

二、医院形象的塑造

（一）医院形象识别系统

企业形象识别系统（corporate identity system，CIS），即通过对组织的理念、行为、视觉等要素进行统筹设计和策划，塑造良好的形象，提高组织核心竞争力的方法。医院作为社会组织的一类，也可以用 CIS 全面塑造医院形象，持续打造在公众心理的持久印象。企业的 CIS 主要包括理念识别（mind identity，MI）、行为识别（behavior identity，BI）、视觉识别（visual identity，VI）。医院是一个需要有温度的地方，"有时去治愈，常常去帮助，总是去安慰"，在医患之间、医护之间、医医之间、护护之间、医管之间等方面都需要体现人文性，因此，除了 MI、BI、VI 之外，应注重情感识别（emotion identity，EI）的塑造，四管齐下，打造和提升医院整体形象，提高医院的识别度，增强市场竞争力。

1. 医院理念识别 是指在医院长期发展建设的实践中形成的、区别于其他医院而特有的激励自身发展的核心价值观、管理理念、战略定位等。理念识别是医院品牌构建的核心，是医院改革创新、稳步发展的内生动力和独特优势，对医院品牌形象塑造起着重要的指导、激励、规范作用，贯穿于医院所有工作内容中。医院管理者在塑造医院品牌形象时，既要关注患者需求，又要重视员工关怀；既要彰显医院公益性，又要调动医院职工的积极性，从医疗质量、技术、环境、服务及人文关怀等方面塑造医院品牌形象，为实现高质量发展目标凝心聚力。

2. 医院行为识别 是一种动态的识别形式，通过一系列有目的的行为活动来表达和实现医院的发展愿景。公众往往从医院的医疗技术水平、医患沟通、医务人员精神风貌及行为表现等分析评判医院的品牌形象。因此，重视医院行为活动对其品牌形象有着积极作用。随着人民群众健康需求的不断增长，人们不仅要求医院技术过硬，还希望医院内部环境优美、设施精良、服务人性化。整体就医体验良好，是医院展现良好外在形象的重要因素。

3. 医院视觉识别 是一种静态的识别符号，通过特有的图案、声像等方式可视化地传达医院的精神理念，是医院品牌构建的形象化。一个强势高效的品牌形象一般拥有更直接、更凝练、更容易识别和理解的视觉表达，传播范围更广、效果更明显。通过对医院标志、员工服饰和建筑形象等的有力塑造，构建更加深入人心的品牌形象。

4. 医院情感识别 是指医院对患者、对员工的情感，是医院重视内外部公众的体现。医院对患者的情感，包括医患情感、护患情感等，是医务人员对患者融入的一种职业情感，和谐的医患关系能促进医疗活动达到较满意的效果。医院对员工的情感，包括医生之间、护士之间、医护之间、管理人员与医技之间、领导与员工之间等，是组织对员工的关怀，是领导班子对广大职工的关爱，能有效激发员工的创造性和积极性，使他们能够为了医院目标的实现不遗余力地发挥自己的力量。

（二）以品牌塑造医院形象

良好的医院形象可通过优质的医疗服务活动展现出来。但是，如果不进行有效的宣传和推广就很难成为一种独特的品牌，医院文化也就无法形成自己的品牌优势。一个好的医院品牌能够深深打动患者的心，在情感上给予认同，从而形成持久的忠诚度，保持医院医疗市场份额的长期稳定，减少未来医疗市场的经营风险，减轻竞争压力。对于医院来说，好的医院形象需要设计成一种品牌在社会上推广。因此，以品牌塑造医院形象就是通过塑造医院品牌建立医院的良好形象。塑造医院品牌就是要将尊重生命、创造生活、关爱人生、优质高效、科学严谨、诚实守信的形象理念上升到一种品牌来经营，赢得医院的美誉度、社会公众对医院信任度和忠诚度。医院的品牌分类可以包括技术品牌、服务品牌和文化品牌等。其中最为核心的是技术品牌，服务品牌是锦上添花，文化品牌有助于医院形成持久的竞争力。

1. 技术品牌　作为医院品牌的核心内容，技术品牌建设就是通过高水准的医疗质量在社会公众中确立技术优势，使患者对医院的医疗质量充满信心，积极打造"院有专科，科有专病"。

2. 服务品牌　随着诊疗规范、临床实践指南、临床路径的推广与应用，医疗技术日趋同质化，因此，打造"人无我有，人有我优"的优质服务成为品牌影响力的有力抓手，改变服务模式与方式，变"被动服务"为"主动服务"，变"冷漠服务"为"暖心服务"，变"自觉性服务"为"标准化服务"，形成系列式、组合式的品牌服务。

3. 文化品牌　建立特色鲜明的医院文化品牌，并充分利用各种途径进行广泛传播，对外能使患者认同医院品牌，对内能凝聚职工形成向心力，引发情感共鸣，从而形成积极的品牌效应，为医院的发展建设提供动力源泉。

（三）医院形象塑造的内容

1. 宣传与公关以建立品牌　首先，通过多种形式的宣传来提高医院自身形象。例如，可以创办自己的院报、院刊、官网、官微，通过自己的媒体来传播医疗信息和展示医院形象。医院自己创办的媒体可以更方便、更快捷地为医院服务，而且媒体质量本身就是对医院实力与形象的一种反映。可以通过社区、大企业、社团委任自己的宣传联络员，不定期发送医院信息资料和征求公众对医院的意见，这既宣传了医院，又提高了医院的诚信度。其次，医院还可以通过各种公共关系活动来推广医院的品牌，如有关学术团体共同举办区域性或全国性的学术研讨会，在社区举办公益性健康咨询活动，与各种媒体如广播、电视、杂志、报纸等举办健康咨询栏目，邀请知名人士和群众代表来参观医院等。

2. 强化以患者为中心的服务以巩固品牌　医院的所有工作都必须以患者为中心，强化医务人员的服务意识，改善服务态度，提高服务质量，从而使医院服务品牌内容能够求新、求高、求变，建立以患者为中心的服务理念，营造先进的医院文化。

3. 品牌服务的基本形式　首先，便利化和优惠性的服务，如把门诊药房划价、交费、取药的流程"合三为一"；24小时为患者提供一日清单；为重症患者代办住院手续等。盐城市第一人民医院开展"人人是导医"活动，规定患者有疑问人人都有解答并引导他们到有关科室的义务；北京儿童医院每逢儿童节派医院青年志愿者到儿童福利院为残疾儿童义诊。

其次，人性化和关怀性的服务，如分设男女注射室；窗口低一点、大一点、透明一点；就诊高峰阶段多设几个挂号窗口；医院装修时，地面设置导行路线等。武汉大学人民医院对医院职工提出"理由少一点、脾气小一点、嘴巴甜一点、微笑多一点、行动快一点、动作轻一点、交代细一点"的服务理念。上海杨浦区中心医院提出"入院介绍一次、清晨问候一回、床边叮嘱一番、楼道招呼一下、手术安慰一声、出院关照一番"的服务。上海市嘉定区安亭医院提出"三声、四轻、五心"的服务理念,"三声"是指来人有迎声、对人有称呼声、走有送声,"四轻"是指走路轻、说话轻、关门轻、操作轻,"五心"是指接待热心、诊疗细心、护理精心、解释耐心、征求意见虚心。

再次,全程化和扩张性的服务,如在医院设立健康宣教科室,开展健康咨询,免费向群众普及健康知识;在治疗的过程中要实现健康陪护,在手术室外设手术患者家属等候室,免费提供报纸、开水等;在康复出院后,医院要加强跟踪,建立出院患者档案,并有针对性地进行电话回访;医疗服务的标准应由单纯走向温馨再走向惊奇;服务手段应由技术扩大到情感、环境与程序上;服务的时限也应由局部到全过程再到终身;服务的对象应由患者扩展到家庭、社区、企业乃至整个社会。

三、医院形象的传播与评价

(一)医院形象的传播

在互联网年代,信息传播的叠加与裂变,绝大多数医院要转变"酒香不怕巷子深"的传统观念,将品牌形象的传播作为医院发展的重要组成部分。品牌传播是指品牌的所有者以品牌的核心价值为原则,选择广告、公关、销售、人际沟通等传播活动,将特定品牌推广出去,从而建立品牌形象,与目标受众进行的一系列关于品牌信息的交流活动。医院品牌形象的传播可以借鉴整合营销传播理论(integrated marketing communication,IMC)。整合营销传播理论诞生于20世纪90年代初,由美国西北大学教授唐·舒尔茨(Don E.Schultz)提出,其核心思想是将传播内容进行整合,将一元化的品牌信息传递给目标受众。它一方面把广告、促销、公关、直销、CI、包装、新闻媒体等一切传播活动都涵盖于营销活动的范围之内,另一方面则使企业能够将统一的传播资讯传达给顾客。通过企业与顾客的沟通满足顾客需要的价值取向,确定企业统一的促销策略,协调使用各种不同的传播手段,发挥不同传播工具的优势,从而使企业实现促销宣传的低成本化,以高强冲击力形成促销高潮。IMC的本质是以4C(consume、cost、convenience、communication)为核心,强调的是以顾客为中心,客户需求至上,实行企业与顾客之间的双向沟通。实施IMC的目标可大致分为三个层面:一为获得市场的最大的投资回报率(ROI);二为向市场持续地传达核心的关键信息;三为建立并巩固用户关系与忠诚度。为实现这三大目标,IMC实施的关键就在于综合运用多种传播工具,形成一个矩阵式作业,以达到最佳的性价比,而不是简单叠加、线性作业。

1.定位医院品牌内涵　明确医院品牌定位,从中提炼核心内涵和鲜明特征,并使用精练、具体的传播系统精准表达、广泛宣传,保证医院核心理念的一致性、深刻性和长效性,从而加深社会公众对医院品牌形象的认同感。

2.医院和社会公众共同发力　融媒体环境下,传播者和受众之间的壁垒被打破,医院和社会公众的沟通日益深入,医院要制定统一的形象传播战略,积极整合医院资源,围绕医、教、研、管等方面的特色优势,进行高效、系统的品牌形象传播。社会公众是医院品牌形象传播的重要力量,抓住社会公众与医院接触的每一个点,用心服务,社会公众在就诊完成后,会对医院环境、医疗服务质量和水平进行积极的正面评价,并通过人际或网络传播出去,提高医院的美誉度。

3.整合传播媒介　尊重目标受众的认知习惯,整合利用报纸、电视、广播、互联网等多种传播途径，形成行之有效的"广播有声、电视有影、报刊有文、网络有言"宣传模式，多渠道向目标受众传递医院品牌形象。

（二）医院形象的评价

在对医院形象进行评价时，可以用能够直观体现医院形象的四象限图（图3-1），也叫知名度和美誉度坐标图。美誉度指公众对医院的赞誉程度，是对医院服务的认可。知名度指公众对医院的知晓程度，知名度有好坏之分，只有好的知名度，才会提升医院的美誉度，进而提升医院的形象。四象限图是依据公众对医院知名度和美誉度两个指标的反映，通过坐标图来对医院形象做出评价的一种方法。

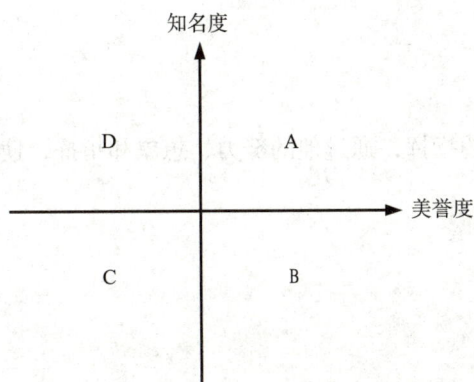

图3-1　医院文化评价四象限图

A象限：高知名度、高美誉度。医院形象处于最佳状态，应珍惜成果，进一步强化员工的成就感、荣誉感。

B象限：低知名度、高美誉度。医院的美誉度和知名度处于不和谐、不统一状态。医院有好的优势和业绩，但是宣传不够，处于不被外界所了解的状态。

C象限：低知名度、低美誉度。医院形象差，工作从零开始，全面加强医院的形象建设。

D象限：高知名度、低美誉度。是一种负面的知名，即臭名远扬，需进行深层次的反思，重新确定医院理念和价值导向，并以矫正形象、赢得民心为主。

【思考题】

1. 医院文化的内容、功能与特征有哪些？它们对医院的发展会产生什么作用？

2. 医院文化的结构层次与各层次之间的关系是什么？

3. 医院文化与医院形象的联系与区别？如何塑造医院的形象？

【名人名言】

管理者好比是交响乐队的指挥，通过他的努力、想象和指挥，使单个乐器融合为一幕精彩的音乐表演。

——彼得·德鲁克

【案例导读】

深圳罗湖医疗公立医院集团一体化管理模式

深圳市率先在全国进行基层医疗集团改革探索。2015 年 8 月，罗湖区整合了区属 5 家医院和 23 家社区健康服务中心，成立唯一法人代表的罗湖医疗公立医院集团，形成了"人员编制一体化、运行管理一体化、医疗服务一体化"的紧密型管理模式。集团由区政府组织建立公立医院理事会，由区领导、区政府相关部门代表、社会知名人士代表、医院集团代表等共计 13 人组成，区长担任理事长，实行理事会领导下的集团院长负责制，集团下属单位设执行院长（主任）。集团成立人力资源、财务、质控、信息、科教管理、综合管理六大管理中心，人、财、物、事由集团统一管理、统筹和调配。同时成立医学检验、放射影像、社康管理、消毒供应、健康管理和物流配送六大共享中心，各下属成员医院不再重复设置上述科室。这种一体化管理模式有效地整合集团资源，降低运营成本。

资料来源：金春林，李芬.整合型医疗卫生服务：实施路径与中国实践［M］.

北京：科学出版社，2020.

组织是具有一定结构的系统，是按照一定的目标形成的权责关系。组织工作是在这个权责结构中，按照组织目标的要求，把为达到组织目标所必需的各种管理活动加以组合分类，适时授予各类管理人员相应的职权，协调好各个层次人员的分工协作关系，并根据外界环境的变化，随时对组织结构进行调整使之日趋完善的过程。医院作为一个组织体系，必然要对这个组织进行管理。医院组织管理是应用管理学的有关原理与方法，研究医院组织的合理化配置和如何发挥医院员工的积极性，提高医院总体运作效能的一门管理学科。医院组织管理，主要是对医院组织结构设计和人员的配置与管理，它在医院管理中有重要的意义。

第一节 医院组织管理概述

一、组织的相关概念及构成要素

（一）组织（organization）

从广义上说，组织是指由诸多要素按照一定方式相互联系起来的系统。从狭义上说，组织就是指人们为实现特定的目标，互相协作结合而成的集体或团体，如党团组织、工会组织、企业、军事组织等。在现代社会生活中，组织是人们按照一定的目的、任务和形式编制起来的社会集团，不仅是社会的基本单元，也是社会的基础。

（二）组织管理（organization management）

组织管理是通过建立组织结构，规定职务或职位，明确责权关系，以使组织中的成员互相协作配合、共同劳动，有效实现组织目标的过程。组织管理是管理的基础内容，组织管理的好坏直接关系到组织的效率、员工的工作行为和组织目标的实现。

（三）组织结构（organization structure）

组织结构是表明组织各部分排列顺序、空间位置、聚散状态、联系方式及各要素之间相互关系的一种模式，是整个管理系统的"框架"。组织结构主要涉及部门组成、基本岗位设置、权责关系、业务流程、管理流程、组织内部协调及控制机制。

组织结构是组织正常运营和提高效益的支撑与载体。现代组织如果缺乏良好的组织结构，没有一套分工明确、权责清楚、协作配合、合理高效的组织结构，其内在机制就不可能充分发挥出来。医院组织结构是医院实现战略目标和构建核心竞争力的载体，是医院人力资源管理最基础的部分。因此，医院组织结构的设计在医院管理中占据着举足轻重的位置。

（四）组织的构成要素

组织的构成要素包括组织成员、组织目标、组织架构和组织制度四个部分。组织成员由两个或两个以上的人组成，为了实现共同的目标而工作在一起，是组织的最基本要素，具有主观能动性；组织目标是组织的前提要素，是组织成员一起工作的基础条件，一个组织可以有多个目标，且具有层次性；组织架构是组织的载体要素，是组织分工协作的体现，由部门、岗位、职责、从属关系构成，保证成员可以有效地沟通；组织制度是组织的维系要素，组织要拥有一套计划、控制、组织和协调的流程，通过组织的规章制度保障实施。

二、医院组织管理的概念

医院组织管理是根据医院的发展目标，围绕医院开展的医疗服务设置相应的部门、科室和工作岗位，明确组织内的权责关系，使组织成员相互协作配合，更加安全和高效地提供医疗服务，实现组织管理目标。

三、医院组织管理的内容

（一）设置工作岗位

根据医院定位、发展目标以及医院服务人群的医疗需求确定医院提供服务所需开展的医疗服务项目，按照专业分工原则统筹考虑，设计医院的组织结构、医院临床科室、职能科室等，并设置相应的工作岗位。

（二）明确岗位职责和相互关系

制定医院组织结构中的岗位或职位的工作职责，明确各部门、科室和岗位之间的相互关系。

（三）制定规章制度

医院根据发展目标和功能定位，制定与组织结构有效运行相匹配的规章制度。

（四）调整组织结构

动态调整医院组织结构、部门职能或工作流程，以使其适应内部变动或外部环境变化带来的影响。

四、医院组织管理的职能

（一）发挥组织的功能

医院是一个组织系统，个体是组织的最小单元，良好的组织管理能够使医院高效地运作，使每个个体都能充分发挥自身的价值和作用，保证工作目标或任务的完成，从而实现组织目标，促进医院组织的整体发展。同时，医院组织也为个体自身的工作需要、精神需要提供服务，实现个体需求与组织需求、个体目标与组织目标的有效结合。

（二）协调组织内部关系

组织具有系统性特征，强调各成员分工协作，只有通过组织管理才能明确组织关系，才能优化配置组织资源，才能协调处理好人、物、财、信息等关系，从而为医院经营管理提供组织保障。

（三）促进组织变革和创新

外部环境的变化会对医院组织发展提出更高更新的要求，这就需要医院不断调整发展战略、发展目标和发展任务，通过组织变革与创新来调整组织结构和人员来适应这种变化，以寻求新的更好的发展。

第二节　医院的组织类型

组织结构表现为组织的机构设置和权力划分。组织结构反映了医院组织各部门的排列顺序、空间、位置、聚集状态、联系方式及相互之间的关系。它是执行经营和管理任务的体制，起"框架"作用，是组织目标得以实现的载体。目前，医院可采用的主要组织结构形式有直线型、直线职能型、矩阵型和事业部型。

一、直线组织结构

直线组织结构又称单线型组织结构，在该结构中职权从组织上层垂直流向组织基层，如图4-1所示。其特点表现为以下方面：

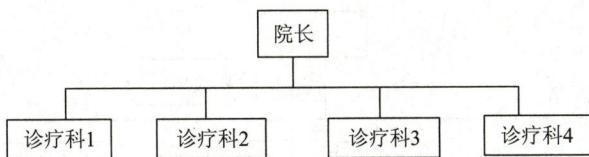

院长

诊疗科1　诊疗科2　诊疗科3　诊疗科4

图4-1　直线组织结构

1. 组织中每一位主管人员对其下属有直接职权。
2. 组织中每一个人只能向一个直接上级报告。
3. 权力高度统一，主管人员在其管辖范围内有完全的职权或绝对的职权。

这种组织结构的优点是设置简单，权责分明，统一指挥，集中管理，决策迅速，工作效率高。缺点是对管理人员要求高，管理人员负担过重，管理职能与业务职能界限不清。

直线组织结构适合于规模较小、管理层次较为简单的医院，如街道、乡镇卫生院等一级医院，不适合规模较大、管理较复杂的医院。

二、直线职能组织结构

直线职能组织结构是由医院中各级行政领导进行直接指挥与各级职能科室人员进行业务指导相结合的一种组织形式，如图4-2所示。该组织结构的特点为以下几个方面。

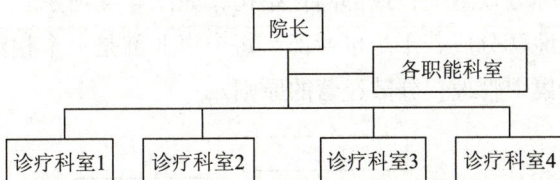

院长
各职能科室

诊疗科室1　诊疗科室2　诊疗科室3　诊疗科室4

图4-2　直线职能组织结构

1. 按管理职能划分部门和设置机构，实行专业化分工，加强专业管理，但是医院的经营活动仍由院长统一指挥。
2. 管理人员分为两类：直线人员和职能人员。直线人员对上级负责，对下级部门具有决策权和指挥权；职能人员对下级没有指挥权，只在专业领域内对直线管理人员起参谋作用。
3. 实行高度集权。直线职能组织结构的优点：既能体现专业化管理，又能保证统一指挥，权责明确，弥补直线人员精力、能力方面的不足。其缺点是信息沟通不畅，横向协调会降低组织效率。

直线职能组织结构适合于中大型医院，我国的二级、三级医院绝大数采用这种组织结构。

三、矩阵组织结构

矩阵组织结构是按职能划分的部门和按产品（或工程项目、服务项目）划分的小组结合起来，形成一个矩阵，如图4-3所示。其优点：一是加强了组织内各部门之间的联系，有利于开展合作和提高效率；二是不同部门的专业人员开展协作，有利于激发职员的积极性和创造性，提升工作能力，提高技术水平和管理水平；三是有较强的灵活性、机动性和适应性，可根据环境的变化及时调整；四是提高中层和基层管理人员的责任感以应对医院日常工作，为高层管理者集中精力考虑组织的整体发展和战略事项创造条件。

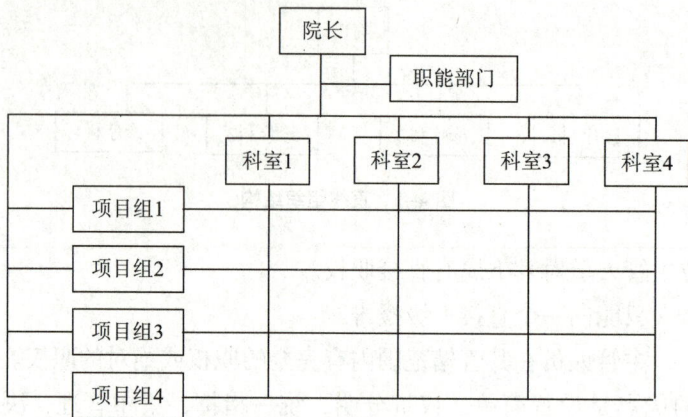

图 4-3　矩阵组织结构

矩阵组织结构的不足：一是由于实行双重领导，容易产生矛盾；二是人员的频繁流动也会给管理带来困难，增加管理费用；三是工作缺少长期性，会削弱对工作的责任感。

矩阵组织结构适合于医疗和科研任务重、业务复杂、技术性强的大型医疗单位。

四、事业部制组织结构

事业部制组织结构又称分权组织，或部门化结构，如图 4-4 所示。其特点是把医院的业务活动按照服务种类、对象或地区分成若干个事业部。每个事业部是一个相对独立的经营单位，实行独立核算，在管理上实行集中管理、分散经营的原则。

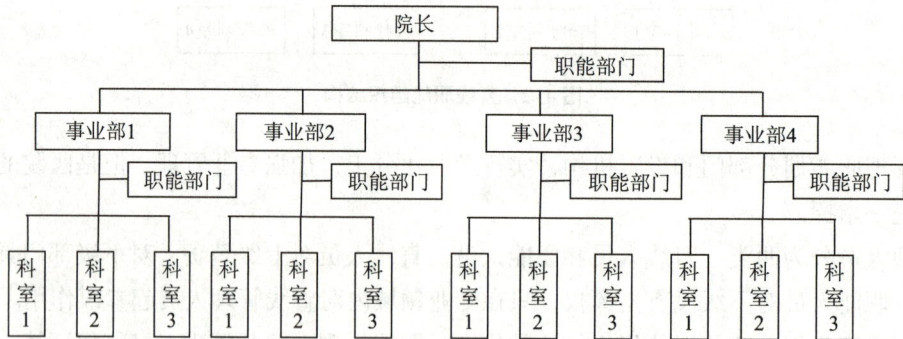

图 4-4　事业部制组织结构

事业部制的优点：可使医院最高领导层成为强有力的决策机构；具有较高的稳定性和适应性；有利于调动各事业部发挥医疗经营的主动性和积极性；有利于提高管理者的专业知识和领导能力；有利于医院总部考核评定各部门的医药经营成果；促进各事业部的利益与整体利益的协调一致。其缺点：职能机构重叠，造成了一定的浪费；独立核算，容易产生本位主义；职权下放过大，增加协调的难度；各事业部之间竞争激烈，造成人才和技术的相对封锁等。

五、其他复合组织类型

随着全球化进程的进一步加剧，我国医疗服务市场向国内民间资本与国外资本开放，随着医疗市场的不断变化与发展，以及我国政府对于医疗改革的推进，社会上出现了许多复合组织类型的医院。这些医院在传统医院的组织机构基础上，融合现代企业管理的组织模式，使医院运转效率更高，管理更专业，诸如董事会领导下的医院集团，如图4-5所示。

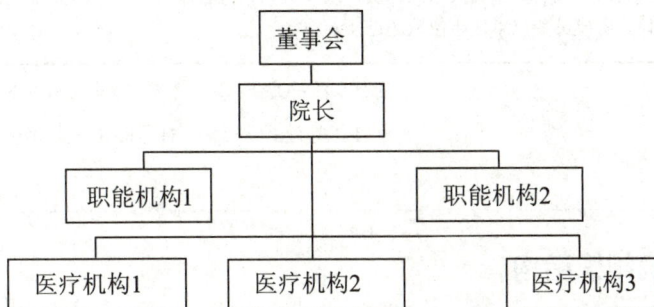

图 4-5　董事会领导下的医院集团

此外，医院后勤部门的社会化也是目前医院组织形式显著变化的具体表现。医院组织结构由原来的"小而全"逐渐向分工社会化、专业化的方向发展，使医院业务管理和医疗服务水平得以提升。

【知识链接】

当前我国医院发展中组织结构变革的部分典型案例	
城市医联体：深圳罗湖医疗集团	城市医联体以1家三级医院为牵头单位，联合若干城市二级医院、康复医院、护理院以及社区卫生服务中心，构建"1+X"医联体，纵向整合医疗资源，形成资源共享、分工协作的管理模式。深圳市以罗湖区为试点，整合5家区属医院、23家社康机构和1家研究院，在全国率先建立城市医疗集团，启动以基层医疗集团建设为主的综合改革
县域医疗共同体：安徽长天	县域医疗共同体是指以县级医院为龙头、乡镇卫生院为枢纽、村卫生室为基础，县乡村三级医疗卫生机构分工协作、三级联动的县域医疗服务体系。2015年，长天市开展"县域医疗服务共同体"改革试点，全面整合县乡村医疗服务资源，以医保基金为纽带，实行分级诊疗，上下联动，协同发展，为广大群众提供全过程全周期健康管理服务，解决老百姓"看病难、看病贵"的问题
跨区域的专科联盟：北京儿童医院儿科联盟	跨区域的专科联盟是指医疗机构之间以专科协作为纽带形成的联合体，以一所医疗机构特色专科为主，联合其他医疗机构相同专科技术力量，形成区域内若干特色专科中心，提升解决专科重大疾病的救治能力，形成补位发展模式。北京儿童医院选择和省级儿童医院成立战略联盟，同时要求联盟内的成员必须在各自省内组建一个全省的医疗联盟。省级儿童医院带动市级，市级儿童医院再把下面的县级医院和社区医院带动起来。目前已形成"首诊在基层、复杂病例远程会诊、疑难急重患者转诊无障碍"的联动服务模式

当前我国医院发展中组织结构变革的部分典型案例	
远程医疗协作网：中日友好医院远程医疗网络	远程医疗协作网则是由牵头单位与基层、偏远和欠发达地区医疗机构，建立远程医疗服务网络。用信息化手段促进医疗资源纵向流动，提高优质医疗资源可及性和医疗服务整体效率。中日友好医院医联体由核心医院与合作医院（包括三级医院、二级医院、社区卫生服务中心）组成。核心医院为中日友好医院；合作医院为中国中医科学院望京医院、北京中医药大学第三附属医院、中国医科大学航空总医院、北京首都国际机场医院等16家医院组成。中日友好医院医联体实现了跨行政区域、跨隶属关系及跨资产所属关系，医联体的服务范围覆盖了朝阳区东部超过150万人口，各成员单位累计床位数超过4460张

资料来源：①金春林，李芬.整合型医疗卫生服务：实施路径与中国实践［M］.北京：科学出版社，2020.②相关医院官方网站

六、常用的医院组织结构

医院组织结构模式的选择主要受医院任务目标、医院内外环境、技术和医院本身的特性影响，规模较大的医院与规模较小医院组织结构不同，综合医院和专科医院的结构也有差异。当前我国医院的组织机构模式大都以卫生部1978年发布的《综合医院组织编制原则试行草案》中关于组织机构设置的有关原则为依据，并根据医院规模、承担任务和学科状况而定。随着医学科学的发展和改革的深化，40多年前制定的组织编制原则已难以满足医院发展的需要。例如，大型设备的引进使辅助诊断科室的数量和规模大增，医院的预防保健科和医保科等部门的功能和规模扩展，信息系统的大规模应用等因素的变化，引起组织结构产生较大的变化。因此，医院组织结构应遵循《医疗机构设置规划指导原则（2021—2025年）》，并随着医院管理环境、医院规模、科技发展、患者需求等因素的变化而不断变化，以适应社会发展的需要。

目前，现代医院多采用类似的"一长三部"制（图4-6），即整个医院设一位院长，下属医疗、护理、行政三部，在院长的统一领导下，医疗、护理、行政三部门协作完成医院的各项任务。这种体制组织层次少、部门分工明确、护理工作自成体系，能适应现代医院的管理。

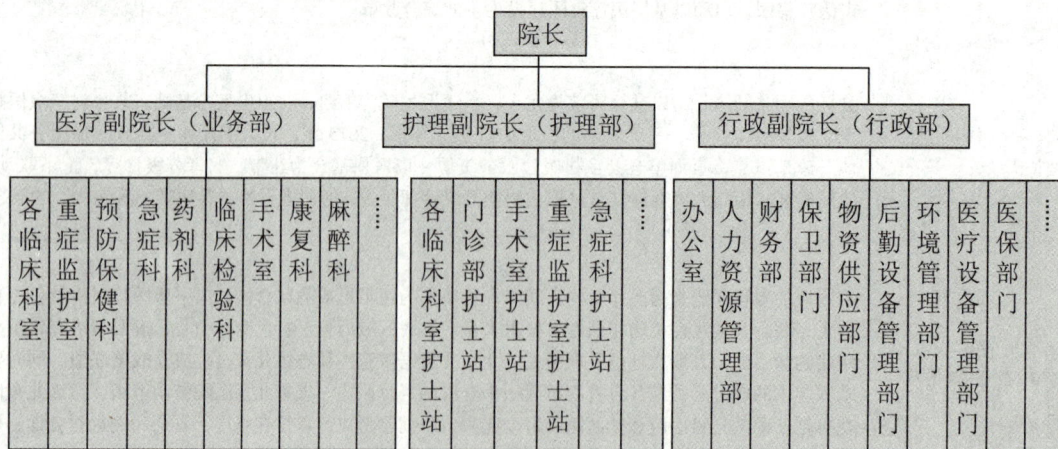

图4-6　国外"一长三部"制结构图

第三节 医院组织结构设计

组织结构设计是组织管理中最重要、最核心的环节，其着眼于建立一种有效的组织结构框架，对组织成员在实现组织目标中的工作分工协作关系做出正式、规范的安排。就医院而言，组织结构设计的目标就是要形成实现组织目标所需要的正式组织。

一、医院组织结构设计的主要任务

（一）搭建组织架构

根据医院实际情况，选定组织结构类型，设计医院行政管理系统、临床系统、医技系统、后勤保障系统的组织架构体系。

（二）重新规划部门（科室设置）

根据医院组织中分工与协作的需要，重新规划部门/科室设置，明确各部门/科室的使命与职责、岗位设置和职责及人员编制，建立清晰的权责体系。

（三）梳理工作流程

梳理医院基本业务流程与管理流程，并建立医院的内部协调与控制体系。

二、医院组织结构设计的原则

根据组织结构设计的一般原则，结合医院组织结构变革实践中积累的经验，医院组织结构设计的原则可以归纳如下。

（一）目标统一性原则

组织设计的根本目的是实现组织的战略目标和经营任务。医院组织结构设计的全部工作必须以此作为出发点和归宿点，即医院任务、目标同医院组织结构之间是目的同手段的关系。衡量组织结构设计的优劣，要以是否有利于实现医院任务、目标作为最终的标准；进行组织结构改革，必须明确从任务和目标的要求出发，该增则增，该减则减，避免单纯地把精简机构作为改革的目的。

（二）专业分工和协作原则

现代组织的管理，工作量大，专业性强，故各专业部门必须在合理分工的基础上加强协作，以保证各项工作的顺利开展，提高管理的质量与效率，达到组织的整体目标。为贯彻这一原则，医院组织设计中要重视横向协调，主要的措施：一是实行系统管理，把职能性质相近或工作关系密切的部门归类，成立各个管理子系统，分别由各副院长负责管辖；二是设立一些必要的委员会、工作小组及会议来实现协调；三是创造协调的环境，提高管理人员的全局观念，增加相互间的共同语言。

（三）有效管理幅度原则

由于受个人精力、知识、经验条件的限制，一名领导者能够有效领导的直属下级人数是有一定限度的，这就是管理幅度。有效管理幅度不是一个固定值，受到职务的性质、人员的素质、职能机构健全与否等条件的影响。组织设计时，领导者的管理幅度应控制在一定的范围内，以保证管理工作的有效性。同时管理幅度与管理层次呈反比例关系，这要求在确定组织的管理层次时，必须考虑管理幅度的制约。

（四）集权与分权相结合原则

医院组织设计时，权力既要有必要的集中，又要有必要的分散，两者不可偏废。集权有利于保证组织的统一领导和指挥，有利于各种资源的合理分配和使用。而分权是调动下级积极性、主动性的必要条件，合理分权有利于基层权变决策，也有利于上层领导摆脱日常事务，集中精力抓重大问题。因此，集权与分权是相辅相成的，是矛盾的统一。

（五）稳定性和适应性相结合原则

稳定性和适应性相结合原则要求医院组织设计时，既要保证组织在外部环境和组织任务发生变化时能够有序运转，同时又要保证医院在运转过程中，能根据环境的变化而变化，并具有一定的弹性和适应性。为此，需要在医院组织中建立明确的指挥系统、权责关系及规章制度，同时选用一些具有较好适应性的组织形式和措施，使医院组织在变动的环境中，具有一种内在的自动调节机制。

（六）统一指挥原则

统一指挥原则也称统一与垂直性原则，它是最经典的，也是最基本的原则，是指组织的各级机构及个人必须服从一个上级的命令和指挥，只有这样才能保证政令统一、行动一致。如果两个领导者同时对同一个人或同一件事行使他们的权力，就会出现混乱。我国医院的领导体制曾经历过一长制、党委负责制、党委领导下的院长分工负责制、党委领导下的院长负责制、院长负责制等多种形式，当前执行党委领导下的院长负责制。

（七）责权一致原则

只有职责没有职权或职权太小，则职责承担者的积极性、主动性必然会受到束缚，无法承担起应有的责任；相反，只有职权而无任何责任或责任程度小于职权，将会导致滥用权力，产生官僚主义等。因此，坚持责权一致是保证医院正常运转的基本条件。在医院分工中应使各级各类人员明确自己的职权责任，每位员工知道自己应该干什么、该对谁负责。

（八）例外原则

例外原则是指高级管理人员把例行的一般日常事务授权给下级管理人员去处理，自己只保留对例外事项的决策和监督权。在现代医院管理工作中，工作内容繁琐复杂，高层管理人员不应陷入例行的琐事当中，而应集中精力研究和解决带有全局性意义的重大问题和组织发展战略问题。所以，必须给下属授权处理日常事务，以使领导加强决策权、指挥权和监督权。

三、医院组织结构设计的影响因素

影响医院组织结构设计的因素较多，常见的有医院的外部环境、医院战略、医院规模、医院所处生命周期等因素。在医院组织结构设计中要充分考虑这些因素的影响。

（一）医院结构与外部环境

医院的行为必须顺应环境的要求。根据与医院发展的相关程度，医院环境可分为任务环境和一般环境。任务环境与医院相互作用并直接影响着医院实现目标的能力，包括医疗行业竞争情况、当地居民情况、医药器械供应状况等；一般环境是指政策法律、社会文化、经济、技术等宏观环境。环境的变化影响着医院组织结构的设计，具体表现为对部门和职位、分工和协作方式等方面的影响。随着我国社会医疗保险覆盖面的不断扩大，医院医保工作量不断增加，医院必须设立医保管理部来专门负责此项工作。

（二）组织结构与医院战略

组织结构是医院高层决策者为实现目标而建立的信息沟通、权限和职责分工与协作的正式关系。因此，组织结构设计的起点应该是医院的目标和实现目标的战略。医院的发展战略导向一般包括技术导向、运营卓越、顾客密友三种形式，与这三种不同的战略导向形式相对应的医院组织结构也应有所不同。

（三）组织结构与医院规模

医院规模大小是组织结构设计中必须考虑的一个基本和重要的要素，不同规模的医院表现出明显不同的组织结构特征。例如，二级医院的职能科室比一级医院多，且分工较为明确；三级医院比二级医院的职能科室更多，分工更为细化、明确。

（四）组织结构与医院生命周期

医院的成长过程，如同人的成长要经历幼年、青年、中年、老年等阶段一样，也要经历不同的成长阶段。医院在每一个阶段具有不同的组织特征，会遇到不同的问题，因此，也需要有不同的组织结构与之相匹配。

四、医院组织结构设计的程序

根据组织工作的基本原则，有步骤地进行组织结构设计，可以在一定程度上保证组织的科学性。医院组织结构设计可以按以下程序进行。

（一）因素分析

这是医院组织设计的首要步骤，是确定目标和实现目标所必需的。严格地说，确定目标属于计划工作范畴，医院组织工作通常是从确定实现目标所必需的活动开始的。充分了解医院的状况，尤其是制约医院组织设计的因素，可以在以后的组织工作中做到有的放矢，避免设计的组织结构与医院实际需要不吻合。

（二）职能分解与设计

这是根据医院资源和环境条件对医院活动进行分组。一方面明确医院中的纵向关系；另一方面明确各纵向职能部门之间的横向协作关系，以保证医院整体效率得以实现。

（三）组织结构的框架设计

框架设计能明确组织中各职能的协调与协作规则。首先，根据"权责利对等"的原则确定每个职位的职责与权限；其次，为各职位配备相应人员，即"人与事相结合"。这是医院组织结构设计和人员配备工作中必须考虑的一个重要因素。

（四）组织运行保障设计

根据医院组织结构的特点确定人员数量、结构，以保证组织设计的意图得以实现。

（五）反馈和修正

医院组织设计是一个动态的过程。医院组织结构确定后，还要根据组织运行情况、环境变化等要素，及时修正和调整。

第四节　医院部门的构成和规模设置

新时期医院组织管理的重要任务是根据医院性质、办医宗旨、功能定位、办医方向等建立健全内部管理机构、优化部门布局、合理设置岗位、统筹资源配置，积极应对医院内外部环境的变化和人民群众日益增长的多元化的医疗卫生服务需求，发挥医院特色技术优势，实现组织发展目标。这就要求管理者要做好科学规划，将组织目标细化为各项具体任务，并将对应的工作内容划分、归类以至组织内各个部门，赋予有关部门一定的职责和权限。只有部门间权责清晰、分工明确、团结协作，才能提高医院运行效率和服务效能，保证组织目标的实现，进而推动医院高质量发展。

一、医院部门的构成

医院部门是落实医院各项职能的载体，是医、护、药、技、管等不同类别岗位的归属，是实现医院科学管理的纽带。关于如何对医院部门进行划分，目前并没有统一标准。我国医院组织的部门基本上是按照工作性质和任务划分的，一般分为诊疗部门、辅助诊疗部门、护理部门、管理职能部门及后勤保障部门等。

（一）诊疗部门

诊疗部门是为患者提供诊断、治疗服务的第一线，是医院主要的业务部门。由于我国医院等级和种类较多，所以诊疗部门划分标准不统一。在综合性医院中，诊疗部门通常包括门诊诊疗部、急诊诊疗部和住院诊疗部。在较小规模的医院中，门诊、急诊诊疗部通常是一个部门；而在较大规模的医院中，门诊、急诊诊疗部则通常是两个相对独立的部门。门诊诊疗部通常还包括预防保健门诊、计划生育门诊、发热门诊等。在级别较高、规模较大的医院，住院诊疗部门通常已划分到二级或三级亚专科，实现按疾病系统或病种进行细分。还有些医院将住院部按患者的不同需求分为急性病部、日间服务部、慢性病部等。急性病部主要用来解决患者需要正规救治和（或）手术的"高效住院日"；日间服务部主要用于解决小手术后需要住院观察及需要其他临时处理的患者；慢性病部主要解决达到急性病出院标准尚需进一步后续治疗的患者的医疗服务需求。此外，我国还设置了妇产（科）医院、儿童医院、心血管病医院、肿瘤医院、精神病医院、传染病医院等不同类型的专科医院、中医医院、民族医院和中西医结合医院，虽然这些医院组织的设置重点各有不同，但基本框架与综合性医院相似。

临床科室是医院诊疗部门的主要组成单位，是医疗服务质量的根本。我国颁布了《医疗机构诊疗科目名录》，医院临床专科大致有以下几种划分类型：第一，根据治疗手段分科，如内科、外科、放射治疗科等；第二，根据治疗对象分科，如妇产科、儿科、老年医学科等；第三，根据病种分科，如肿瘤科、结核病科、传染病科、精神病科、口腔科、遗传病科、糖尿病科等；第四，根据人体系统及器官分科，如眼科、神经科、皮肤科、内分泌科等。在多数综合性医院中，中医科通常只设独立门诊。规模较大的医院临床专科往往设置更细，而规模中等或较小的医院临床专科设置则不宜过细。

（二）辅助诊疗部门

辅助诊疗部门是利用专门技术和设备辅助临床科室开展诊疗工作的技术支持部门，是现代医院的重要组成部分之一。辅助诊疗部门通常是指医院的医技科室，包括药剂科、营养科、放射科、检验科、超声科、病理科、麻醉科、消毒科、核医学科、心脑电图室、理疗体疗室、中心实验室等。辅助诊疗部门利用专门技术和设备开展辅助诊疗工作，是现代医院的一个重要环节。我国医技诊疗科室发展较快，相应部门的设置呈中心化发展趋势，如建立中心实验室、中心功能检查室、中心影像室、中心放疗室、病理诊断中心、医学检验中心等。中心化管理可以节约运营开支，增加设备利用率，提高工作效率。

（三）护理部门

护理部门主要包括住院护理、门诊急诊护理、保健护理、医技部门（如理疗康复）护理等，是一个贯穿整个医院功能范围的综合性部门，由护理部统一领导。较大规模的医院通常将住院护理按病种或疾病系统分为不同的护理病区。

（四）管理职能部门与后勤保障部门

管理职能部门包括两大类：一类是党群部门，主要有医院党办、团委、工会、宣传部、纪委办公室、监察室等；另一类是行政组织系统，如医院管理办公室、医务科、院长办公室、人事科、财务科等。后勤保障部门主要是总务处和后勤基建处，包括建筑及设备维修、物资库、车队、锅炉房、食堂、洗衣房、环卫清洁等，承担医院运行保障任务，是医院诊疗护理工作的重要辅助部门。对于管理职能及后勤保障部门的设置，应从满足工作需求、提高工作效率的角度出发，合理设置，以岗定责，运行高效，监督有力。随着社会分工的精细化程度不断加深，我国医院进行后勤社会化改革，改变了传统封闭式的管理模式，通过专业化协作和社会化服务，为医院提供高质量的后勤服务，达到了医院管理成本降低和效率提高的目的。

（五）其他部门

大型医院由于承担着医学科学的教学、科研工作，通常还设有科研教学部门，负责教学培训、科学研究及新药、新诊疗技术开发工作。我国较大规模的医院根据自身的专业特长，相继成立了各种临床实验室或研究室，配备了一定的人员和设备，成为开展临床研究工作的专业研究基地。另外，不同规模的医院根据其具体情况还设立学术、医疗事故鉴定、药事管理、病案管理、院内感染管理、伦理管理、服务监督委员会、采购和突发事件应对领导小组等组织，以利于医院部门之间的横向协调及民主管理。这些委员会或小组有些是长期存在的，有些是临时设置的。随着信息技术与医疗服务的深度融合，医院信息化的重要性日益突显，各级各类医院纷纷加强信息化建设，成立信息管理科，承担医院信息系统运营与保障，还有医院成立了大数据中心、互联网医院办公室，成为了提升管理水平、优化服务流程、加强医疗安全的重要保证。

【知识链接】

四川某医院医联体管理办公室

　　四川某医院是国家三级甲等综合医院、中国西部疑难危急重症诊疗的国家级中心，也是中国一流的医学科学研究和技术创新的国家级基地，综合实力处于国内一流、国际先进行列。医院依托自身优势资源，充分发挥带动西北辐射全国的作用，建设了五种医联体模式，分别是集团型医联体联盟、领办型医联体、学科联盟、城市区域医疗服务联盟和远程网络联盟。

　　作为上述各医联体的龙头医院，四川某医院成立了医联体管理办公室。医联体管理办公室的工作职责包括负责拓展与巩固领办型医联体、专科联盟、远程联盟等多种形式的医联体建设工作，形成资源统筹协调管理机制，建立医联体标准化管理流程，促进协同业务常态化开展，畅通医联体内转诊流程通道，设计关键合作指标，构建医联体绩效考评体系。

资料来源：根据四川华西医院官网内容改编

二、医院床位的设置

　　医院规模的设置是医院组织管理的一个重要内容，主要涉及医院床位数的编制和相应人员的编配两个方面。

　　医院床位是为患者提供医疗服务的必要资源，包括核定床位和开放床位，核定床位是指经过卫生健康行政部门批准的床位，即医院取得《医疗机构执业许可证》时核定的编制床位；开放床位是指医院能够用于收治患者的固定实有床位。医院床位数是衡量医院规模大小的重要指标，但不是判断医院业务水平与服务能力的标准，而医院床位设置是否合理则会直接影响医院资源的配置、人员的编配及医院的运行效率，所以床位的设置必须遵循一定的原则，按一定的方法或参考国家的有关标准进行。

（一）医院床位设置的原则

　　医院床位的编制，应根据医疗服务需求、医疗服务能力和医院实际情况确定，通常要遵循以下基本原则。

　　1. 合理布局　一个国家或地区的卫生资源是有限的。医院床位的编设要依照当地区域卫生规划的总体要求，以保证卫生资源的合理配置和充分利用，满足本地区人群对医疗保健服务的基本需要。

　　2. 适应社会需求　所谓社会需求是指医院所服务的人群对医疗保健服务有支付能力的需要。社会需求是决定一个医院规模及相应的床位编制的重要指标。医院服务范围、地区经济特征、服务人群的人口特征、人群疾病谱和发病率，以及其他医疗机构的分布状况和床位设置，当地医疗保障体制、医院及其工作人员的工作效率和业务能力等，都是影响社会需求的因素。此外，也要为应对突发公共卫生事件预留一定床位，以应对突发事件的风险。

　　3. 服从医院等级　不同等级的医院承担不同的社会功能，其床位编设的规模与比例也不同。二、三级医院从其功能出发配备适当比例的床位数；乡镇卫生院等一级医院则以门诊服务为主，床位数量较少。未来我国医院的发展趋势是：三级医院向医疗中心转化，一级医院则向社区卫生服务中心转化，二级医院可以根据需要改造为社区卫生服务中心或康复医疗机构、护理院等，这就要求医院床位的编制应以其功能定位为准，依据医院服务能力、兼顾医院发展规划综合编设。

4. 效益与动态管理　医院床位的使用效率是衡量医院管理和运行水平的一个重要指标，也是影响医院效益的重要因素。因此，医院床位的编设，要注意床位使用效率，以保证卫生资源的充分利用。现代社会是一个信息社会，医院要随时掌握各类病种床位的需求信息及其使用情况，对医院床位进行动态管理。对于使用效率低的床位，及时合理地加以调整。

5. 保证重点与反映特色　不同的医院或多或少都有自己的重点学科或反映本院特色的专科，尤其是省、市级医院，其重点学科和专业特色在床位编设时必须予以充分考虑，保证其重点学科与特色专科的发展，同时满足患者的医疗要求。

（二）床位设置的方法

床位数和结构比例合理对医院管理而言是非常必要的，床位数又基本上决定了医院人员的编设，进而决定管理效能和医疗服务的有效提供。我国的医院具有福利性和公益性性质。医院床位设置既要充分满足服务人群的医疗保健需要，又要考虑市场经济条件下医院的经营效益。从社会住院服务的需要量或需求量出发来编配医院的床位是进行医院规模设置的常用方法。

1. 社会住院服务需要量法　这种方法的基本思路是先进行医院服务人群的人口特征、主要多发病种、各疾病发病率的历史资料分析和现况调查，由此来推算住院服务的年需要量，然后根据床位周转率等因素，将之转化为该地区所需编配的床位数，再根据医院的功能定位及外来患者数量，对床位的数量和编排进行动态管理与调整。这种方法是单纯从医疗服务的生物性来考虑住院服务的需要，从伦理的角度说有较大的可接受性。

2. 社会住院服务需求量法　社会住院服务需求量法的基本思路与需要量法的思路基本相同。不同之处是在基线调查及历史资料的收集时，还应收集影响卫生服务利用因素的有关资料，了解病床使用情况，确定住院服务需求量，以住院服务需求量为参数来核算床位的编配额与结构。这种方法较好地体现了医疗服务的社会性，也有利于提高医院的经营效益。

（三）床位设置的标准

上述两种方法各有利弊，并且都是建立在大规模基础资料的调查基础上。为简化工作，构建与经济和社会发展水平相适应、与居民健康需求相匹配的医疗卫生服务体系，各国都会根据本国国情建立相应的床位标准，如每千人口需配备的床位数，各类床位的比例、结构等。为优化医疗卫生资源配置，2022 年 1 月，国家卫生健康委员会印发了《医疗机构设置规划指导原则（2021—2025 年）》，其中提出了对医疗机构内床位数量设置的指导性标准（表4-1）。

表 4-1　2025 年全国医疗卫生机构床位资源配置主要指标

主要指标	2020 年现状	2025 年目标	指标性质
每千人口医疗卫生机构床位数（张）	6.46	7.40~7.50	指导性
其中：市办及以上公立医院（张）	1.78	1.90~2.00	指导性
县办公立医院及基层医疗卫生机构（张）	2.96	3.50	指导性
每千人口公立中医类医院床位（张）	0.68	0.85	指导性

主要指标	2020 年现状	2025 年目标	指标性质
床人（卫生人员）比	1∶1.48	1∶1.62	预期性
县办综合医院适宜床位规模（张）	—	600～1000	指导性
市办综合性医院适宜床位规模（张）	—	1000～1500	指导性
省办及以上综合性医院适宜床位规模（张）	—	1500～3000	指导性

综合医院内各科床位的编设比例，可参照表4–2所示比例。

表 4–2　一般综合医院各科床位的编设比例表

科别	比例（%）	科别	比例（%）
内科	30	传染、结核科	6
外科	25	眼科	3
妇产科	15	耳鼻喉科	2.5
儿科	10	口腔科	1.5
中医科	5	皮肤科	2

床位与门、急诊量的比例，可参照国家卫生健康委员会的有关规定确定。

三、医院人员的配置

（一）配置程序

1. 确定编制总额　医院人员编制总额的核定，是依据有关主管部门核准的床位数，按一定的人员编制标准核定的。

其计算公式为：$M=B×Y+[(B-Bmin)/(Bmax-Bmin)]×(Ymax-Ymin)×B+A1……+An$

式中：M——核定人员编制总数；B——核定床位数；Bmax——规定该等级医院床位数的上限；Bmin——规定该等级医院床位数的下限；Y——编制常数平均值；Ymax——该等次常数上限；Ymin——该等次常数下限；A1，A2……An——医院其他附属编制。

2. 制定编制方案　人员编制方案是编制员额、人员编制类别及岗位、职数、各类人员结构比例等方面的规定。

3. 核定编制比例　编制比例是指编制员额与核编参数之间的比例关系的规定。医院编制比例，通常由一定数量的编制员额与一定数量的核编参数组成。对于医院来说，床位数就是核编参数，医院的核定床位数通常是由卫生行政主管部门依据区域医疗规划所审定的。

4. 进行人员配备　我国医院的人员配备，主要依据卫生部1978年颁布的《综合医院组织编制原则试行草案》进行。根据该文件，综合医院床位与工作人员之比，依医院的规模和承担的任务分为三类：300张床位以下的医院按1∶1.30～1∶1.40计算；300～400张床位的医院按1∶1.40～1∶1.50计算；500张床位以上的医院按1∶1.60～1∶1.70计算。到2025年，全国医疗机构床位与工作人员之比将达到1∶1.62。医院各类人员的比例为：行政和工勤人员占总编制的28%～30%，其中行政管理人员占总编制的8%～10%；卫生技术人员占总编制的70%～72%，在卫生技术人员中，医师、中医师占 25% ～ 35%，护理人员占 40% ～ 50%，药剂人员占 8%，检验人员占 4.6%，放射人员占 4.4%，其他卫生技术人员占 8%。

中医医院人员编制按床位与工作人员 1∶1.3 ～ 1∶1.7 计算。床位数与门诊量之比按 1∶3 计算，不符合 1∶3 时，按每增减一百门诊人次增减六到八人，增编人员要确保用于医疗、护理和药剂等工作的需要。各类人员的比例为：行政管理、其他技术人员和工勤人员占总编的 28% ～ 30%，其中行政管理人员占总编的 6% ～ 8%，其他技术人员占总编的 2%；卫生技术人员占总编的 70% ～ 72%。在医药人员中，中医、中药人员要逐步达到 70% 以上。

（二）配置方法

1. 工时测量方法 是我国医院最常用的一种测量方法。工时测量法就是对完成某项工作全过程的每一环节必须进行的程序和动作所消耗的时间进行测量的方法，是确定劳动量最基本的方法，各项操作步骤所需要时间之和即为所测工作项目消耗时间。

（1）**工时测定** 指对完成某项医疗工作全过程的每一个环节必须进行的程序和动作所消耗时间的测定。

（2）**工时单位** 是指完成某项医疗工作所消耗的平均工时。通常以分计算，称工时单位。

（3）**工时单位值** 每人每小时完成的工时单位称工时单位值，用工时单位 /（人·小时）表示。理想的工时单位值为 45 工时单位 /（人·小时），也可以认为每个小时内个人的最有效的时间为 45 分钟。

（4）**工时测定方法及程序** 确定被测定者——分级工作程序——测定工时——测定平均工时值——被测定者抽样数量。

2. 各部门编制方法 在计算人员编制时，一般以每小时 45 分钟为有效工作时间，以年节假日 90 天即 25% 来确定应增加的机动数。机动数指因正常缺勤而在一般设置医院人员编制人数基础上另增加的人数。正常缺勤包括休假、产假、外出学习、病假等，每年正常缺勤为 130 天，占全年天数的 35%，故机动数为应编人员的 35%。

（1）门诊各科医师编制方法

$$某医疗科室应编制医师数 = \frac{每名患者平均需诊疗时间 \times 日均就诊人次}{每名医师日有效工作时间} + 机动数$$

（2）病房各临床科室医师编制方法

$$某科病房应编制医师数 = \frac{每名患者日均诊疗时间 \times 病床数 \times 病床使用率}{每名医师日有效工作时间} + 机动数$$

（3）护理人员编制方法

$$某科应编护理人员数 = \frac{编制床位数 \times 标准床位使用率 \times 每名患者日均所需护理工时}{每名护理人员日均护理工时} + 机动数$$

（4）医技科室人员编制方法

$$某医技科室门诊应编人员数 = \frac{日均门诊人次 \times 每人次门诊平均检查件数 \times 检查平均耗时}{医技科工作人员日有效工作时间} + 机动数$$

第五节 医院领导

医院的正常运转和快速发展需要以有效的领导为前提。如何提高医院领导的能力，建设合理的领导群体结构，是医院实现科学管理的关键，也是医院管理学必须从理论和实践上研究、解决的问题。

一、医院领导概述

（一）领导

领导（leader）是指领导者在一定的环境下，为实现既定目标，对被领导者进行指挥与统御的行为过程。领导是一种多层次、多领域的立体现象，可以从不同的视角进行不同的分类。按领导的权威基础分类，有正式领导和非正式领导；按领导活动的层级分类，有高层领导、中层领导和基层领导；按领导活动领域分类，可以把领导分为政治领导、行政领导和业务领导等。另外，作为名词的领导是指领导者。对领导的概念可以从以下几个方面进行理解。

1. 领导是一个社会组织系统 这个系统由领导者、被领导者、环境三个要素构成。领导者是在一定的组织体系中，处于组织、决策、指挥、协调和控制地位的个人和集体，在领导活动中，他们处于主导地位。被领导者就是按照领导者的决策和意图，为实现领导目标，从事具体实践活动的个人和集体，它们构成领导活动的主体，是实现预定目标的基本力量。领导者与被领导者的关系，就是权威和服从的关系。环境是独立于领导者之外的客观存在，是对领导活动产生影响的各种外部因素的总和。这三个要素缺一不可，它们相互结合，才能构成有效的领导活动。

2. 领导是一个动态的行为过程 领导的三个要素表现为两对基本矛盾：一是领导者与被领导者的矛盾；二是领导活动主体与领导活动客体的矛盾。领导者的"投入"要通过被领导者的行为效果"产出"，领导活动主体作用于客观环境的过程，表现为客观环境由"自在之物"不断地转化为"为我之物"的具体过程。

3. 领导是高层次的管理 高层次的管理是宏观管理，主要处理带有方针性、原则性的重大问题，独立性较强。因此，把高层次的管理称为领导。

4. 领导具有权威性 领导权威表现在领导者与被领导者的关系上，它既反映领导者的权力和威望，也反映被领导者对这种权力和威望的认可和服从。

（二）医院领导

1. 医院领导的含义 是指挥、带领、引导和鼓励医院全体职工为实现目标而努力的过程。医院领导者就是致力于这一过程的人，即领导主体。

2. 医院领导的作用 领导活动的有效性直接影响医院管理目标的实现。医院领导的基本工作是决策、计划、组织、用人、协调、控制。

（1）决策 决策是领导者的基本职能，也是管理最本质、最高级的职能。提高科学决策能力，是提高医院管理水平的重要环节，也是检验领导水平的重要标志。

（2）计划 领导者要在充分研究论证的基础上，对未来工作的发展方向形成有条理的想法，确定目标，并做出切合实际的规划。

（3）组织 领导者要建立一个适当的工作系统，将医院的各个要素（人、财、物、信息等）、各个部门、各个环节合理地组织起来，形成一个有机的整体。

（4）用人　领导者要知人善任，要善于发现各种不同类型的人才，要有用才之能，要善于激励，要大力培养人才，促进事业的兴旺与发展。

（5）协调　领导者在纷繁复杂的环境面前，在盘根错节的人际关系之中，要起到一个协调的作用，要善于排除各种不利因素，促进医院整体功效的提高。

（6）控制　医院领导者要及时发现事业发展中的偏差，寻找原因和对策，控制好医院发展的方向，推动医院运营管理的科学化、规范化、精细化。

二、医院领导素质

领导素质是指充当领导角色的个体为完成其特定的影响和作用所必须具备的自身条件。医院管理者要成为合格的领导者必须具备下列素质：

（一）政治素质

"才者，德之资也；德者，才之帅也"。医院领导的政治素质主要表现在以下方面。

1. 坚定政治信念，明确奋斗目标　只有坚持政治方向，坚定信仰，才能自觉地意识到肩负的社会使命，才能正确履行领导职责，使医院领导活动不偏离正确的政治方向。

2. 坚持"解放思想，实事求是"的思想路线　这是医院领导敬业开拓、锐意改革、积极进取、团结协作开展工作、解决问题必须坚持的基本原则。

3. 为政清廉、奉公守法　自觉接受院内和社会的监督，真正做到依法行政、廉洁自律、率先垂范、全心全意为人民服务。

4. 坚持发扬艰苦奋斗、厉行节约的优良传统和作风　这是新形势下加强医院领导作风建设的重要方面，医院领导者必须坚持艰苦奋斗、永葆朴素的作风，率先垂范，才能保持医院稳定发展大局。

（二）思想素质

要实现医院管理现代化，医院领导必须具备完备的思想素质。主要包括以下方面。

1. 树立宏观把控的战略观念　要立足战略目标和医院整体规划，正确处理好国家与医院、全局利益与局部利益的关系，按照既定的目标正常运转。

2. 把握时间观念　要善于抓住机遇，合理规划，以提升医院管理效益。

3. 坚持求真务实的观念　要做到摸实情、办实事、讲实话、求实效。

4. 树立信息观念　要善于以信息为依据，预测机遇与挑战。

5. 具有勇于创新的观念　要不断更新观念，开拓进取。

6. 锐意改革、科学管理的观念　要不断提高医院运行效率，加强经营管理，改革人事制度和薪酬分配制度，加强医疗服务质量管理，树立以"患者为中心"的思想观念。

（三）业务素质

业务素质是医院领导从事组织和管理活动的基本素质。主要包括以下方面：

1. 准确分析问题的思考能力　能在工作中权衡利弊，抓住关键和本质问题。

2. 超群的预测前瞻能力　立足全局，准确掌握工作发展趋势，有效预测发展前景的能力。

3. 敢抓善管的组织能力　管好下属，组织大家密切协作，努力完成工作目标。

4. 适应形势的应变能力　不墨守成规，不固执己见，善于因势利导，掌握工作主动权。

5. 广泛出众的公关能力　善于协调沟通，平易近人，言行得体，能内求团结，外树形象。

（四）知识素质

医院领导应当具有较为广博的知识。主要包括政治理论知识、经济理论知识、法律知识、科学文化知识、医院管理和领导科学知识、业务知识和高科技知识等，同时，还必须有将这些知识转换为管理技能的综合素质。

（五）身心素质

健康的身心素质是领导者做好领导工作的基本条件。当今社会快节奏和高效率的工作要求医院领导应具备健康的体质、充沛的精力、敏捷的思维能力，才能胜任繁重的领导工作。而面对复杂多变的环境和各种不同类型的人物，领导者要想应付自如、游刃有余，除了具备健康的身体素质外，还需具备良好的心理素质。心理素质是指人的动机、兴趣、态度、情绪、个性、气质等方面内在因素的总和。

三、医院领导结构

管理好一个医院，不但需要德才兼备的领导个体，同时更需要一个结构合理的领导群体，从而发挥整体效能。因此，必须重视领导班子群体结构优化问题。

（一）年龄呈梯形结构

领导群体年龄的梯形结构，要求每个领导班子应有一个合理的老、中、青比例，并在经常不断地调整中实现动态平衡。一般而言，不同年龄的人具备各自的优势：年长者经验丰富，洞察力强，思虑周密，处事稳健，善于把握方向和处理复杂问题；中年人年富力强，有开拓创新精神，善于接受新知识；青年人朝气蓬勃，思维敏捷，敢作敢为，善于从事攻坚性工作。具有合理年龄结构的领导群体发挥各自特长，是群体最佳效能发挥的前提和条件。

（二）知识结构相济

现代医院管理工作，需要既具有专业的医疗卫生知识，又具有广博的通识知识，如管理、金融、法律等知识。领导者个人应该具有自己所担负的工作所必需的专业知识，成为内行领导。同时，就领导群体而言，专业知识结构应门类齐全、合理搭配。这样，既可以做到分工合理，又可以做到"术业有专攻"。

（三）智能结构互补

智能是运用知识来解决实际问题的能力。互补的智能结构是指领导群体中具有不同智能优势的领导成员得到合理的配备。医院领导集体中既要有头脑清醒、能力全面、善于组织管理的人才，又要有思路敏捷、考虑问题周到，能出谋划策的人才，还要有能脚踏实地、坚忍不拔、埋头苦干的人才。合理的智能结构，不仅要注意领导成员的智能优势，而且更要注意领导群体的整体智能结构，发挥"系统效应"。

（四）专业结构合理

现代领导工作建立在高度分工又高度综合的基础上，具有很强的综合性，领导群体内如果没有多方面的专业人才的合理搭配与组合，就很难适应这种需要。

现代行政管理、医疗卫生管理和医学科研管理等都体现着较强的专业化。因此，医院在对领导成员的专业做出要求的同时，注重对其管理能力的考察，应正确处理业务专业化和管理专业化的关系。领导成员应具备业务领域的管理能力，不断提高管理水平，继而形成合力，促进组织发展。

（五）人格结构协调

由于先天遗传和后天实践的影响，人们的人格不尽相同。但对不同的人格类型应辩证看待。在一个领导群体中，应当充分发挥每个成员人格类型的优势，使之相互制约、相互补充，发挥其协调效应。因此，在组建领导班子时要考虑成员间气质和性格的搭配问题，以便互补。

当然，人的人格不会一成不变，人的自我修养和实践，尤其是复杂环境的锻炼，都是促使其变化的原因。领导群体中的每一个成员，一方面要自觉地以个体服从群体，善于控制自己的情绪，大事讲原则，小事讲风格；另一方面要严于律己，宽以待人，自觉维护领导群体内的团结和协作。

四、医院领导体制

医院领导体制是指为了保证医院的各项领导活动正常开展而确定的领导结构关系、领导职能权限和制度规范的统一，包括医院管理结构、领导活动程序、层级权限划分以及不同层级相互关系等。当前，我国公立医院大多数实行的是党委领导下的院长负责制，少数实行的是理事会领导下的院长负责制，私立营利性医院实行的是董事会领导下的院长负责制。

（一）党委领导下的院长负责制

党委领导下的院长负责制是我国公立医院领导体制的主要形式。2017 年国务院办公厅印发《关于建立现代医院管理制度的指导意见》中强调，要充分发挥公立医院党委的领导核心作用；2018 年中共中央办公厅印发《关于加强公立医院党的建设工作的意见》明确提出党委要发挥把方向、管大局、作决策、促改革、保落实的领导作用。党委领导下的院长负责制就是党委书记主持党委全面工作，负责组织党委重要活动，协调党委领导班子成员工作，督促检查党委决议贯彻落实，支持院长开展工作。凡属重大问题按照集体领导、民主集中、个别酝酿、会议决定的原则，由党委集体讨论，作出决定，并按照分工抓好组织实施，支持院长依法依规独立负责地行使职权。院长在医院党委领导下，一般作为法定代表人，全面负责医院医疗、教学、科研、行政管理工作，每年年底向医院党委会议述职。

（二）理事会领导下的院长负责制

理事会领导下的院长负责制就是医院理事会作为医院法人资产的代表，履行出资人职责，对医院重大问题进行决策，全权负责医院的资产经营与支配。院长由理事会任命，对理事会负责。院长在理事会决策前提下负责医院的日常经营与业务管理，具有行政权与人事权，但是医院重大问题和重要人事决定需经理事会讨论决定。目前我国部分非营利性医院实行的是该类型的领导体制。

（三）董事会领导下的院长负责制

随着我国经济社会发展和人民多样化、差异化、个性化健康需求持续增长，我国放宽社会办医准入政策，支持社会力量提供多层次多样化医疗服务，一些纯企业行为的私立营利性医院在此背景下建立。此类医院一般采取的是董事会领导下的院长负责制，就是医院由股东出资建立，股东或股东代表组成董事会，由董事会任命院长，院长向董事会负责。院长在董事会授权范围内负责医院的行政事务和经营管理的具体执行工作，重大问题需要提请董事会讨论决定，由董事会进行决策。

随着我国医疗卫生体制改革的不断深入，我国逐步建立完善医院治理体系和现代医院管理模式，政府也对医院领导体系建设方面提出了更高的要求：公立医院领导人员要坚持德才兼备、以德为先，能够树立正确业绩观，敢于担当、积极作为、无私奉献；深化医院运行机制改革，建立和完善医院法人治理结构，明确所有者和管理者的责任，以形成决策、执行、监督相互制衡，有责任、有激励、有约束、有竞争、有活力的领导机制；探索与建立公立医院去行政化、取消行政级别和创新编制管理改革等相适应的领导人员管理政策，推进医院管理者职业化、专业化建设，最终达到促进医院提供更好的医疗卫生服务的目的。

【知识链接】

《公立医院领导人员管理暂行办法》

2017 年 1 月 13 日，中共中央组织部会同国家卫生计生委印发了《公立医院领导人员管理暂行办法》(以下简称《办法》)，《办法》包括总则、任职条件和资格、选拔任用、聘任管理、任期和任期目标责任、考核评价、职业发展和激励保障、监督约束、退出、附则共十章五十条内容，自 2017 年 1 月 13 日起施行。本《办法》对县级以上公立医院领导人员在选、育、管、用等各个环节做出具体规定，强调要积极推进符合公立医院管理制度的领导人员职业化建设，着力提高政治素质、管理能力和专业水平。本《办法》的颁布致力于加强和改进公立医院领导人员管理，完善选拔任用和管理监督机制，建设一支德才兼备、以德为先，符合好干部标准的高素质领导人员队伍。

资料来源：《公立医院领导人员管理暂行办法》

【思考题】

1. 联系实际谈谈医院组织设计应该遵循哪些基本原则。
2. 简述几种典型的医院组织结构形式。
3. 简述医院床位设置时需要遵循的原则。
4. 现代医院领导者应该具备哪些基本素质。
5. 结合实际，谈谈我国医院管理模式的变化趋势。

扫一扫，查阅本章数字资源，含PPT、音视频、图片等

【名人名言】

我的企业成功，归功于我具有洞察力及选择人才接掌重要职位（The success of my businessis due in large part to my insight in choosing the persons to occupy key position）。

——瑞·柯洛克（Ray Kroc），麦当劳公司创办人

【案例导读】

三明模式：医共体改革中的人力资源管理创新

2012年，福建省三明市开始进行公立医院综合改革，但改革中屡屡出现困难。由于县域医共体的开展，部分医护人员需要进一步进入下级乡镇医院工作。然而，随着劳动强度的上升，工资薪酬却未同步增加，造成大量医护人员不愿进入下级医院上岗或选择离职，使改革陷入困难时期。这不得不使我们深入思考：在进行综合改革时，医院人力资源管理应当起什么作用？2017年，三明市沙县区总医院大胆进行改革，推出了三明模式——"一套班子、两块牌子、一套财务、一体化管理"的管理模式，使三明县内所有医院成为一个整体，无需担心进入下层医院后面临的工资低和升迁困境。同时，创新机制，实现了人才的一体化垂直管理，构建起利益共享、医防融合的整合型人力资源管理机制。上下联动，促进人才合理配置和共建共享。这些措施提高了乡村医生的待遇和职业吸引力，增强了医务人员的获得感和凝聚力。这些重要举措取得了显著成效，三明模式已成为我国县域医共体改革的一张名片。

思考：医院管理中人力资源管理具有什么重要作用，如何才能实现医院人力资源的合理配置和有效开发？

资料来源：县域医共体人力资源管理的"三明模式"
三明市沙县区总医院的管理实践. 中国卫生人才，2022（12）：21-23.

随着医疗体制改革深入，医疗行业间的竞争也日益加剧，医院的人力资源管理作为现代管理中的重要环节，是保障人才开发、配置和合理利用的基本手段。医院应该加强自身的人力资源管理水平，建立完善的管理体制，使医院的管理工作逐渐向现代化管理方向发展。

第一节　医院人力资源管理概述

现代医院规范化管理体系是以人力资源管理为核心为基础的。人力资源是医院最重要、最宝贵的资源，是医院长盛不衰的坚强后盾，也是医院兴旺发达的根本。

一、医院人力资源管理的内涵

（一）医院人力资源管理的内涵

人力资源是与自然资源相对应的，是"一个社会所拥有的具有智力劳动能力和体力劳动能力的人们之总称"。

医院的人力资源（human resource，HR）是指医院里具有一定学历、技术职称，或一方面具有专长的专业技术人员、管理人员和后勤人员。

医院人力资源管理就是为了更好地完成医院的各项任务而充分发挥人力作用的管理活动，是人力资源有效开发、合理配置、充分利用和科学管理的制度、法令、程序和方法的总和。医院人力资源管理贯穿于医院人力资源运动的全过程，包括人力资源的预测与规划、工作分析与设计、人力资源的维护与成本核算、人员的甄选录用、合理配置使用，还包括对人员的智力开发、教育培训、调动员工的工作积极性、提高人员的科学文化素质和思想道德觉悟等。

（二）医院人力资源管理的特点

医院人力资源管理因其公共医疗卫生服务机构的定位、核心资源知识型员工具有的高度专业化和技术化特征等，具有以下特点：

1. 管理理念人本化　以人为中心，将人作为一种重要资源加以开发、利用和管理，注重开发人的潜力、激发人的活力，根据员工个体不同特点实行个性化管理，通过挖掘人的潜能、提升团队精神和集中不同个体优点来实现医院目标的最优化。

2. 管理模式开放化　适应知识经济时代全球化、知识化、信息化的发展趋势，引入心理学、经济学、管理学、行为学、社会学等多学科理论及相关知识，拓宽思路，改进管理模式，使医院人力资源管理趋规范和完善，最大限度地发挥人力资源的效用，为医院发展提供强有力的智力支持和人才保证。

3. 管理过程动态化　医院员工大部分属于知识型员工，接受新知识、新观点的能力强，思想意识在不断地发生变化，只有实行动态管理才能适应这些变化，并随着时代的发展而发展。医院要根据医院目标和个人发展状况，重点为员工做好职业生涯规划设计，不断培训，不断进行横向及纵向的岗位或职位合理调整，量才使用，人尽其才，从而达到留住人才的目的。

4. 管理方式人性化　采取人性化管理，考虑人的情感、自尊与价值，以人为本，多激励、少惩罚，多表扬、少批评，多授权、少命令，发挥每个人的特长，体现每个人的价值。

5. 管理策略战略化　不仅注重近期或当前具体事宜的解决，更注重人力资源的整体预测、规划与开发，根据医院的长远目标，制定人力资源管理战略。

6. 管理体制创新化　变传统人事管理的按部就班、照章办事、被动反应为主动开发，根据医院的现状与未来，有计划有目标地开展工作，注重管理创新。

二、医院人力资源管理目标与原理

（一）医院人力资源管理的目标

医院人力资源管理需要完成的职责和需要达到的绩效是促进医院目标的实现，同时考虑员工的发展，包括人力资源的维护和成本核算、甄选录用、合理配置与使用，以及员工的培训、调动和提高素质等方面。这些目标分为远期目标和近期目标两个层面。远期目标是科学有效地管理医院人力资源，实现医院社会效益和经济效益的最大化，具有全面性和稳定性的特点；而近期目标则是在短期内优先考虑的重点目标，必须与远期目标相结合，并具备明确、具体和有弹性的特点，以适应客观情况的变化和形势发展的需要。

医院人力资源管理目标具体包括：

1. 最大限度满足医院的人力资源需求。
2. 开发和管理内外部的人力资源，促进医院可持续发展。
3. 维护、激励和提升医院员工的能力和潜力。
4. 支持和完善医院文化，创造理想的工作环境，提高医院竞争力。
5. 创造灵敏、适应性强的组织体系，帮助医院实现竞争目标。

（二）医院人力资源管理的原理

1. 能级管理原理 能级管理是根据不同的能级，建立层次分明的组织结构，安排与职位能力相适应的人去担负该项任务，并与相应的责、权、利相匹配。只有这样，才能人尽其才，才尽其用。岗位职责是医院总体目标在具体岗位的表现形式，也是目标分解的最终落脚点，岗位职责越具体越易于执行。

2. 互补原理 每一个个体都有自身的长处与短处，互补原理的核心就是要在用人所长的基础上，尽可能地做到在一个人群中多方面的互补，包括才能、知识、个性、年龄等各个方面。这种互补是一种优绩的结合，只有具有互补效应的群体结构，才能发挥出最佳的群体效能。

3. 激励原理 激励就是通过科学的方式和手段，激发人们内在的潜力，充分调动人员的积极性和创造性，使之自觉地为实现目标而努力工作。因此，激发员工动力是做好工作的前提。动力一般有三种，即物质动力、精神动力和信息动力。另外，还有注意正确处理个人与集体动力的关系，因势利导，综合平衡，以求最佳效率。

4. 相关原理 在管理系统中，任何一个分系统的某个方面的要素发生变动，必然会引起整个系统中其他各个方面的相关变化。人事工作决策过程中，必须考虑各种相互因素，注意整体效应，避免片面性。

5. 动态原理 任何系统都是处在运动、变化中的，能级与人的对应也应在动态发展中实现。随着生产的发展、科学技术的进步，工作岗位的能级要求也在变化，而人的才能也有一个不断发展和丰富的过程。因此，人事安排是一个动态的过程，当然，这种对应不会自发实现，而必须在一定组织机构的管理下，按照惯例的能级原理，有计划、有组织地实现。

第二节　医院岗位分析与人力资源规划

一、医院岗位分析与设置

（一）医院岗位分析

1. 医院岗位分析的概念　医院岗位分析是通过对岗位进行分析，确定每个岗位完成各项工作所需要的技能、责任和知识的系统过程。

2. 医院岗位分析的内容

（1）岗位说明书　又叫工作描述，是对医院岗位对应的工作任务、职责信息的详细说明。主要包括工作名称、工作内容和任务、工作环境、工作关系、工作条件等。

（2）任职说明书　亦称职务要求，是指一个员工要完成该项岗位工作必备的素质和条件。主要包括年龄、性别、学历、职称、经验等一般要求，健康状况、智力、体力等生理要求，观察、理解、沟通、表达、计算、决策等素质要求，以及专业基础理论知识、专业实践技能、教学、科研能力等专业技术要求。

3. 医院岗位分析的意义和作用　医院岗位分析是人力资源规划和岗位设置的基础，通过工作分析明确岗位工作所需的员工和员工的职责与权利，有助于"人"与"事"的协调，为绩效考核提供依据，有效评估员工的工作绩效。工作分析对员工素质提出了明确要求，有助于医院有针对性地对员工实施培训和员工的自我发展完善。

随着医院组织规模的扩大和活动的复杂化、高级化，医院组织中所包含的不同性质的活动种类越来越多，所涉及的领域也越来越广。为了提高工作效率，就必须对整个组织的全部工作进行细致分析，并进行明确的分类，然后把相同性质或相近性质的工作归并到一起集中处理，进行合理的岗位设置。

（二）医院岗位设置

1. 医院岗位设置的原则　医院人员编制的设置要坚持按需设岗、精简高效的原则，充分考虑社会医疗卫生服务需求、医院自身发展需要及医院现有人才结构等因素。具体有以下原则：

（1）按需设岗原则　也称因事设岗，是医院岗位设置的基本原则，是以医院的总目标和总任务为核心，从上至下将其层层分解为一些具体的分目标和分任务，直至将目标任务落实到每一个具体岗位。不同的医院，因医院性质、规模、任务、设施、医务人员素质、医院性质等因素不同，其机构（科室）的设置、岗位的配备也不相同。各医院应根据自身的实际情况而定。

（2）精简高效原则　也称最低职位数量原则，是指医院必须根据其目标和任务恰当地设置岗位。如果岗位设置过多，就会造成职位虚设、机构臃肿、人浮于事，从而增加医院运行成本；相反，如果岗位设置过少，则会造成职能不全、人力不足，从而影响医院整体任务的完成或整体目标的实现。

（3）系统原则　医院是一个系统组织，其目标或任务要由众多岗位的具体工作相互配合、协调一致才能实现。因此，每一具体岗位的设置都要坚持系统性原则，要从总体上以及机构之间、职位之间的联系来分析确定，做到拥有合理的比例关系、合理的层次结构、合理的年龄结构、合理的知识结构，做到"在整体规划下明确分工，在分工基础上有效合作"，从而确保医院整体目标的实现或总体任务的完成。

2. 医院岗位设置的方法　医院的岗位设置是在科学的工作分析的基础上进行的。业务流程的整合、优化，是进行科学的岗位设置的基础。

岗位分类又称职位分类，是指将所有的工作岗位即职位按其业务性质分为若干"职组""职系"（职位种类），按责任大小、工作难易、受教育程度及技术要求高低分为若干"职级""职等"（职位等级），并对每一职位给以准确的定义和描述，然后制定成岗位说明书，以此作为对聘用人员的管理依据。

（三）医院人力资源管理的分类

医院的岗位根据工作的性质可分为卫生技术人员、工程技术人员、行政管理人员、工勤人员等"职组"。其中卫生技术人员是医院人力资源的主体，它又可根据具体的工作内容分为医疗、护理、药剂、医技等若干"职系"。各"职组"或"职系"的岗位按照责任的大小、工作的难易及对员工的受教育程度和工作经验的要求，又可分为初级、中级、高级等"职级"或"职等"。就医疗人员这一"职系"来讲，不同"职级"的职位有住院医师、主治医师、副主任医师、主任医师等。

1. 卫生技术人员　我国卫生技术人员按照业务性质可以分成五类：①医疗防疫人员，含中医、西医、卫生防疫、妇幼保健、职业病预防等专业，其专业技术职务主要有主任医师、副主任医师、主治医师、医师、医士、卫生防疫员、妇幼保健员。②药剂人员，主要包括中药、西药两个专业；其专业技术职务有主任药师、副主任药师、主管药师、药师、药剂师、药剂员。③护理人员，主要包括主任护师、副主任护师、主管护师、护士和护理员。④康复人员，专业技术职务有康复主任医师、康复副主任医师、康复医师及作业医师（士）、理疗学医师（士）、言语治疗师（士）。⑤其他技术人员，主要包括检验、理疗、放射、病理、口腔、特诊、核医学诊断、营养、生物制品生产等，其专业技术职务主要有主任技师、副主任技师、主管技师、技师、技士和见习员。

2. 工程技术人员　随着医院高科技技术的应用和现代化建设的发展，工程技术人员在医院的地位也越来越重要，主要包括医疗设备工程、电子生物医学工程、计算机技术与软件等，其专业技术职务有高级工程师、工程师、助理工程师、技术员等。

3. 工勤人员　医院中的工勤人员根据其岗位技能主要分为技术工人和普通工人。技术工人为具有明确任职技术条件、具备相应专业技术水平的专业技术工人，并评定专业的技术等级，通常为高级工7～8级，中级工4～5级，初级工为1～3级。而普通工人则不需要具备专业技术条件，比如护工、清洁工、搬运工等。

4. 行政、政工人员　主要包括卫生行政管理人员、政工人员、后勤刑侦管理人员、财务人员、图书档案人员和其他职能部门人员等。卫生行政管理人员可以评定为药护技等技术职务系列。

二、医院人力资源规划

人力资源规划的制定是指导如何支配运用人力资源以达成目标的方法与手段，是人力资源管理战略的第一步，也是最重要的内容。规划是分析事物的因果关系，探求适应未来的发展途径，以作为目前的决策依据，即预先决定做什么、何时做、谁来做。规划犹如一座桥梁，它连接着医院目前的状况与未来的发展。成功的规划都是理性地运用自发事物的自身力量来达到目的，规划不是设计未来的发展趋势，而是顺应与尊重现实以及未来的发展趋势。

（一）医院人力资源规划的定义

医院人力资源规划，是指根据医院的发展战略、目标及内外环境的变化，运用科学方法预测未来的任务和环境对医院的要求，制订相应的政策和措施，使人力资源供需达到平衡，使人力资源管理活动有实现人力资源合理配置的过程。

《礼记·中庸》有言："凡事预则立，不预则废。"古人很早就已经意识到"预"（规划）的重要性了。规划是为了通过预见未来，提前为未来的变化做好准备。人力资源规划也是一个清楚认识自身人力资源管理现状的过程，找准内部人力资源的优势和劣势，外部环境的机会和威胁，不断化劣势为优势，持续提升医院的竞争力。

（二）医院人力资源规划的原则

1. 协调发展原则　制订医院人力资源规划，必须适应经济和社会发展需要，因地制宜，量力而行。

2. 系统原则　医院人力资源规划是一个复杂的系统过程，全面规划，保证重点，兼顾一般。

3. 可持续发展原则　医院人力资源规划既要满足当前卫生需求，又要考虑事业的长远发展需要。

4. 目标与过程相统一原则　必须按照系统的观点、方法，统筹兼顾，又要考虑未来的卫生需求。

（三）医院人力资源规划的目标和作用

医院生存发展离不开规划，其目的是协调各资源并实现内部供需平衡。人力资源规划在医院规划中起决定性作用，具有先导性和战略性。在实施医院总体发展战略规划和实现目标中，它可以动态地调整人力资源管理政策和措施，指导活动。因此，人力资源规划又被称为人力资源管理活动的纽带。

1. 医院人力资源规划要确保医院实现以下目标

（1）得到和保持一定数量具备特定技能、知识结构和能力的人员。

（2）充分利用现有人力资源，能够预测医院中潜在的人员过剩或不足。

（3）减少医院在关键技术环节对外部招聘的依赖性。

（4）培养建立后备人才梯队，增强医院适应未来发展的能力。

2. 医院人力资源规划的作用

（1）战略先导作用　医院人力资源规划对医院的发展战略和目标制定有战略先导作用，是战略总规划的核心内容，同时也是实现医院战略目标的重要保证。

（2）保障激励作用　医院人力资源规划可以保障医院发展过程中对人力资源的需求。通过人力资源规划，医院可以了解哪些人员是医院所缺少的，并制定相应的激励政策，吸引和留住需要的人才。良好的人力资源规划有助于引导员工职业生涯设计和职业生涯发展，有助于调动员工的积极性和创造性，提高人力资源使用效率，达到医院与员工共同发展的理想境界。

（3）协调控制作用　医院人力资源规划不仅可以协调人力资源管理的各项计划，使人力资源管理活动有序化，还有助于检查和测算医院人力资源管理的实施成本及其带来的效益，对预测和控制人力资源成本有重要的作用。

可以预见，随着竞争和各方争夺人才的加剧，人力成本的不断上升，医院中人力资源管理的角色由人事管理向人力资源管理和人力资本管理转变，人力资源规划必将成为医院人力资源管理中的重要任务。

（四）医院人力资源规划的种类与程序

1. 医院人力资源规划的种类　医院人力资源规划按照用途和时间幅度，可分为长期规划、中期规划和短期规划。

（1）长期规划（5年及以上）　涉及医院外部因素分析，预计未来医院总需求中对人力资源的需求，估计远期的医院内部人力资源数量，调整人力资源规划。

（2）中期规划（2～5年）　涉及对人力资源需求与供给量的预测，并根据人力资源的方针政策，制订具体的行动方案。

（3）短期规划（2年及以下）　涉及一系列的具体操作实务，要求任务具体明确，措施完备。

2. 医院人力资源规划的基本程序　医院人力资源规划的基本程序可分为四个阶段：

（1）核查阶段　本阶段是后续各阶段的基础，是人力资源规划的第一步，其质量如何对整个结果影响很大，必须高度重视。核查现有人力资源关键在于现有人力资源的数量、质量、结构及分布情况。本阶段需要结合人力资源管理信息系统和职务分析的有关信息来进行。

（2）预测阶段　本阶段是医院人力资源规划过程中较具技术性的关键部分。在搜集信息的基础上，根据医院的发展战略和内外部条件选择预测方法和技术，对人力的需求和供给进行预测，得出规划期各类人才资源的余缺情况，得出医院"净需求"的数据。

（3）制订规划阶段　本阶段制订医院人力资源开发与管理的总规划，然后根据总规划制订出各项具体的业务计划，以及相应的人才政策。各项业务计划相互关联，在规划时必须全面统筹考虑。这一阶段是医院人力资源规划过程中比较具体细致的工作阶段。

（4）规划实施、评估与反馈阶段　本阶段是医院人力资源规划的最后一个阶段。医院将人力资源的总规划与各项业务计划付诸实施，并根据实施结果进行评估，再及时将评估结果进行反馈，修正医院人力资源规划。

第三节　医院人力资源开发

1967年，那德勒提出了人力资源开发（human resource development，HRD）这一术语，并开始为学术界所接受。20世纪80年代是人力资源开发领域发展的黄金时期，这一时期，学术界完成了对该领域的角色、胜任特征的研究。那德勒关于人力资源开发的定义为：由雇主提供的有组织的学习体验，在一段特定时间内，其目的是增加雇员提高自己在职位上的绩效和发展个人的可能性。美国培训与开发协会关于人力资源开发的定义为：综合利用培训与开发、职业生涯开发、组织开发等手段来改进个人、群体和组织的效率。

一、医院人力资源招聘与选拔

医院人力资源的招聘与选拔是医院人力资源管理的重要工作，如何在人力资源规划的指导下，把优秀的人才引进来是医院发展的重中之重。

（一）招聘渠道

1. 组织内部招聘

（1）内部媒体通过医院自己的宣传渠道，发布职位空缺消息，吸引人员应聘。

（2）组织成员推荐通过医院内部工作人员的推荐。

2. 外部招聘渠道

（1）报刊、招聘网站等发布招聘广告。

（2）通过学校毕业生就业双向选择渠道。

（3）就业中介机构，包括劳务市场、人才交流中心、人才咨询公司、猎头公司等。

（二）选拔

人员选拔是一个复杂的过程，包括初选和精选。初选包括背景调查或资格审查和初次面试。精选则包括测验、再次面试、体格检查、试用期考察。

人员选拔方法既有笔试、心理测验等简便的团体测试，又有结构化面试及情景模拟等复杂测评，可根据不同需求加以选择。

1. 笔试

2. 心理测验　①智力测验。②特殊能力测验。③一般能力测验。④个性测验。⑤职业兴趣测验。⑥价值观测验。⑦笔迹测验。

3. 面试　①初步面试和诊断面试。②个别面试、小组面试、集体面试和流水式面试。③结构化面试、非结构化面试：按面试组织形式是否标准化、程序化，分为结构化面试和非结构化面试。

二、医院人力资源培训

医院人力资源培训是医院人力资源开发的基础性工作，也是医院在当代医疗市场的激励竞争中赖以生存和发展的基础。对医院发展而言，新入职员工通过培训，可快速适应工作环境、熟悉工作岗位、掌握工作技能等；老员工通过培训，可以及时更新知识、提高技能的作用。因此，医院人力资源培训可以提高医院员工整体素质，进而提高医疗服务质量，促进医院发展。医院人力资源职业发展是医院人力资源开发的必要工作，是医院实现长效发展的关键。

（一）培训的对象

医院人力资源培训的对象包括在岗的全部工作人员，同时还应该包括实习医生、实习护士及进修医生、护士等。具体说主要有以下三部分人员：①专业技术人员，其中包括卫生技术人员及其他非主系列技术人员。②管理人员，包括党政领导、职能科室负责人和科室其他工作人员。③后勤工作人员，主要是为医、教、研服务，在传统上属于技术工人和普通工人的系列人员。由于医生、护士是医院医疗服务的主体，故他们应该是培训的主要对象。

（二）培训的类型

根据培训与岗位的关系可以分为以下类型：

1. 岗前培训　指新录用人员上岗前的培训，内容涉及医院基本情况的介绍、岗位规范的学习及从业要求等。

2. 在岗培训　又称不脱产培训，即边工作边学习。

3. 离岗培训　又称脱产培训，包括外派进修学习、参加脱产学习培训班、保留公职参加学历教育、挂职锻炼等。此外，还包括转岗培训、待岗培训等。

（三）培训的原则

1. 战略原则　医院必须将员工的培训与开发放在战略的高度来认识。既要满足目前工作需要，又要符合医院整体发展目标。

2.分类培训、学以致用原则　应当根据医院员工所从事的工作岗位职责的不同，分类进行培训。在注意理论与实践相结合的同时，应当坚持学以致用，在实践中检验培训效果。

3.以内部培训和在岗培训为主的原则　由于医院工作的特殊性和员工数量以及专业分工不同的要求，加之医疗任务繁重、工作量大，因此，要保证医院工作的正常运转，就不可能同时安排很多人脱产参加培训，只能以内部培训和在岗培训为主。

4.以专业新知识和新技能培训为主的原则　在培训的时间和内容的分配上，应紧跟医学发展的水平，侧重于专业新知识和新技能的培训，同时辅以医德教育和其他文化教育，按专业和职称的不同，精选内容，循序渐进，分层进行。

三、医院人力资源职业发展

（一）医院人力资源职业发展的概念

1.职业的概念　职业（occupation）即人们在社会生活中所从事的，利用专门知识和技能，为社会创造财富，同时获得物质报酬作为自己主要物质生活来源的工作。职业是对人的生活方式、经济状况、文化水平、行为模式、思想情操的综合反映，也是一个人的权利、义务、权力、职责以及社会地位的一般性表征。医院的职业包括医生、护士、药师、行政管理人员等。

2.医院人力资源职业发展的概念　格林豪斯理解职业发展是一个持续的发展过程，在这个过程中个人经历了一系列具有不同问题、主题和任务的生涯阶段。在英文中也常被用来表示职业发展规划和职业发展活动。职业发展是一个系列的过程，它是整个人一生中的职业发展过程，既包含在进入职业领域之前的职业探索、职业目标的形成和发展，也包含进入组织后在各个组织中的职业成长。

（二）职业发展理论

1.金兹伯格的职业发展理论　美国职业指导专家金兹伯格对职业生涯的发展进行过长期研究，他研究的重点是从童年到青少年阶段的职业心理发展过程并将职业发展理论分为幻想期、尝试期和现实期。①幻想期（0～11岁）是单纯凭兴趣爱好幻想职业，不考虑个人条件和社会需要。②尝试期（12～19岁）则是自我意识逐渐形成，知识和能力增长，初步了解社会生产和生活经验的时期。③现实期（19岁以后）是客观地把个人职业愿望和主观条件、社会现实需要协调起来，寻找合适的职业角色的时期。他们对所希求的职业不再模糊不清，有具体的、现实的职业目标，表现出的最大特点是客观性、现实性、讲求实际。这个理论表明早期职业心理的发展对人生职业选择有着重要的影响。

2.萨帕的职业发展理论　美国学者萨帕的职业发展理论比金兹伯格的学说更为详细、更为进步，扩大到整个人生。其主要包括以下论点：①人是有差异的。②职业选择与调适是一个连续的过程。③职业发展过程具有可塑性。萨帕的职业生涯阶段论通过对人生生涯的分析，围绕着职业生涯的不同时期进行划分。该理论包括：①成长阶段（0～14岁）。②探索阶段（15～24岁）。③确立阶段（25～44岁）。④维持阶段（45～65岁）。⑤衰退阶段（65岁以后）。

3.格林豪斯的职业生涯发展阶段理论　金兹伯格是从人生不同年龄段，对职业的需求与态度来研究职业生涯发展过程，以及划分职业生涯阶段的；格林豪斯则是从人生不同年龄段职业生涯发展所面临的主要任务的角度，对职业生涯发展进行研究的，并以此为依据将职业生涯发展划分为职业准备阶段、进入组织阶段、职业生涯初期、职业生涯中期、职业生涯后期五个阶段。

（三）医院职业生涯规划管理

1. 医院职业生涯规划管理的概念　　关于职业生涯管理，不同的学者持有不同的观点。有学者认为职业生涯管理是个人的事，如"个人对职业生涯目标与战略的开发、实施以及监督的过程"；也有学者认为职业生涯管理是组织和个人共同的事情，如"职业生涯管理是一种对个人开发、实现和监控职业生涯目标与策略的过程。虽然职业生涯管理是指个体的工作行为经历，但职业生涯管理可以从个人和组织两个不同的角度来进行"。医院职业生涯规划管理是指医院职工在自身情况和环境分析的基础上，确立自己的职业目标，获取职业、选择职业、为实现目标制订行动计划和方案的过程。

2. 医院职业生涯规划管理的意义

（1）对员工的意义　　①有助于员工实现自己的职业目标和职业理想。首先，通过职业生涯规划，员工可以初步确定自己的职业定位、职业兴趣和职业目标。经过职业选择，员工进入组织以后，医院结合员工个人的职业发展意愿帮助员工设定在组织中的发展路径和发展目标，并帮助员工一步步向该目标迈进，以致最终实现目标。②它能帮助员工规划和管理自己有限的职业生涯，使时间和精力发挥最大的效用，从而提高整个职业历程中的工作效率和成效。每个人的时间和精力都是有限的，为了使有限的时间和精力发挥最大的效用，需要很好地对这些资源进行规划和管理。③它还能帮助员工实现工作和家庭的平衡，避免工作和家庭之间的冲突，获得高质量的生活。做好职业生涯规划和职业生涯管理，员工可以有清晰的职业目标和通畅的职业发展通道，专注于重要的核心工作，避免浪费精力和时间在不必要的工作上，从而有更多时间照顾家庭，实现工作和家庭的平衡。

（2）对医院的意义　　①有助于稳定员工队伍，减少人员流失。员工关注自身职业发展，若未看到发展前景，容易离职。通过职业生涯规划和管理，医院结合员工职业兴趣和意愿，实现有效的职业发展通道和路径，帮助员工实现职业进步和成功，减少员工离职。②进行有效的职业生涯管理，可以提高医院服务能力。在员工和医院之间，存在一种心理契约。当医院满足了员工对企业的期望和要求，员工也会积极努力地投入工作，从而提高医院长期服务水平。③重视职业生涯规划和职业生涯管理，有助于医院文化的建设。医院文化作为凝聚医院力量的灵魂和核心价值观的体现，对于员工的行为具有很强的塑造和约束作用，可以塑造组织的整体形象，营造以人为本的医院氛围，打造和谐医院。

第四节　医院人力资源激励

一、医院人力资源激励内涵

医院人力资源激励是激发鼓励、调动员工积极性的过程。激励机制就是通过外在刺激来达到调动人的内在积极性的一种机制。激励可分为物质激励与精神激励。物质激励主要是给予与其职位和贡献相符的薪酬待遇；精神激励主要是创造良好的工作氛围，授予各种荣誉称号和对作出突出贡献者给予不同形式的嘉奖（比如旅游、医院提供深造和培训资金、奖励住房等）。

（一）医院的人力资源激励的概念

医院人力资源激励是医院管理的核心和主要内容。调动员工的工作态度，保证员工的工作积极性，是医院人力资源管理的重要工作；加强激励机制的有效建立，是医院人力资源管理中不可缺少的环节。人力资源管理中的激励机制主要是指人力资源相关部门通过一定的措施达到对相关员工的鼓励作用，使其在工作中更加积极和努力，提高其对单位的忠诚度。医院人力资源管理中的奖励机制，从某种意义上而言，其目的是提高相关医护人员的工作积极性，促使其在服务患者过程中更加积极和努力，提高其对单位的忠诚度。激励机制构建是人力资源管理工作的核心。

（二）医院人力资源激励的特点

1. 多元复合激励体系的综合运用　基于员工期望的多样性特点，医院可以根据本单位的特点而综合运用不同的激励方法，建立多元的复合激励体系。同时还应充分考虑两方面内容，一是各项激励中激励因子的构成与确定，如薪酬、培训、晋升、交流、表彰、休假及其他福利等；二是知识、能力、业绩及其他要素在各项激励中的比例与权重构成。

2. 实行差别激励的原则　激励的目的是提高员工工作的积极性，影响工作积极性的主要因素有工作性质、领导行为、个人发展、人际关系、薪酬福利和工作环境等。学历层次较高的人员在基本需求能够得到保障的基础上，一般更注重追求精神层次的满足和自我价值的实现，如工作环境、工作兴趣、工作条件等，而学历层次相对较低的人员首先注重的则是基本需求的满足；从岗位类型来看，管理人员和专业技术人员，以及其他人员之间的需求也有不同。因此，医院在制订激励机制时一定要考虑到医院的特点和员工的个体差异，这样才能收到最大的激励效力。

3. 创建适合医院特点的文化管理　在一定程度上就是用一定的文化塑造人，医院文化是人力资源管理中的一个重要机制，只有当医院文化能够真正融入每个员工个人的价值观时，他们才能把医院的目标当成自己的奋斗目标。因此，用员工认可的文化来管理，可以为医院的长远发展提供动力。

4. 发挥榜样的作用　医院的领导者应言传身教，身教重于言教，自己起到带头和表率作用。事实证明，主管人员的表率作用对下属的激励作用是很大的。同时，也应善于在员工中间树立典型，发挥榜样的作用，使榜样在无形中起到激励的效果。

二、医院人力资源激励的原则与作用

（一）医院人力资源激励的原则

1. 目标导向　为了使激励措施能够达到更好的激励效果，在采取一定的激励措施时要明确目标，通过清晰的目标来激发医护人员的工作动力和工作热情。相对于模糊目标的激励机制，清晰目标机制可以保证整个激励机制的公平与公正，给医护人员带来更大的工作动力。

2. 适度激励　适度激励是指在构建激励机制时，要注重完整的激励机制的构建，切不可为了达到短期的激励目标，而制订超出阶段的奖励措施，进而致使后期相关激励措施无法执行。此外，适度激励也包括在奖励过程中要做到奖罚分明，不能只奖不罚，也不能只罚不奖，这都不利于提高医院整体的工作积极性和忠诚度。

3. 双重激励　双重激励是指在构建医院激励机制时要注重物质激励与精神激励的结合，不能只依靠物质奖励或者精神激励。只有将物质激励与精神激励相结合才能达到应有的鼓励作用，真正调动医护人员的工作热情。

（二）医院人力资源激励的作用

1. 提升医院人员的积极性　医院通过建立科学的激励措施，可最大限度调动起员工积极性，自觉投入到自身岗位中，将员工的内在能量充分地激发出来，员工能竭尽全力地发挥个人潜力，不遗余力地把精力投入到工作中，也能形成良好的工作环境。

2. 增强医院的凝聚力　医院是由多个部门和员工组成的一个有机、和谐整体。绝大部分工作必须各个部门互相协作才能完成，最终才会实现医院最终的整体发展目标。因此，管理者要对员工实行以人为本的人性化管理，运用恰当的物质与精神上的激励。同时，管理者给予员工们一定的物质奖励，可以提高员工的工作士气，并且增强整个医院的凝聚力。同时，也方便管理者对日常工作的分配与协调各个部门之间的分工。

3. 提升医院竞争力　人才是一个医院最重要的资源，医院的发展离不开优秀的人才队伍，一流的人才能给医院带来的价值是不可估量的，并且一些先进的技术和设备是靠人才来操作和使用的，要想给患者提供高水平的医疗服务，又要避免发生医疗事故，离开高端的人才队伍是做不到的。

4. 提升医院医疗队伍的整体素质　医院为更好地调节员工的行为，可采取激励等方式大力表彰具有优异表现的医疗人员，也有利于提高医疗人员的学习实践能力，在医院形成良好的学习氛围和工作氛围，使更多人主动地学习，成为掌握高端技术的人才。而医院效益好的情况下也可以提取一定的经费，用以激励员工。以此形成良性循环，医院整个医疗队伍的综合素质也会不断提升。

三、医院人力资源激励的方法

1. 物质激励　对于医疗机构而言，若能够合理运用物质激励，该措施能够成为一种有效的人力资源管理手段。物质激励的优势主要体现在两方面：一是适当的物质激励能够一定程度上降低医院的人力资源管理运行成本；二是适当的物质激励可激发医疗机构人员的工作积极性和热情，为医院创造一个更加良性的工作环境，如此不仅可以保证医院的经济收益更加稳定，还能够有效促进医院的长远可持续发展。但是管理者要对物质激励有一个好的把控，不能让物质激励使员工们变得爱慕虚荣，唯利是图，要培养其正确的价值观，避免功利的风气出现在工作环境中。

2. 精神奖励　精神激励是指内在激励，一般表现在对员工的尊重和理解方面，通过合理运用精神激励方式，可有效提高员工对医院的向心力，更加尽心地为医院和病患服务。作为管理人员要想真正实现对员工的精神激励，必须站在员工角度思考问题，深入到员工的工作与生活中去，思员工所思，忧员工所忧，才能真正了解员工所需，有的放矢地采取各项精神激励措施，才能留住更多优秀人才，从而实现良性的循环。

3. 制度激励　制度激励是指通过规则、制度、文化实现对组织成员的方向引导、动机激发与行为强化，持续调动人的主动性、积极性和创造性。它是一种内生动力机制，突出法规权威和激励功能，强调以人为本的制度设计，一方面高度重视制度自身的草根基础、吐故纳新、自我完善和新陈代谢；另一方面从根本上持续激发开展创新活动的内生动力，实现制度功能的边际效应最大化。对于人力资源工作而言，建立完善的激励制度是其工作重点，只有建立相对完善的医院内部管理机制，并结合实际逐步探索创新，制订一个科学的、有效的、可适应医院自身发展的激励体制，才能真正地将各项激励措施充分发挥出来，留住更多优秀人才，进而提升医院自身的竞争实力。

4. 学习激励　随着当今不断发展的科技水平以及不断更新的知识系统，员工可能因为年龄、性格等多种原因，导致团队的整体知识结构出现不合理现象，有的医疗机构还会出现明显的知识老化，不能适应当代医疗水平的飞速发展。因此，不断地学习新的医疗知识，更新知识的结构，才能在市场环境竞争中生存，避免被淘汰。除员工自主学习外，也需要管理者通过对员工进行深造、培训、学习等方式来鼓励员工们提升工作技能，选取人员到上级医院进修学习已经势在必行。这样不仅能使员工学习到先进的诊疗水平，使他们增长见识，开阔眼界，而且还能培养员工工作热情和责任意识，更好地服务于医院，服务于患者。

第五节　医院绩效管理与薪酬管理

一、医院绩效管理

（一）医院绩效管理内涵

医院绩效管理（hospital performance management）是指医院管理者利用绩效管理手段提高员工的工作能力与工作业绩，以实现医院战略目标的一系列活动，包括绩效规划、绩效评估、绩效反馈与绩效改进等过程。绩效管理是一个由绩效目标确定、绩效目标分解、绩效指导、绩效考核、绩效评价与反馈五部分组成的系统工程。医院管理中的一项重要内容就是完善医院绩效管理体系。良好的绩效管理体系具有导向、评估、激励、沟通和协调等方面的功能。

医院绩效管理作为医院人力资源管理的关键环节，其主要具有以下作用。

1. 有助于挖掘工作潜力，获取成功管理思想和方法　医院绩效管理是一种提高医院内职工绩效并开发团队、个体的潜能，使组织不断获得成功的管理思想和具有战略意义的、整合的管理方法。一个绩效管理过程的结束，是另一个绩效管理过程的开始，通过这种循环，从中不断获得成功的管理思想和方法，使职工和医院的绩效得以持续发展。

2. 有助于增强内部凝聚力，形成绩效导向的医院文化　文化的建立离不开规范的管理，只有反映医院生存、发展需要的文化，才能培育良好的工作环境和人际关系，引导、规范职工树立优秀的行为准则，激发职工的工作热情和创造性。如果绩效管理与医院文化或价值观之间存在冲突，就会对医院文化产生消极的影响。

3. 有助于找准沟通平台，改善职工与管理者关系　沟通的作用在于使与绩效管理有关的每个医院职工包括管理者都获得自己必需的信息，在医院管理者与职工之间充分共享自由互通。通过沟通把医院管理者与职工紧密联系在一起，前瞻性地发现问题，并在问题出现之前得以解决，达到共同进步和共同提高的目的。

4. 有助于强化质量管理，促进技术力量的提升　医疗质量是医院工作的生命线，是医院赖以生存和发展的关键。因此，抓好绩效管理，不仅可以给医院管理者提供全面医疗质量管理技能和工具，也可促进技术力量的提升。

5. 有助于规范服务行为，促进医院行风建设　医疗行业是一个相对特殊的服务性行业，肩负着保障人民健康和生命安全的重大责任。医院工作人员的服务态度也关系到患者疾病的治疗，特别是医、药、护、剂等直接接触病患的医院工作者规范的举止、文明的服务更有利于患者康复治疗。通过绩效管理可以改造职工的组织行为，发挥职工的积极性，变被动服务为主动服务，以求更好地实现医院管理目标。

（二）医院绩效考核

医院绩效考核是指医院为了有效地激励员工，以实现其管理目标，采用科学方法，全面、系统地审核、考察了解、评价员工的情况，进而做出正确的人力资源管理决策的管理活动与过程。绩效考核是做好医院绩效管理的关键，是通过对医院内部流程中的关键参数进行设置、取样、计算、分析，衡量流程绩效的一种目标式量化管理指标，是把医院的战略目标分解为可操作的工作目标的工具，是医院实施绩效管理的基础。绩效考核可以使医院管理人员明确主要责任及业绩衡量指标。

医院绩效考核是实现绩效管理的重要手段之一，它对于医院的管理和发展具有非常关键的作用。通过对医院绩效考核，可以及时了解医院的运营状况、管理水平和服务质量等方面存在的问题，为医院决策提供依据和参考。为此，下文将会重点对医院绩效考核进一步阐述。

1. 医院绩效考核方法

（1）因素评定法　这种考核方法主要是指根据医院各类人员的专业特点和工作性质，将拟考核的内容分解为不同的项目指标，通过对各个项目的考核来确定总的考核结果。例如，对医院管理人员的考核可从组织领导能力、决策能力、协调能力、表达能力、对医院的忠诚度及群众的信任度等方面进行考核；对医生的考核可以从专业资历、业务能力、技术水平、工作业绩、科研成果及医德医风等方面进行考核。

（2）基准加减评分法　这种方法主要是根据医院的管理目标和对员工日常行为的要求，提出一系列说明句式的考评项目，然后对每一考评项目做出一些具体规定，指明达到什么目标加分，违反什么规定或规范减分。事先为每一名员工指派一个相同的起点分数，然后在此基础上进行加分或减分，最后通过得分多少来评定考核等级。

（3）目标管理法　管理者通常很强调利润、销售额和成本这些能带来成果的结果指标。在目标管理法下，医院员工都确定有若干具体的指标，这些指标是其工作成功开展的关键目标，它们的完成情况可以作为评价员工的依据。

（4）叙述法　在进行考核时，以文字叙述的方式说明事实，包括以往工作取得了哪些明显的成果，工作上存在的不足和缺陷是什么。

2. 医院绩效考核原则　医院是知识和技术密集型单位，作为知识分子聚集的组织，把握好绩效考核的原则对整个医院的人力资源管理具有相当重要的作用。一般而言，医院的绩效考核应坚持以下原则。

（1）客观、公正、公开　在实施绩效考核时，一定要注意考核标准要客观，组织评价要客观，考核结果与待遇挂钩要客观。同时，要公开各个岗位和各项工作的考核标准，在实施考核中对所有的员工做到一视同仁。

（2）科学评价　指从考核标准的确定到考核结果的运用过程设计要符合客观规律，正确运用现代化科技手段，准确评价各级各类员工的行为表现。

（3）简便易操作　考核标准简便、易操作，一是有利于员工明确标准，确定努力方向；二是便于管理人员实施考核；三是可以通过较少的精力投入，达到比较好的考核效果。

（4）注重绩效　是指员工经过主观努力，为社会做出并得到承认的劳动成果，完成工作的数量、质量与效益等。在实施考核中，只有以绩效为导向，才能引导员工把工作的着眼点放在提高工作质量和效率，努力创造良好的社会效益和经济效益上来，从而保证医院目标的实现。

（三）医院绩效考核指标

建立绩效考核指标的要点在于流程性、计划性和系统性。首先，明确医院的战略目标，也是医院价值评估的重点。然后，再找出这些关键点的绩效考核，即院级绩效考核。依据院级绩效考核建立部门级绩效考核，并对相应部门的绩效考核进行分解，确定相关的要素目标，分析绩效驱动因素（技术、组织、人），确定实现目标的工作流程，分解出各部门级的绩效考核，以便确定评价指标体系。最后，各部门再将绩效考核进一步细分，分解为更细的绩效考核及各职位的业绩衡量指标，这些业绩衡量指标就是员工考核的要素和依据。

1. 医院绩效考核常用指标

（1）**工作效率绩效考核指标**　人均门急诊人次、门急诊人次增长率、每门诊医生日均门诊人次、人均（或每床）住院人次、平均病床工作日、住院患者增长率、病床使用率等。

（2）**医疗质量绩效考核指标**　门诊诊断准确率、平均住院日、治愈好转率、入院确诊率、出院与入院诊断符合率、死亡率、院内感染发生率、并发症发生率、临床与放射线诊断符合率、医技检查阳性率等。

（3）**服务质量绩效考核指标**　门诊患者满意率、住院患者满意率、表扬信件人次数、批评信件人次数、医疗纠纷发生数等。

（4）**经济效益绩效考核指标**　人均收入水平、人均成本费用、人均收支盈余、成本投入产出率、医疗收入耗材水平、医药比、净资产收益率、净资产增长率、资产运营能力（包括总资产周转率及次数、流动资产周转率及次数、存货周转率及次数）等。

（5）**发展创新绩效考核指标**　总资产增长率、资产保值增值率、固定资产更新率、固定资产收益率、人员培训费用率、新业务新技术开展项目数、高级（高学历）卫生技术人员比例等。

2. 绩效考核指标确定的原则

（1）通过努力在适度的时间内可以实现，并有时间要求。

（2）指标是具体的、数量化的、行为化的，具有可得性。

（3）可衡量化，无论是与过去比，与预期比，与特定参照物比，还是与所花费的代价比较，都有可操作性，具有现实性、可证明性与可观察性。

（4）不能量化的指标，要描述细化、具体，可操作。

（5）指标必须有成本核算。

（6）经过协商同意制订，说服力强。

3. 国家三级公立医院绩效考核改革　2019 年 1 月 16 日，国务院办公厅印发了《关于加强三级公立医院绩效考核工作的意见》。至此，三级公立医院考核拉开序幕。与以往考核指标相比，本次改革国家旨在通过绩效考核，推动三级公立医院在发展方式上由规模扩张型转向质量效益型，在管理模式上由粗放的行政化管理转向全方位的绩效管理，促进收入分配更科学、更公平，实现效率提高和质量提升，促进公立医院综合改革政策落地见效。在本次绩效考核改革中以公益性导向，属地化管理，信息化支撑为基本原则。

三级公立医院绩效考核指标体系由医疗质量、运营效率、持续发展、满意度评价 4 个方面共56 项指标构成，其中 26 项指标为国家监测指标。

（1）**医疗质量**　提供高质量的医疗服务是三级公立医院的核心任务。通过医疗质量控制、合理用药、检查检验同质化等指标，考核医院医疗质量和医疗安全。通过代表性的单病种质量控制指标，考核医院重点病种、关键技术的医疗质量和医疗安全情况。通过预约诊疗、门急诊服务、患者等待时间等指标，考核医院改善医疗服务效果。

（2）**运营效率**　运营效率体现医院的精细化管理水平，是实现医院科学管理的关键。通过人力资源配比和人员负荷指标考核医疗资源利用效率。通过经济管理指标考核医院经济运行管理情况。通过考核收支结构指标间接反映政府落实办医责任情况和医院医疗收入结构合理性，推动实现收支平衡、略有结余，有效体现医务人员技术劳务价值的目标。通过考核门诊和住院患者次均费用变化，衡量医院主动控制费用不合理增长情况。

（3）**持续发展**　人才队伍建设与教学科研能力体现医院的持续发展能力，是反映三级公立医院创新发展和持续健康运行的重要指标。主要通过人才结构指标考核医务人员稳定性，通过科研成果临床转化指标考核医院创新支撑能力，通过技术应用指标考核医院引领发展和持续运行情况，通过公共信用综合评价等级指标考核医院信用建设。

（4）满意度评价　医院满意度由患者满意度和医务人员满意度两部分组成。患者满意度是三级公立医院社会效益的重要体现，提高医务人员满意度是医院提供高质量医疗服务的重要保障。通过门诊患者、住院患者和医务人员满意度评价，衡量患者获得感及医务人员积极性。

【知识链接】

《国务院办公厅关于加强三级公立医院绩效考核工作的意见》内容摘选

《国务院办公厅关于加强三级公立医院绩效考核工作的意见》中明确规定，我国三级公立医院绩效考核的总体要求，包括指标体系、支撑体系、考核程序、组织实施等方面的内容，为绩效考核提供了有利保障。在指标体系方面，要全面考量医院的基本业务、质量安全、医疗服务能力等方面，确保考核指标经济、合理、科学。在支撑体系方面，指出要加强数据管理和信息化应用。在考核程序方面，指出明确各主体任务。在组织实施方面，指出通过加强组织领导、职责分工、考核结果运用等方面，确保绩效考核工作顺利推进。

资料来源:《国务院办公厅关于加强三级公立医院绩效考核工作的意见》

二、医院薪酬管理

（一）医院薪酬

1. 医院薪酬（hospital salary）　是指员工因向医院提供劳动、技术或服务而从医院获得的各种形式的回报。这种回报可以是金钱、物品等物质形态，也可以是晋升、休假、荣誉等非物质形态。具体说来，主要包括基本工资、岗位工资、绩效工资、加班工资、奖金、福利、津贴等。福利主要包括基本福利和各类保险金。

医院薪酬的分类根据薪酬的表现形式，可分为货币性和非货币性薪酬；根据薪酬发放的依据，可分为岗位薪酬，绩效薪酬；根据薪酬的作用机制，又可将薪酬分为外在薪酬和内在薪酬。

医院薪酬制度是否合理，不仅会直接影响员工的生活质量，也会影响员工的工作积极性，进而影响医院的整体效益。

2. 影响薪酬的因素

（1）内因包括医院的效益、医院所有制、员工的学历、员工的年龄、员工的能力、员工的工种。

（2）外因包括法律、法规与政策，当地的经济发展水平，劳动力市场状况。

3. 医院薪酬的作用

（1）吸引并留住医院的优秀人才。医院可以通过各种优惠政策和丰厚的福利待遇来吸引并留住人才。

（2）开发员工的潜在能力，促进在职员工充分发挥才能和智慧。

（3）提高医院的效益。医院通过科学的薪酬制度吸引并留住大量的优秀人才，这些人才的潜能又在医院的激励制度下充分发挥出来，这无疑会给医院创造良好的社会效益与经济效益。

（二）医院薪酬管理

1. 医院薪酬管理的内涵　医院薪酬管理是医院管理者对员工报酬的薪酬水平、薪酬结构、薪酬形式和薪酬控制进行确定、分配和调整的过程。薪酬管理是现代人力资源管理的重要组成部分，它对提高医院的竞争力有着不容忽视的作用。员工所得到的工资既是对其过去工作成果的肯定和补偿，也是对未来工作得到报酬的预期，激励其在未来也能努力工作。医院持续发展一个重要的秘诀是建立起合理有效的薪酬管理体系，从根本上保证人力资源的竞争优势，并将之转变为市场竞争的优势。

2. 医院薪酬管理体系　医院薪酬管理体系是一个医院用来制订、实施和管理员工薪酬的一系列程序和政策的系统。这个体系通常由薪酬政策、薪酬结构、薪酬评估和绩效管理等方面组成。它是医院薪酬管理的执行系统。其具体有：①薪酬水平代表医院内各职位和整体平均薪酬的高低，反映了医院的薪酬竞争力。②薪酬结构描述了同一医院内不同职位和技能员工薪酬水平的排列情况，包括薪酬水平等级、级差大小和决定级差的标准。③薪酬形式指计算劳动和支付薪酬的方式，包括计时工资、计件工资、奖励薪酬、间接薪酬等。④薪酬控制是医院对支付薪酬总额进行测算和监控，以保持正常薪酬成本开支和避免给医院带来过重的财务负担。在医院，人力资源管理者需要清楚影响医院薪酬的因素，并对这些因素进行影响，同时对薪酬总额进行测算和监控，以保持薪酬成本正常，避免给医院带来过重的财务负担，使薪酬制度更公平、合理、合法。

（三）医院薪酬管理的基本原理

薪酬管理在任何医院都是至关重要的问题，不同的医院有不同的薪酬制度和薪酬管理方法。医院薪酬管理应该遵循以下原理。

1. 效率性原理　是指薪酬分配应以效率为基础，并关注员工贡献差异，实行绩效工资制度以提高激励效果。如果分配不以效率为依据，会降低员工积极性，影响医院效率提高。

2. 公平性原理　是指薪酬标准、发放时间、形式等应在员工之间公平，员工在一个薪酬体系下应当平等。公平是薪酬体系的基础，薪酬分配根据岗位贡献、个人能力素质贡献和业绩贡献不同而有差异。公平不等于平均主义，平均主义忽视劳动差异，影响员工积极性。

3. 合法性原理　指医院激励性薪酬体系的构建必须符合国家法律法规和政策的有关规定，这是构建中国医院激励性薪酬体系应遵循的最基本的原则。一要依照国家关于公立医院薪酬管理方面的规定设计薪酬体系，如事业单位的工资政策，注重社会效益同时兼顾经济效益，完成公立医院的社会公益性目标等；二要依法维护员工的合法权益，如最低生活保障、养老保险、健康保障等强制性要求；三是不能违反法律法规要求，如不能性别、年龄歧视等。

此外，在医院薪酬福利体系中，有一种著名的"3P"理论，即不同单位可以通过三种不同的方式支付薪酬：第一个"P"是以岗位（Position）确定薪酬；第二个"P"是以业绩（Performance）确定薪酬；第三个"P"是以能力（Person）确定薪酬。这种人力资源"3P"管理模式的实质是以岗位分析为基础，以绩效考核为中心，以工资分配为结果，并将其作为企业人力资源管理活动的主线。

（四）医院不同岗位的薪酬管理

医院的岗位类别可分为管理岗位、专业技术岗位和工勤技能岗位三种（表5-1）。

1. 管理岗位　指担负领导职责或管理任务的工作岗位。

2. 专业技术岗位 指从事专业技术工作，具有相应的专业技术水平和能力要求的工作岗位；专业技术岗位分卫生专业技术岗位和非卫生专业技术岗位；以医、药、护、技等卫生专业技术岗位为主体，并根据工作需要适当设置非卫生专业技术岗位。

3. 工勤技能岗位 是为满足医院医疗、教学、科研、管理等日常运行需要，担负技能操作和维护、后勤保障和服务等职责的工作岗位。

表 5-1 某医院岗位序列内容

岗位序列		岗位
管理岗		书记、院长、副书记、副院长、护士长、办公室主任、财务科主任、后勤科主任、门诊部主任、住院部一部主任、住院部二部主任、药剂科主任、放射科主任、康复科主任、出纳、会计、人事专员、行政助理
专业技术岗	医生序列	门诊部专家医师、门诊部主治医师、住院部专家医师、住院部主治医师、康复科专家医师、康复科主治医师、实习医生
	医技序列	检验科专家医师、检验科主治技师、检验科技师、放射科技师、药师、药技员、主任医师、实习技师
	护理序列	护士长、门诊护士、门诊护师、住院部护士、住院部主管护师、实习护士
工勤技能岗		收银员、采购员、检修工、仓库管理员、保卫人员、后勤保障员

1. 管理岗位薪酬 管理岗位薪酬主要依据岗位的层级与承担的风险进行划分。一般来说，层级越高，薪酬越高。高层级的管理人员薪酬基本有薪酬、津贴、短期奖励或奖金、效益分成等。对于基础管理岗位，其薪酬基本可分为基本薪酬，津贴，岗位薪酬较为固定。

2. 专业技术岗薪酬 医护人员是医院专业技术岗的主体，医护人员技术水平的高低是医院医疗技术水平高低的重要决定因素之一。结合卫生工作知识密集、脑力与体力结合、高风险等特点，根据按岗定酬、按任务定酬、按业绩定酬的精神，建立起重实绩、重贡献，向优秀人才和关键岗位倾斜，自主灵活的分配激励机制。在这些原则和改革思路的指导下，认为医护人员薪酬一般由技术等级薪酬、责任薪酬、业绩薪酬、补助薪酬、特殊贡献薪酬等组成。

3. 工勤技能岗薪酬 工勤技能岗员工是指医院内各个职能部门的员工及后勤部门的工作人员等，可以视为医院的普通员工。相对来说，薪酬分配比较简单也容易操作，这主要是因为医院普通员工的工作比较单一，只要能够依照工作时间正常出勤，按岗位规范要求去工作，通常就能完成任务，同时其工作的风险，复杂水平和劳动强度也比较低。一定的区域和时期内，都有一个相对稳定的劳动力价格。由于其岗位规范劳动复杂程度及风险性相对较小，可按岗定酬、按量计酬。

【思考题】

1. 什么是医院人力资源管理？其基本原理有哪些？
2. 医院岗位设置的原则和方法有哪些？
3. 医院人力资源管理激励手段有哪些？
4. 医院薪酬有哪些组成部分？

扫一扫，查阅本章数字资源，含PPT、音视频、图片等

【名人名言】

20世纪是生产力的世纪，21世纪是质量的世纪，质量是和平占领市场最有效的武器。

——约瑟夫·朱兰

【案例导读】

光华绽放中的"大质量观"思与行

"十年磨一剑"，某中医药大学附属医院始终秉承医疗质量是医院发展的基石，肯定质量先导的同时强调"大质量观"，注重医院特色发展，促使医院质量管理更上一层楼。在管理方面，该中医医院筹备成立院级质管办，全面统筹与指导职能科室的质量管理工作；在业务方面，该医院实行病种质控，围绕24种关节病进行诊疗方案的优化与改进，进而形成临床路径，确保规范化诊治；在诸如信息安全与质量，后勤安全，包括施工的安全与质量方面，院级质控管理委员会全面参与制订规范并核查落实，保证质量安全。为应对质控管理架构的挑战与优化，医院持续进行以问题为导向的PDCA循环改进模式，做好过程质控与终末质控，以人民健康为中心，提高医疗服务质量。

从二甲综合医院转型，晋升为三级中医专科医院，成为大学附属医院，该中医医院化压力为动力，始终坚持将医疗质量放在首位，力破困局。随着医疗卫生体制改革的不断深化及医疗体制的逐步健全，医院的质量管理正从单纯的"质量控制"向"质量持续改进"的模式转变。

资料来源：本案例根据《上海中医药大学附属光华医院：

光华绽放中的"大质量观"思与行》改编

党的二十大报告指出，高质量发展是全面建设社会主义现代化国家的首要任务。公立医院是我国医疗服务体系的主体，在保障人民群众生命安全和身体健康方面发挥了重要作用。推动公立医院高质量发展，对全面推进健康中国建设、更好满足人民日益增长的美好生活需要具有重要意义。

医院质量管理是医院管理的中心工作，适应改革新形势，接受并树立全新的医院质量管理思想和理念，使医院质量管理水平再上一个新台阶，对提高医院效益、效率和社会评价水平均具有十分重要的意义。

第一节　医院质量管理概述

一、医院质量管理的基本概念

（一）质量

质量（quality）一词来自拉丁文 qualis，即本性的意思。自 20 世纪初开始，质量管理理论经历了不同的发展阶段，质量的概念也在不断演进。当前，公认的质量定义为：客体的一组固有特性满足要求的程度。

将质量的概念分层，可以从以下四个方面进行理解：首先，质量是一种符合性质量，即以符合标准的程度作为衡量依据，"符合标准"就是合格的产品质量；第二，质量是一种适用性质量，即以适合顾客需要的程度作为衡量的依据；第三，质量是一种满意性质量，即认为质量不仅包括符合标准的要求，而且以顾客及其他相关方满意度为衡量依据，体现了"顾客是上帝"的核心思想；最后，质量还是一种卓越性质量，顾客对于质量感到惊喜，质量已远远超出顾客的期望。当前，对于质量的定义有别于传统意义上的质量定义，更加强调注重顾客需求，追求顾客价值、满意和忠诚，是一种人性化的质量。

质量具有自身的客观规定性：①质量受客观因素制约（如技术因素、经济因素、管理因素等）。②质量是可以分析、区别、比较、鉴定的。③质量有其自身形成的规律。④质量应有预定的标准，质量标准要符合客观实际。⑤质量有一定的范围。

（二）质量管理

质量管理（quality management）是指在质量方面指挥和控制组织的协调的活动，通过确定质量方针和质量目标，以及质量体系中的质量策划、质量控制、质量保证和质量改进来实现所有管理职能的全部活动。

（三）医院质量管理

从广义的角度来说，医院质量管理是指为了保证医院各项工作质量和提高医疗质量，而对所有影响质量的因素和环节实施计划、决策、组织、控制、协调及指导，以达到预期质量目标的专门管理过程。从狭义的角度来说，医院质量管理即是对医疗质量的管理。医疗质量管理是指按照医疗质量形成的规律和有关法律、法规要求，运用现代科学管理方法，对医疗服务要素、过程和结果进行管理与控制，以实现医疗质量系统改进、持续改进的过程。

医院质量管理的内涵，从狭义的临床医疗质量转换为广义的包含基础质量、环节质量和终末质量，以及医疗技术质量和服务质量的全方位、系统化的质量管理理念。医院质量管理从单纯的医疗质量管理，上升到全面质量管理、质量管理体系，再到医院外部的质量经营。现代意义上的医院质量管理是指在医院系统中全面地实行质量管理，按照医疗质量形成的客观规律，应用多种科学方法，以保证和提高医疗质量为预定目标进行的管理。

由于医疗服务的特殊性，医疗质量管理具有以下几个突出特点：①受医疗服务提供者和接受者自身复杂性及其交互作用等影响，医疗服务质量标准确定上具有较强的复杂性。②医疗质量取决于医患双方，医疗服务现场提供以及环节多等特点增加了医疗质量过程管理的难度。③医疗质量控制和缺陷处理上要求较高，更加强调防患于未然。④医疗质量评价不仅关注客观指标变化，同时关注患者的主观感受。

二、医院质量管理的内容

（一）制订方针

医院质量方针是总的质量宗旨和方向，是指导医院质量管理工作的核心。医院质量方针必须与医院的总方针相一致，要与医院的经营目标和市场定位相适应，并且要符合患者的期望和要求。医院质量方针要求负有执行职责的医院管理者以书面形式在医院组织内正式发布，同时应得到医院各级工作人员的理解和支持。

（二）明确权责关系

医疗质量的责任主体是医疗机构，医疗质量管理第一责任人是医疗机构的主要负责人。医院应该成立院级质量管理组织、科室和部门质量管理小组。医院应明确所有涉及医院质量的管理人员、执行人员和检验人员的职责和权限，特别是对控制医院质量体系的所有要素和过程负有决定职责和权限的人员。这些内容应该在医院的质量体系组织结构图、质量体系要素与各部门职能的关系表和岗位职责中体现出来。

（三）质量资源管理

医院管理者应根据质量要求配置并合理使用资源，明确达到医院既定质量目标对资源的需求，包括医院的建筑要求、环境要求、仪器设备、服务设施、服务流程、人员培训的内容和形式、员工的作业指导和工作方式，并据此制订相应的资源配置计划，按计划加以实施。

（四）监控医疗服务过程

质量监控包括确定监控对象、制订监控标准、明确所采用的监控方法等，其目的是控制产品及服务产生、形成和实现过程中的各个环节，使他们达到规定的要求，把缺陷控制在萌芽期并加以消除。

（五）持续改进医院质量

医院质量管理必须是不断完善、持续改进的过程。医疗机构应当建立本机构全员参与、覆盖临床诊疗服务全过程的医疗质量管理与控制工作制度。持续改进的对象可以是质量管理体系、过程和医疗服务等，质量的持续改进体系可以在医院的各个过程中使用 PDCA 循环的方法实现。

（六）建立和完善医院质量管理文件

医院质量管理文件是指导和规范医疗服务和管理工作的指导性文件，包括各项标准和规范。在医院质量管理中要规定形成文件的医疗服务过程和工作内容，以及形成文件的形式、载体等。医院质量管理文件的类型通常有国家和行业制订的标准和规范、医院的质量管理计划、医院质量管理过程中形成的程序、作业指导书和质量记录等。

（七）控制医疗质量成本

医院在提供医疗服务时要讲究质量成本，在满足患者需要的前提下，不应盲目追求高质量，应根据患者的需求为其提供适度质量的医疗服务。在对医疗质量进行评价时,不仅要求其技术上具备科学性和先进性,而且要求经济合理性。

三、医院质量管理的发展

(一)发展阶段

人类社会的质量管理活动可以追溯到远古时代,但是现代意义上的质量管理活动是从 20 世纪初开始的。根据解决质量问题的手段和方式不同,可以将现代质量管理分为三个阶段:质量检验阶段、统计质量控制阶段和全面质量管理阶段。

1. 质量检验阶段(1920—1940) 这一时期,人们对质量管理的认识比较局限,还仅仅停留在对产品的质量检验阶段,通过检验保证出厂或转入下一道工序的产品质量。初始阶段,产品的质量主要取决于工匠的个人经验和技能。随着企业规模不断扩大,企业的专业化程度日益提高,企业开始设立专门的检验人员职位,全面负责产品的检验工作。

质量检验阶段的主要特征:①强调检验工作的监督职能。②全数检验。③事后把关。

20 世纪初,美国的医院开始形成质量管理的概念。华德和潘顿于 1918 ~ 1928 年对医疗评价进行了研究,并推动了医院标准化运动。医疗评价是一种事后的质量检验,它强调对死亡病例进行尸体解剖,以检验诊断治疗的正确性和死因,对临床医学的发展具有重要意义。

2. 统计质量控制阶段(1940—1960) 质量检验并不是一种积极的质量管理方式,"事后把关"型的质量管理无法避免废品的产生,而且全数检验亦会产生较高的质量管理成本。一些著名的统计学家和质量管理专家注意到质量检验的弊端,试图运用数理统计的方法解决出现的问题。美国电报电话公司贝尔实验室的休哈特等人是系统地将数理统计方法引入质量管理的先驱,他们的研究成果为产品质量管理奠定了科学基础。

统计质量控制阶段的主要特征是:①在质量管理的指导思想方面,由以前的事后把关转变为事前积极预防。②在质量管理的方法方面,广泛应用数理统计的思想方法,对工序进行动态控制,实行抽样检验和验收。

工业部门采用的"工序统计质量控制"方法,不能完全适用于医院对临床患者疗程和服务流程的质量控制。因此,在美国医院标准化运动中,一方面将统计方法用于医疗指标的统计分析;另一方面,逐渐建立了医嘱制度、三级查房制度、病案书写和病案讨论制度及临床医学常规等,从而形成传统的医疗质量管理方法。

3. 全面质量管理阶段(1960 年至今) 20 世纪 60 年代,人们对产品质量和质量管理方面的要求与期望出现了许多新的情况,依靠制造领域中的统计质量控制已经远远不能满足顾客对于质量的要求,也远远不足以应对日益严峻的挑战。因此,质量管理专家先后提出了新的质量管理观点。美国通用电器公司质量总经理费根堡姆于 1961 年出版《全面质量管理》一书,提出全面质量管理的概念,强调解决质量问题不能仅限于检验和数理统计方法,还必须关注能够满足顾客要求的各个方面。全面质量管理的观点在全球范围内得到广泛传播,各个国家结合本国实际进行了相应的创新。

全面质量管理阶段的主要特征是:①全面的质量管理。②全过程的质量管理。③全员参加的质量管理。

综上所述,上述三个阶段中的每个阶段都是在继承前一阶段行之有效经验的基础上,加以改进提高而发展起来的,并不是对前一阶段的否定,促使质量管理日趋完善。

（二）发展趋势与特征

进入 21 世纪，世界各国医院质量管理的发展非常快，变化也非常大，具体的发展趋势具有以下特征。

1. 从病例医疗质量管理向病种医疗质量管理发展 传统的医疗质量管理是以病例为基本质量单元，质量管理的方法主要是采用终末质量统计指标评价方法。但是各个病例病种、疾病轻重程度等具有较大的不确定性和局限性，这些指标不能十分确切地反映医疗质量水平。因此，产生了以病种为基本质量单元的病种医疗质量管理模式，从疾病的诊断、治疗、疗程、医疗安全等医疗技术质量扩展到患者的满意程度和医疗费用管理。

2. 从医疗质量管理向医院全面质量管理发展 医院质量概念的外延在逐渐扩大，其内涵也更加丰富。医疗服务流程中的任何一个环节，都可以影响医疗质量。所以，只有对医疗服务的全过程进行系统、严格的质量监控，才能全面提高总体的医疗服务质量。因此，在医疗服务质量管理中提出了全面质量管理的要求。

3. 从个体质量控制向临床科室质量管理、医院质量管理体系发展 医院医疗服务工作的质量不仅与医务人员个体直接相关，还需要临床科室、后勤服务科室、行政管理科室共同参与，形成一个完整的医疗服务链，共同实现有效的目标质量。因此，需要形成一个质量管理体系，在医院质量方针的引导下，为实现确立的质量目标而相互配合、相互促进，协调运转。

4. 从终末质量管理向过程质量管理发展 不应局限于对医疗服务质量进行事后检查和回顾性分析，而应强调对环节质量和基础质量的控制，以达到预防、控制及保证医疗服务质量的目的。

5. 从管理者推动向受益者推动发展 传统的医院质量管理往往是"管理者推动"，即从医院内部上层开始，通过组织层层推动。随着医学模式的转变，在医院质量管理中必须以患者为中心，坚持"患者第一"的原则，从受益者的需要出发，设计医疗服务流程，为患者提供满意的医疗服务，不仅要满足患者必需的医疗服务，而且要最大限度地满足患者的合理要求，不断提高患者的满意度。

6. 从质量控制向标准化管理发展 传统的医院质量管理把重心放在临床医疗质量缺陷的控制和评价上，但是医院质量的形成不是单纯靠"检查"或者"控制"得来的，而是靠科学设计，靠医院各个科室和全体员工扎扎实实的工作干出来的。因此，世界各国医院的质量管理已经从单一的质量控制向医院质量标准化发展。

7. 从质量保证向持续改进发展 随着社会的进步、科学的发展和患者需求的变化，医院向患者提供的医疗服务仅仅停留在质量保证上已经远远不够，质量保证只是医院的基本要求，需要在质量保证的基础上，做到持续改进。

8. 从医疗安全向患者满意发展 医疗安全应该是医疗服务质量的"底线"要求，或者说是最低要求，而尊重、关爱患者，维护患者的合法权益，让患者满意则是医疗服务质量的最高要求。质量的核心是满足顾客要求，可见，患者满意才是医院质量管理的核心。

【知识链接】

《医疗质量管理办法》及十八项核心制度

2016 年 11 月 1 日，《医疗质量管理办法》正式施行，旨在通过顶层制度设计，进一步建立完善医疗质量管理的长效工作机制，创新医疗质量持续改进方法，充分发挥信息化管理的积极作用，不断提升医疗质量管理的科学化、精细化水平，提高不同地区、不同层级、不同类别医疗机构间医疗服务同质化程度，更好地保障广大人民群众的身体健康和生命安全。

《医疗质量管理办法》提出首诊负责制度、三级查房制度、会诊制度、分级护理制度、值班和交接班制度、疑难病例讨论制度、急危重患者抢救制度、术前讨论制度、死亡病例讨论制度、查对制度、手术安全核查制度、手术分级管理制度、新技术和新项目准入制度、危急值报告制度、病历管理制度、抗菌药物分级管理制度、临床用血审核制度、信息安全管理制度十八项医疗质量安全核心制度，及全面质量管理（TOM）、质量环（PDCA循环）、品管圈（OCC）、疾病诊断相关组（DRGs）绩效评价、单病种管理、临床路径管理等医疗质量管理工具。

资料来源：《医疗质量管理办法》

第二节　医院全面质量管理

一、全面质量管理的概念

全面质量管理（total quality management，TOM）是一个组织以质量为中心，以全员参与为基础，目的在于通过让顾客满意和本组织所有成员及社会受益而达到长期成功的管理途径。

二、医院全面质量管理的内容

（一）全员质量意识

为推动医院不断发展，需要不断强化医院的全员质量意识，牢固树立"质量就是生命"的思想观念，始终坚持质量建院、质量兴院、质量强院。

（二）全面质量管理组织分层

医院质量管理组织一般分三层：医疗质量管理委员会（高层质量管理层），机关、质量控制办公室（中层质量控制层），科室质量管理层（基层质量操作层）。也可以按照医院职能管理分为四层或五层质量管理组织。基层质量操作层主要负责所在科室的质量控制活动，重点放在运行病例的质量监控，监督、检查、指导手术、病历等医疗质量，及时发现、整改质量缺陷。中层质量控制层主要负责环节质量控制，及时调整质控技术，重点抓好医疗卫生管理法律、法规、规章及各项医疗工作制度的落实、监督、检查，指导基层质量操作层的质量管理活动。高层质量管理层主要负责审核、决定医院质量管理具体方案与措施，检查、督导中层质量控制层和基层质量操作层的工作，提出质量管理建议和意见。

在全面质量管理中要特别强调医院高层质量管理层的重要性。高层质量管理层对医院文化建设、传播具有重要影响，实施全面质量管理时，高层管理者对医院职工的参与和医院职工授权负有领导责任。

（三）全面质量管理范围

全面质量管理应该涵盖医院的各个组成要素，包括人员、技术、专科、服务、环境、饮食、医疗指标、医德医风、设备及医院信息等。其中，人员是众多组成要素中最为活跃的。

（四）持续质量改进

持续质量改进是体现全面质量管理的重要方面，是全面质量管理永恒的目标。党的二十大报告提出，推进健康中国建设，把保障人民健康放在优先发展的战略位置。医院应着眼于长远，构建一个稳定、有效的医疗服务质量持续改进机制，以实现持续推动医院高质量发展，更好满足人民日益增长的医疗服务需求的目标，以保证全面质量管理更有成效。

【知识链接】

《三级医院评审标准（2022 年版）实施细则》中关于质量持续改进的内容

《三级医院评审标准（2022 年版）实施细则》第二章临床服务质量与安全管理对医院质量管理提出了细致要求。共分 11 个方面，包括医疗质量管理体系和工作机制、医疗质量安全核心制度、医疗技术临床应用管理、医疗安全风险防范、诊疗质量保障与持续改进、药事管理与临床药学服务质量保障与持续改进、检查检验质量保障与持续改进、输血管理与持续改进、医院感染管理与持续改进、中医诊疗质量保障与持续改进等内容。强调根据《医疗质量管理办法》建设覆盖全院、全程和全员的医疗质量管理体系，通过风险管理和绩效奖惩等措施推动医疗质量持续改进，并明确医疗质量管理的院级、科级责任范畴。持续改进是核心精神和永恒目标，医院评审细则吸纳医院质量持续改进理念，体现了卫生行政部门对于医院质量管理的重视和引导，医院应该坚持不懈地重视质量管理工作，追求卓越质量表现。

资料来源：《三级医院评审标准（2022 年版）实施细则》

三、医院全面质量管理的特点

（一）三级质量结构

三级质量结构是指医院基础质量管理（要素质量管理）、医院环节质量管理和医院终末质量管理。

1. 第一级：医院基础质量管理（要素质量管理） 包括以下七个要素：①人员：人员质量在七要素中居首位。②医疗技术和服务功能：医疗技术决定着医疗服务功能和医疗水平，是保证医疗质量的支柱。③药品和物资：是决定医疗服务质量的重要物质基础，特别是药品质量对医疗服务质量具有决定性意义。④医疗设备：先进的医疗仪器设备对提高医疗技术和质量发挥着日渐突出的作用。⑤时间要素：指在医疗服务过程中掌握和利用时间的及时性、准时性、适时性和连续性。⑥信息：信息的保证越来越受到重视，信息通、情况明、行动快，已经成为现代医院的特点之一。⑦医疗环境和设施空间：环境设施是保证医疗服务质量的重要物质条件。

2. 第二级：医院环节质量管理　医疗过程本身是由许多环节组成的，而医疗质量就产生在各个环节的具体工作当中，因为每个环节都是患者与医院进行接触的接触点，每个接触点都是一个展示医院实际情况和工作水平的窗口。

3. 第三级：医院终末质量管理　每一项工作都有质量结果，终末质量就是医学服务的最终结果，包括诊断符合率、病床使用率、确诊时间、疗程长短、医疗费用、治疗结果、有无并发症和院内感染率等。对其进行科学分析和评价，可以不断总结医疗工作中的经验教训，对于进一步抓好基础医疗质量和环节医疗质量，进而促进医疗质量循环上升，具有重要作用。

（二）"三全"质量管理

1. 全过程的质量管理　应该树立这样一个观点：优质产品是设计、制造出来的，而不是检验出来的。医院全面质量管理是对医疗、服务工作全过程的、严密的、程序化的管理。

2. 全员性的质量管理　全面质量管理强调"人的因素第一"，注重调动全体职工参加质量管理的积极性，使质量管理成为全员的管理。

3. 全方法的质量管理　全面质量管理所运用的方法是多样性的，既有定量分析的方法，又有定性分析的方法；既有静态分析的方法，又有动态分析的方法；既有解决具体质量问题的方法，又有解决工作程序和思路的方法。方法上的多样性，为根据不同需要、不同情况来灵活采用管理办法提供了可能性。

（三）"四个一切"思想

1. 一切要用数字说话　现代质量管理重视用数据说话，没有数据就没有准确的质量概念。进行全面质量管理强调不能仅凭感觉印象和经验，应避免工作中的盲目性和主观性，提高科学性和准确性。

2. 一切要以预防为主　这是在质量管理中必须要树立的基本思想。

3. 一切为患者服务　现代医疗质量观念就是全方位、全过程的患者满意，这是人们质量意识逐步深化的结果。

4. 一切按 PDCA 循环办事　PDCA 循环（戴明环），就是开展任何工作，必须事先有打算（plan，计划），然后才去做（do，执行），完成后或者在阶段中要去考核（check，检查），最后根据检查的结果进行总结（action，处理）。做对的要总结经验，加以发扬；做错的要引以为戒，把今后的工作做好，同时也把遗留的问题处理好。

四、医院全面质量管理的原则

（一）以患者为中心

在医院全面质量管理中必须坚持把"以患者为中心"作为各项质量控制工作的目标和宗旨，以此出发，不断通过 PDCA 循环进行持续的质量改进，满足患者的需求。

（二）发挥领导作用

医院质量管理必须由院长直接领导，对质量管理给予足够的重视，使医院全体人员都参与到质量管理的活动中来，营造一种良好的质量管理工作氛围。

（三）全员参与

医疗质量涉及每个人、每个医疗环节，非全员参与无法实现。全员应包括医务人员、党政工作人员、技术人员、后勤人员等，每个人都是质量管理的参与者，每个人也都是质量管理的执行者，医疗服务质量取决于各级人员的意识、能力和主动精神。

（四）过程管理

必须将医院全面质量管理涉及的相关资源和活动都作为一个过程来进行管理。过程管理原则充分体现了预防为主的现代管理思想，从预防为主的角度出发，对医疗服务工作的全过程，以及对医疗服务的每一项操作、每一个环节都进行严格的质量控制，把影响质量的问题控制在最低允许限度，力争取得最好的医疗效果。

（五）系统管理

医院是一个系统，医疗质量是医院系统整体功能的综合体现，质量管理就是要应用系统管理思想的整体观，对医疗质量形成的各个环节、对医疗质量产生的全过程实施全面管理。

（六）持续改进

质量持续改进（CQI）是在全面质量管理基础上发展的，以系统论为理论基础，强调持续性、全程的质量管理。质量持续改进是医院质量管理的一个永恒目标。

（七）以事实为基础

有效的决策建立在对数据和信息进行合乎逻辑和直观分析的基础上，医院全面质量管理也必须以事实为依据，背离了事实基础没有任何意义。

（八）与供方的关系互利

组织和供方之间保持互利关系可以提升双方创造价值的能力，从而为进一步合作提供基础，谋取更大的共同利益。因此，医院全面质量管理实际上已经渗透到供应方的管理之中。

第三节　医院质量管理方法

一、PDCA 循环管理法

（一）PDCA 循环管理法的主要内容

PDCA 循环是由美国著名的质量管理专家戴明（W.E.Deming）博士提出来的，P（plan）表示计划；D（do）表示执行；C（check）表示检查；A（action）表示处理。PDCA 循环反映了质量管理活动的规律，是提高产品和服务质量、改善组织经营管理的重要方法。

1.计划（plan） 在计划阶段，主要经过四个步骤：①分析现状，找出存在的质量问题。②分析产生质量问题的各种原因或影响因素。③从各种原因中找出影响质量的主要原因。④针对影响质量的主要原因，制订措施，提出行动计划。

2.执行（do） 在执行阶段，主要是对前一阶段制订的计划予以实施，强调具体的执行能力。

3. 检查（check） 在检查阶段，需要对计划执行中的情况或计划执行后的结果进行检查，看其是否与计划或预期目标相符。

4. 处理（action） 在处理阶段，主要通过两个步骤完成：①总结经验，把优异的成绩、成功的经验都纳入相应的标准化或规章制度中，惯性运行。②找出差距和尚未解决的问题，在此基础上转入下一循环。

（二）PDCA 循环管理法的主要特点

1. 管理循环是综合性的循环，四个阶段紧密衔接，连成一体 以上四个阶段按照一定的时间顺序，逐步完成，紧密衔接，连成一体。在处理阶段的最后工作完成时，循环并没有结束，而是继续开始第二阶段的循环，即开始新一轮的计划、执行、检查与处理工作，如此往复，生生不息（图 6-1）。

2. 大循环套小循环，小循环保大循环，相互促进 作为一种科学的管理方法，PDCA 循环适合于各项管理工作和管理工作的各个环节。上一级的管理循环是下一级管理循环的根据，下一级的管理循环又是上一级管理循环的组成部分和具体保证。通过各个小循环的不断转动，推动上一级循环，带动整个循环不停地转动（图 6-2）。

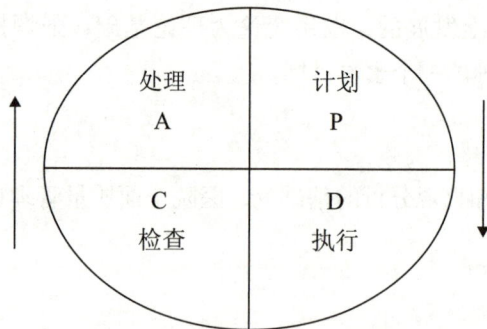

图 6-1　PDCA 循环管理示意图

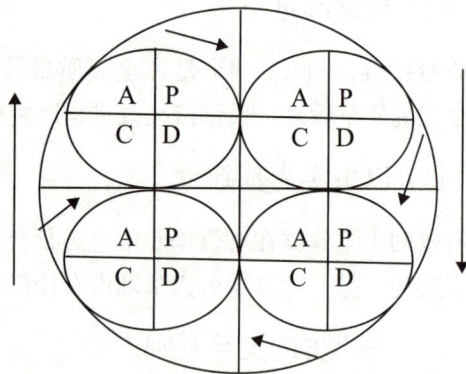

图 6-2　大循环套小循环示意图

3. 循环往复，阶梯上升，动态发展，步步提高 PDCA 循环不是一种简单的周而复始，不是同一水平上的重复，每循环一次，都解决一些问题，使医疗质量提高一步，接着又制订新的计划，开始在较高基础上进行新循环，这种螺旋式的逐步提高，使管理工作从前一个水平上升到一个更高的水平（图 6-3）。

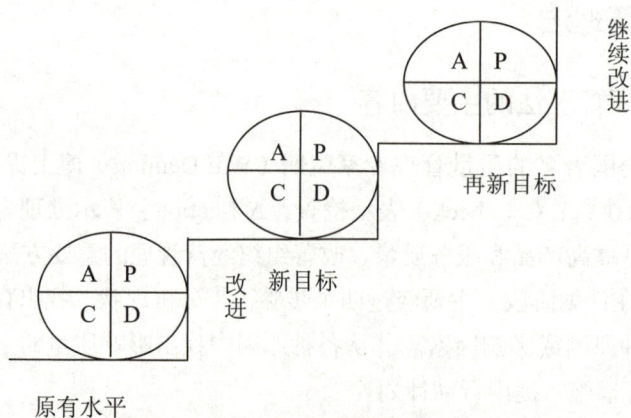

图 6-3　PDCA 循环螺旋式上升示意图

4. PDCA 循环的关键在于"A"处理　能否使 PDCA 循环上升，不断前进，不断发展，关键在于本次循环的处理阶段，因为只有重视这个阶段，才能形成经验，吸取教训，制订出标准、规程、规章和制度，并作为下一循环的重要组织内容，保证质量管理稳步提高，避免同类质量问题发生。

二、常用医疗质量管理工具

在现代医院质量管理工作中，医院质量管理工作者所要面对的数据量、数据类别和问题纷繁复杂，需要运用比较系统、科学的方法进行处理，由日本质量专家发明的新老各七种质量管理工具将对解决问题大有裨益。老七种质量管理工具包括调查表、分层图、直方图、散布图、排列图、因果图和控制图；新七种质量管理工具包括关联图、亲和图、系统图、矩阵图、矩阵数据分析法、PDPC 法和网络图，这十四种工具既能单独使用，又可以根据不同类别、不同级别医院的不同要求混合使用，为医院决策者提供有价值的信息，从而提高医院的工作效率和服务质量。

（一）排列图

排列图又称主次因素排列图法、主次因素分析图法、帕累托法，是找出影响质量的主要因素的一种简单而有效的方法。其指导思想是在管理过程中必须抓住主要问题，只要抓住影响质量的关键因素，就会提高整个质量水平。

排列图一般由两个纵坐标，一个横坐标，若干个按高低顺序排列的直方图和一条累积百分比曲线所构成。左侧纵坐标表示事件发生的频数，右侧纵坐标表示事件发生的频率，横坐标表示影响质量的各个因素，按影响程度的大小从左向右排列。直方图的高度表示某个因素影响的大小。曲线是各影响因素大小的累计百分数连线，又称帕累托曲线，也称之为排列曲线。

根据"关键的少数，次要的多数"的原理，累加百分比在 0% ～ 80% 间的因素为 A 类因素，即主要因素，是医疗质量的主要问题；累加百分比在 80% ～ 90% 之间的因素为 B 类因素，即次要因素，是医疗质量的次要问题；累加百分比在 90% ～ 100% 间的因素为 C 类因素，即一般因素，是一般性质量问题。

例如，某一医院在某一时期出现的医疗纠纷较多，经过对所有这一时期的纠纷进行调查以后，发现有几个方面的原因导致了纠纷增多（图 6-4）。

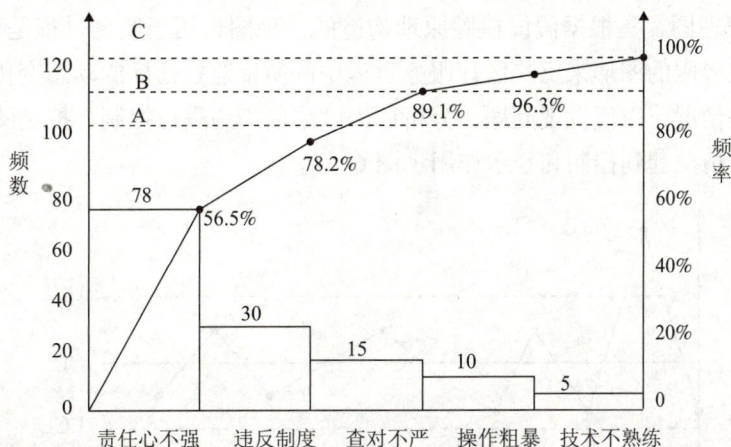

图 6-4　医院医疗纠纷原因排列图

绘制排列图时，应注意以下事项：①主要问题只宜有 1 ～ 2 个，至多不超过 3 个，否则就失去了寻找主要问题的意义。②一般性的项目很多时，通常都把它们列入"其他"栏内，以免横轴变得很长。③根据不同情况，可以绘制几个不同分类的排列图，方便比较，并使其提供的情况更加充分。

（二）因果图

因果图又称因果分析图或特性要素图、鱼刺图。因果图是一种质量管理分析图，主要是为了寻找产生质量问题的原因，采用召开相关人员调查会的办法，集思广益，将员工的意见反映在因果图上。探讨一个问题产生的原因要从主要原因到次要原因，从大到小，从粗到细，寻根究底，直至能采取具体措施为止。因果图是寻找和分析影响质量问题原因的一种简便而有效的方法。其形式见图6-5。

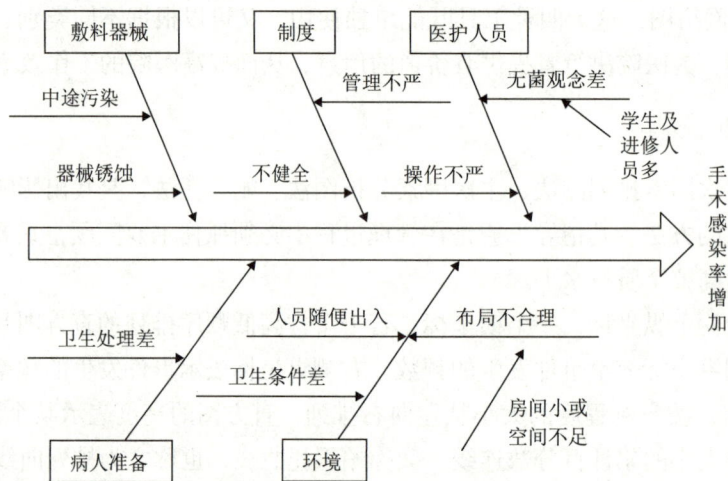

图6-5　手术感染率增加因果图

绘制因果图时，应注意以下事项：①要充分发扬民主精神，集思广益。②原因分析应细化到能采取措施为止。③主要原因又包括许多具体原因，因此，必须层层深入，找到具体的关键环节。④措施实施后，还应再用排列图检查其效果。

（三）控制图

控制图又称管理图，是根据假设检验原理构造的一种图，用于监测过程是否处于控制状态，利用这种画有控制界限的图形来反映医疗服务过程中的质量监控指标的动态变化，可以及时了解医疗服务质量相关情况，以便发现问题，分析原因，采取措施进行控制。控制图可以对医疗服务过程中出现的异常情况起到控制和警示作用（图6-6）。

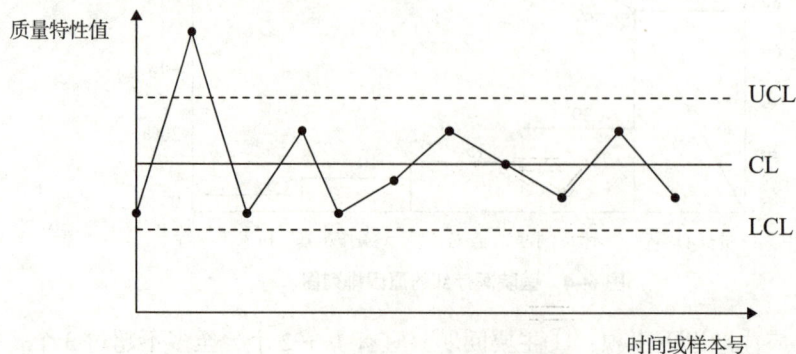

图6-6　控制图示意图

控制图的横坐标表示发生的事件，纵坐标表示需要控制的质量特性值。与横坐标平行的一般有三条线，中间一条实线叫中心线（CL）或均线，由质量控制指标的平均值或要达到的质量目标来决定，中心线上面的一条虚线称上控制线（UCL），下面的一条虚线称下控制线（LCL），分别由均数的 3 倍标准差或标准误确定。在控制图上，将采取系统取样方式取得的子样质量特性值，用圆点描在图上的相应位置。若圆点全部落在上下控制界限之间，且圆点排列没有什么异常状况时，就说明生产过程处于稳定状态。否则，则判定生产过程中出现异常因素，应查明原因，设法消除。

三、临床路径管理

（一）临床路径的概念

临床路径（clinical pathway or clinical paths）是指由医疗、护理及相关专业人员在疾病诊断明确以后，针对某种疾病或某种手术制订的具有科学性（或合理性）和时间顺序性的患者照顾计划。其核心是将某种疾病（手术）所涉及的关键性检查、治疗、护理等活动标准化，确保患者在正确的时间、正确的地点，得到正确的诊疗服务，以期达到最佳治疗效果。

（二）临床路径管理的模式

临床路径与传统医疗模式的主要区别在于，传统医疗工作模式是单个病例的诊疗计划，每一位临床医师都依据各自的路径进行临床工作，同样的疾病通过不同的医师可能会产生不同的结果。传统医疗工作模式见图 6-7。

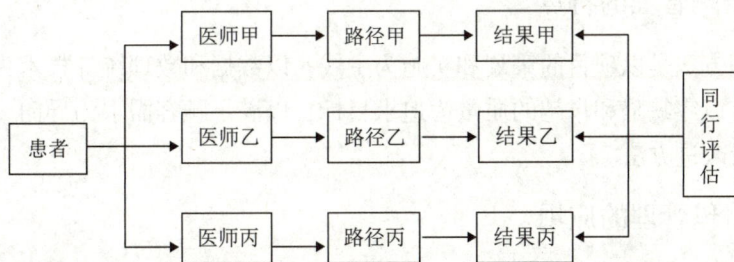

图 6-7　传统医疗工作模式

临床路径工作模式是由医院医疗团队的所有人员共同参与，经过协商，统一意见，制订出一个标准的临床路径，要求大家依此标准路径来开展医疗服务工作，这样只产生一个结果，由质量管理组织依据标准路径来进行监督、检查，并记录执行中发生的变异。在很大程度上控制了每个医生医疗工作的不确定性，保证了医疗服务质量的稳定性。临床路径工作模式见图 6-8。

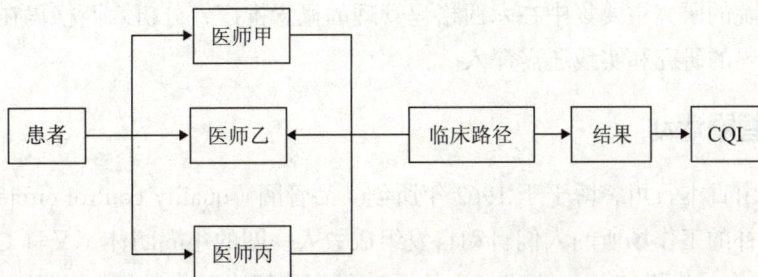

图 6-8　临床路径工作模式

（三）临床路径的作用

1.临床路径可以提高工作效率，降低平均住院日 临床路径通过明确医疗职责，减少治疗环节中的瓶颈问题，提高工作效率。另外，路径使临床过程程序化，明确规定了患者检查与治疗的时间安排，避免了各种原因造成的时间浪费，有效地降低住院患者的平均住院日。

2.提高医疗护理质量，减少医疗差错 临床路径是由专家共同研究制订的，使医务人员有章可循，提醒医务人员什么时间应该做什么、怎样做，避免了医生个人在制订治疗方案时的随意性，有利于提高医疗服务质量，减少医疗差错。

3.减少资源浪费，降低医疗费用 临床路径规范了医生行为，减少了医疗行为的随意性，进而减少浪费，降低医疗成本、通过减少医疗服务差异来改善资源利用。

实践证明，临床路径可以有效减少医疗资源浪费，如降低医疗成本，减少住院天数，同时保证治疗效果，增加患者满意度。

四、医院六西格玛管理

（一）六西格玛管理的概念

六西格玛（6σ）质量管理是一种统计评估方法，主要由定义、测量、分析、改进、控制五个步骤构成。其核心是追求产品零缺陷，降低产品成本，防范产品责任风险，在提高生产率和市场占有率的同时，提高顾客的忠诚度和满意度。六西格玛管理在重视产品和质量的同时，也注重过程的改进。

（二）六西格玛管理的特点

六西格玛管理方法是以项目的策划和实施为主线，以数据和数理统计技术为基础，以科学的工作程序为模式，以零缺陷和卓越的质量为追求目标，以满足顾客需求为导向，以取得经济效益为目的的一种质量改进方法。

（三）六西格玛管理的应用

六西格玛管理诞生于20世纪80年代中期的摩托罗拉公司，并在公司范围内得到推广。20世纪90年代末，六西格玛管理法开始应用于医疗领域，越来越多的医疗机构实施六西格玛管理，且都取得了显著成效。例如，美国芝加哥联邦保健公司节约医院营运成本700万美元；新西兰北威克的红十字医院实施多项六西格玛项目，减少了使用静脉抗生素的患者数量。六西格玛管理的应用可归纳为缩短检查时间、优化各种检验或检查流程、减少设备停机故障及提高患者满意度等方面。

目前，国内医院的研究主要集中在六西格玛管理的概念推广，分析六西格玛在医院应用的特点等，对于六西格玛的研究和实践还需深入。

五、医院品管圈活动

品管圈活动是由日本石川馨博士于1962年所创。品管圈（quality control circle，QCC）就是由相同、相近或互补的工作场所的人们自动自发组成数人一圈的小圈团体（又称QC小组，一般6人左右），通力合作、集思广益，按照一定的活动程序来解决工作现场、管理、文化等方面所发生的问题及课题。它是一种比较活泼的品管形式。品管圈活动可以促进医院在医疗工作中建立医疗质量持续改进的理念，主动建立质量管理和控制的长效机制。

第四节 医院质量评审

医院医疗服务质量评审是医院按照一定的质量管理体系或质量管理规范的要求与自身的质量管理工作进行对比，以确定其服务质量和质量管理体系及其内容是否符合标准。医院医疗服务质量评审分为医院质量内部评审和医院质量外部评审。医院质量内部评审是医院质量管理工作的重要内容之一。医院质量外部评审是由中立的第三方依照一定的标准体系对医院是否满足要求进行的质量评审。

一、医院质量内部评审

（一）医院质量评审的要求

医院医疗服务质量委员会或医院的质量管理者应按照规定的时间间隔和程序对医院质量体系进行评审，评审时要明确以下内容。

1. 质量评审是医院质量体系自我完善的重要内容，是保障医疗服务质量的重要保证。

2. 质量评审的对象不仅是医院质量体系本身，也包括医院质量方针和目标的评审，可以涉及医院质量管理的全部内容，以便确定质量体系能否实现质量方针和目标，以及质量方针和目标是否适应变化着的内、外部环境。

3. 质量评审是一项有计划的、系统开展的评审活动。医院应按照规定的时间间隔进行，一般每年进行一次，但当医疗服务市场和医院组织内部发生较大变化时，或连续出现重大质量事故时，或被患者投诉时，应及时进行质量评审。

4. 质量评审的输出是医院医疗服务质量的改进。

（二）医院质量评审的内容

对医院质量体系进行评审的内容包括以下几个方面。

1. 组织机构（包括人员和其他资源）的适宜性。

2. 医院所选择的质量保障体系与各项标准的符合程度，质量体系是否有效。

3. 质量方针、目标的贯彻情况。

4. 适应医院发展的应变能力。

5. 对医院服务质量的内、外部反馈信息（包括患者投诉、抱怨），以及医院所采取的纠正或预防措施的信息进行分析、评价。

6. 医院医疗服务质量状况。

7. 医院内部质量审核的有效性及发现的重大问题。

（三）医院质量评审间隔及注意事项

通常医院的内部评审在每年的年初或年末进行。质量评审要按期进行，以确保质量体系的持续适宜性和有效性。质量评审的过程、频次应根据实际情况而定。当医院内、外部环境有较大变化时，应及时进行评审。

医院管理者应注意医院质量体系中可能出现问题的部分，特别是那些经常发生质量问题的区域。应落实质量评审的后续管理工作，对质量评审中发现的问题应及时采取措施，持续改进，并对改进工作的有效性进行评价。

二、医院质量外部评审

（一）国外医院评审

1.JCAHO 评审　美国医院评审自 20 世纪初开始。1951 年，美国外科学会、美国内科学会、美国医院协会、美国医学会、加拿大医学会共同建立了美国医院评审联合委员会（Jointcom-Mission on Accreditation of Hospital, JCAH）。它是一个独立的、非营利性的组织，基本目的是提供自愿的评审。1988 年，美国医院评审联合委员会正式更名为美国医疗机构联合评审委员会（Joint-Commission on Accreditation of Healthcare Organizations, JCAHO）。目前，其评审对象已经涵盖了与医疗、护理服务相关的各类医疗机构，如综合医院、精神病医院、慢性病医院、诊所、检验中心、护理院等。评审标准定期修订一次。美国的医院评审虽然是自愿申请，但评审结果却获得了普遍的认可，拥有良好的社会信誉。在美国，JCAH0 标准事实上就是国家标准。全美约84% 的医疗机构接受 JCAHO 评审。

JCAHO 的评审结果分为：合格——发给合格证书；有条件合格——质量有缺点，而这些缺点尚未达到不合格的程度，但必须在规定时间内或下次评审前改善；不合格——有严重缺陷。若院方不同意评审结果，可申请举行听证会。评审合格证书有效期为 3 年，医院每隔 3 年必须再度申请评审，若未能继续达到标准要求将会被取消合格资格。

2. JCI 评审　美国医疗机构联合评审委员会国际部（joint commission international，JCI）是JCAHO 的一个下属分支机构，创建于 1998 年，其使命是通过提供全球范围内的评审服务，促进国际社会的卫生保健质量。JCI 评审的目的是为国际社会评估医疗卫生机构提供一个以标准为基础的客观的评审程序。其目标是通过应用国际公认的标准和指标体系实施评审，以促进医疗机构持续质量改进。

JCI 医院评审标准构成的内容，分为国际患者安全目标、以患者为中心的标准和医疗机构管理标准三大部分。JCI 标准是世界卫生组织认可的认证模式，从 1999 年出版开始到现在共再版7 次，分别是 1999 年《JCI 医院评审标准》（第一版）、2003 年《JCI 医院评审标准》（第二版）、2008 年《JCI 医院评审标准》（第三版）、2011 年《JCI 医院评审标准》（第四版）、2014 年《JCI 医院评审标准》（第五版）、2018 年《JCI 医院评审标准》（第六版）和 2021 年《JCI 医院评审标准》（第七版）。

3. 国家质量奖　日本爱德华·戴明质量奖（1951 年设立）、美国马尔科姆·波多里奇国家质量奖（1987 年设立）和欧洲质量奖（1991 年设立），这三大世界质量奖被称为卓越绩效模式的创造者和经济奇迹的助推器。通过应用这些标准，能为医疗卫生组织带来治理系统、战略决策、运行机制、经营绩效等方面的显著变化，提升综合竞争力，成为行业"标杆"，并形成分享"最佳实践"的交流环境，在医疗卫生相关机构和组织间建立合作关系，对于医疗机构的绩效管理和质量管理理念及方法影响颇深，提高了医疗机构的医疗服务质量水平和绩效表现。

（二）ISO9000 质量认证

ISO9000 族标准是国际标准化组织（ISO）制订的在全世界范围内通用的关于质量管理和质量保证方面的系列标准，它使各国的质量管理和质量保证活动统一在一个共同的基础之上。近年来，国内外很多医院开始探索应用 ISO9000 族标准进行医院管理，并且取得了良好的效果。它对医的质量管理来说是一种崭新的管理方式，其实施将给医院的管理改革注入新的理论、新的方式。

1. 医院质量体系的内涵　根据 ISO9000 族标准关于质量体系的定义，医院质量体系是指为了保证医疗质量满足患者明确的或者隐含的要求，由组织结构、职责、程序、过程和资源等构成的有机整体，以文件的形式列出有效的、一体化的技术和管理程序，以便以最好、最实际的方式来指导医院的人员、设备及信息的协调工作，保证患者有较高的质量满意度和较低的质量成本。

2. 医院实施 ISO9000 族标准的基本程序　在医院内实施 ISO9000 族标准的目标是建立一套系统的、符合 ISO9000 族标准要求的医院质量管理与质量保证体系。只要达到这一目标，就达到了实施 ISO9000 族标准完善医院管理体系的目的。因此，各个医院在实施 ISO9000 族标准时，其具体的操作步骤和程序不必强求一致，可以根据各自医院的具体情况，采用不同的步骤与方法进行运作。一般来讲，ISO9000 族标准在一个医院内的实施应该经过医院质量体系的确立、医院质量体系文件的编制、医院质量体系的实施与运行等基本程序。

（三）我国医院评审

医院评审是国际通行的做法，我国国务院颁布的《医疗机构管理条例》中明确规定"国家实行医疗机构评审制度"，把医院评审作为一种制度加以肯定。

1. 第一轮医院评审（1989—1998）　医院等级评审是在卫生部统一标准指导下，由各省、市、自治区卫生行政部门组织，涵盖了所有公立的医疗机构。从 1989 年开始，卫生部启动了第一周期的医院评审工作，到 1998 年暂停，持续时间长达 10 年。卫生部发布了《医院分级管理办法》（试行草案）、《综合医院分级管理标准》（试行草案），卫生部、国家中医药管理局发布了《中医医院分级管理办法》《中医医院分级管理标准》，以及《中医医院分级管理标准评分细则》，对医院进行分级评审。医院等级评审在促进医院科学化、规范化管理方面发挥了重要作用，特别是使全国许多区、县级医院迈上了一个很大的台阶。

2. 第二轮医院评审（2011 年至今）　2011 年，卫生部颁布《医院评审暂行办法》，相继出台《三级综合医院评审标准》《二级综合医院评审标准》等，国家中医药管理局出台《三级中医医院评审标准》《二级中医医院评审标准》等，要求各地以医疗机构设置规划为基础对医院监督管理，开展评审工作，保证医疗机构设置规划、分级管理、医院监督管理各司其职。2020 年，国家卫生健康委员会发布《三级医院评审标准（2020 年版）》《三级医院评审标准（2020 年版）实施细则》，新标准以"医疗质量安全"为主线，强调"级等分离"，评审模式由主观定性为主向客观定量为主转变。2022 年 12 月，国家卫生健康委员会在保持主体框架和内容不变的基础上，对《三级医院评审标准（2020 年版）》及实施细则进行了"更新式"的修订，形成了《三级医院评审标准（2022 年版）》及实施细则，要求医疗机构充分发挥其在引导医院自我管理和健康可持续发展等方面的作用。通过医院评审工作，我国医院不仅建立了规范的管理框架和模式，也建立了一套科学的管理方法和较为完善的管理制度，特别是促使公立医院更多地关注患者的切身利益，树立"以患者为中心"的服务理念，在不断提高医疗服务水平、保障医疗安全的基础上，满足患者的医疗需求。

第五节　精益医疗

精益医疗是指将精益管理的理论与工具引入现代医院管理的一种管理理念与管理方法，其目的是在改进过程中逐步形成以患者为中心，尊重员工，兼顾医护人员利益，努力消除一切浪费，为客户创造更多价值的管理方式。精益医疗是"健康中国"战略的必然要求，是优化医疗服务资源供给的主要途径，精益医疗在帮助提高群众的就医获得感、提高医疗服务质量方面发挥着重要作用。

一、精益管理与精益医疗

（一）精益管理的内涵

精益是一种消除浪费、关注流程速度与效率的管理工具。通过消除生产环节上的不增值活动，实现连续的信息流、物流和现金流，从而达到降低生产成本、缩短生产周期和改善质量的目的。精益思维方式能让人们用更少的资源，如更少的人力、更少的设备、更少的时间、更小的空间来做更多的事情，满足顾客的要求。

精益是以顾客需求为导向，将"准时生产"和"自动化"作为企业生产支柱，以"改善"为依托，注重员工参与，借助"5S""看板"等工具形成的一套指导产业实践的管理模式。《精益思想》一书，丰富和扩展了精益的内涵。

（二）精益管理的基本原则

1996 年詹姆斯·P·沃麦克和丹尼尔·T·琼斯出版《精益思想》一书，首次提出精益管理的五大基本原则，分别是：识别价值（identify value）、识别价值流（identify value stream）、流动（create flow）、拉动（respond to consumer pull）及尽善尽美（pursue perfection）。

1. 识别价值　从顾客角度定义什么是价值。精益思想认为企业产品（服务）的价值只能由最终用户来确定，价值也只有满足特定客户需求才有存在的意义。

2. 识别价值流　价值流是指从原材料到最终顾客，或者从成品概念到销售的所有流程步骤。识别价值流是找到增值的步骤，它是实行精益思想的起点，并按照最终用户立场寻求全过程的整体最佳。

3. 流动　让创造价值的各个活动（步骤）流动起来，避免批量和等待，或者持续减少流动途中的各种障碍。精益将所有的等待或停滞视为浪费，让人们树立与浪费相对的精益思想。精益思想号召"所有的人都必须和部门化的、批量生产的思想作斗争，因为如果产品按照从原材料到成品的过程连续生产的话，我们的工作几乎总能完成得更为精确有效"。

4. 拉动　拉动就是按照用户的需求来拉动生产，而不是生产多于需求的产品。要实现拉动需要对用户的需求速度快速做出反应，努力让生产和用户需求速度保持一致。

5. 尽善尽美　是指在完成前述原则以后，应让系统自身朝着不断完美的方向努力。詹姆斯·P·沃麦克阐述精益的目标是："通过尽善尽美的价值创造过程（包括设计、制造和对产品或服务整个生命周期的支持）为用户提供尽善尽美的价值。""尽善尽美"并非仅仅指无差错的技术、无缺陷的产品，还指以合适的价格，最少的浪费，在正确的视角提供用户真正需要的产品（服务）。

（三）精益医疗的提出

一个世纪以来，全球企业经理人和一线工人逐渐掀起一场严格把关流程，避免浪费，为客户创造价值的生产方式革命，越来越多的行业将精益思想应用于核心业务的管理。但医疗行业在这场进步中却明显落后于其他行业。从世界范围来看，各国医疗政策的制定多围绕资金筹集、支付、监管、服务体系构建等议题展开，很少有人真正关注医疗服务的具体流程。政府的医疗政策往往只作用于周围环境，无法解决医疗成本居高不下的现状，将精益思想引入医院管理，既是客观环境也是医院自身发展的必然要求。

20世纪初，吉尔布雷斯夫妇提出了可以把科学管理理论应用于医院管理，但医院真正引入精益思想并探索精益实践是在相隔一个世纪后。21世纪初，欧美国家的医疗机构开始探索将精益思想应用于医疗服务改进，并逐渐延伸为精益医疗（lean healthcare，LH）。精益医疗是围绕患者的需求提高医院效率与质量的管理理念，即医院应以患者为中心实施服务，在提高患者满意度的同时兼顾医护人员利益，并提高服务质量、降低成本，减少和缩短不必要的医疗程序和等待时间，使患者和医院均能实现以最小资源投入获得尽可能多的价值。精益医疗是一个动态过程，需要在每一项服务的每个环节和步骤上都能重新思考工作流程，消除浪费，提高工作质量和效率。总的来说，精益医疗的改善措施主要围绕识别浪费，消除浪费进行，核心是"减少浪费、尊重员工，创造价值"。

相较于流水线的工业生产，医院管理更为复杂，面对的是人流密集影响秩序、环境嘈杂降低效率、物品凌乱造成浪费、空间有限埋下隐患等困境，对此缺乏有效管理必然会给医院带来严重危害。开展精益医疗管理，有利于医院不断优化流程，持续改善服务，提高运营效率，从而提高患者满意度（表6-1）。

表6-1 医院八大浪费情况表

浪费类型	简要表述	医院实例
过量生产	做患者不需要或暂时不需要的事情	不必要的检查或检验
库存	由财务成本、储存和移动成本、变质和损耗造成的库存成本增加	待处理的到期物资，如过期药品
搬运	不必要的"产品"移动，如患者、标本、材料等的转移	不合理的布局，患者周转
缺陷	各种工作差错、操作失误或修正错误而耗费的时间	发药错误、用药错误、手术器械缺失等
过程不当	所做的工作超过了患者需要的质量要求或所做的工作非必要。	1名员工花费3小时折叠洗好的毛巾，楼上的护士马上就会把叠好的毛巾展开、摊平
多余动作	不必要的动作或行为	因为布局不合理导致的服务前台人员每天大量的额外走动
等待	等待下一个事件或工作程序	患者排队等待就诊
人才	不鼓励员工、不采纳员工意见、不支持员工发展而造成的浪费和损失	员工不再有意愿参与服务持续改进

（四）精益医疗的核心要义

精益医疗在持续改善和以人为本的基础上，强调以下几点：

1. 关注患者。围绕患者设计医疗和护理服务，而不是以医院的利益和员工的方便为出发点。

2. 注重价值。确定对患者的价值，消除一切浪费。

3. 让患者在医疗过程中流动起来。缩短治疗及相关作业的时间。通过优化流程缩短患者的治疗、住院时间，降低患者对病房数量的需要。

4. 按患者的需求来"拉动"医疗服务。

5. 尊重员工。激励、信任员工，营造一个扶持和发展员工的环境。

二、精益医疗管理常用工具

在开展精益管理的过程中，可以使用的精益管理工具非常多，结合医疗行业的特点可分为以下四类：发现问题的工具、分析问题的工具、改善问题的工具、组织保障的工具。

（一）发现问题的工具

具体见表 6-2。

表 6-2   发现问题的工具

常用工具	应用场景
1. 精益改善地图	描述业务流程各环节哪些有价值，存在哪些浪费
2. 八大浪费	识别精益所定义的常见的浪费类别，找出需要改善的问题点
3. 价值流分析	通过价值流分析了解状态，从而发现流程中的问题，寻求改善的突破口

（二）分析问题的工具

具体见表 6-3。

表 6-3   分析问题的工具

常用工具	应用场景
1. 因果图	用于发现造成问题发生的根本原因，利用 5MIE 对问题进行深层次的分析
2. 群策群力	通过规范化的研讨形式集思广益，发现问题并制订改善对策
3. 客户之声（VOC）	通过对客户的需求分析，找出问题的原因所在
4. 五问法（5WHY）	通过研讨形式逐步剖析，以发现问题的深层次原因
5. 优先矩阵	判断问题的优先级别，明确关键问题，便于合理分配资源
6. 统计过程控制（SPC）	通过对数据分析发现过程的变化点
7. 排列图	区分各问题对结果的影响程度，以确定主要问题

（三）改善问题的工具

具体见表 6-4。

表 6-4   改善问题的工具

常用工具	应用场景
1. 循环管理法（PDCA）	对改善按照质量控制的闭环管理
2. ECRS 分析法	ECRS 即取消（Eliminate）、合并（Combine）、调整顺序（Rearrange）、简化（Simplify）。用于对工作流程进行优化，以减少不必要的工序，达到更高的工作效率

续表

常用工具	应用场景
3. 全面生产维护	在物流和有设备或车辆的领域进行设备的预防性维护和设备改良
4. 目视管理	（1）在物流备品备件库利用看板实现可视化管理； （2）对于管理的内容用目视化的方式让全员参与
5. 潜在失效与效应分析（FMEA）	对过程产生问题进行的原因进行分析与防治
6. 突破改善周	通过改善活动创建一种成功的模式，再由点到面推广应用
7. 方针管理	将集团高层管理层的目标与日常医院管理相结合的方式
8. 快速换模（SMED）	在产品或服务过程中实现切换时间缩短
9. 质量控制（QC）小组活动	按照质量控制（QC）课题开展模式进行的精益改善活动

（四）组织保障的工具

具体见表 6-5。

表 6-5　组织保障的工具

常用工具	应用场景
1.5S 现场管理法	"5S" 是整理（Seiri）、整顿（Seiton）、清扫（Seiso）、清洁（Seiketsu）和素养（Shitsuke）这五个词的缩写。系统而完整地进行整理、整顿、清扫，实现安全、清洁和员工素养得到提高的一种改善活动
2. 现场管理培训（TWI）	对团队成员进行系统训练
3. 一点课	用于团队培训及经验分享
4. 合理化建议 / 提案改善	基于工作提出合理化建议，一般用于全员小改善
5.A3 报告	A3 报告是一种精益报告方法，把问题的源头，分析，纠正和执行计划放在一张 A3 纸上表达出来，并及时更新或报告结果
6. 作业标准化	通过对工作方法的优化，形成标准文件，使工作方法固化、标准化

三、精益医疗管理项目实施的基本要素

1. 项目背景　了解医院相关信息及需要精益改善的实际问题，识别浪费。

2. 现状调查　项目小组制订调查计划，针对问题展开现场调查并收集信息，对数据进行初步分类分析，设定精益项目改善目标。

3. 根因分析　项目小组通过查阅文献，组织多场讨论，运用头脑风暴法、5WHY 或鱼骨图等分析法查找导致问题的主要原因。

4. 改善行动　针对分析得到的主要原因开展对应的改善行动。

5. 改善成效　评估改善成效，与精益小组绩效挂钩，总结经验不断改善。

6. 成效标准化　当精益项目改善取得成果后，应建立标准，才能使成果转化可持续。

【案例导读】

高值耗材也发"身份证"了——一码溯源，全程跟踪

过去高值耗材往往采用手工和纸质等管理方式进行管理。旧的管理模式存在信息滞后、收支不同步、工作效率低等弊端。佛山市某医院通过将高值耗材管理系统对外与 HIS 对接，对内与计划、采购、库存、应付有效连接实现高值耗材信息链完整追溯，降低了医用耗材成本和管理成本，具体如下：

1. 通过备货管理（VMI）流程，为科室成本管控提供可视化手段。

VMI 流程中科室首先提出使用申请，将备货送到医院的设备仓并进行贴码，完成高值耗材的"身份证"发放和"虚拟入库"；扫码收费后会进行销帐自动生成出库单，使用后送发票到设备仓实际入库，进行审核。

2. 通过序列号控制，实现高值耗材从供应商始端到患者消耗终端全流程跟踪。

医院采用统一的自建序列号条码方式管理。入库时候分配、登记、打印序列号条码，并粘贴到高值耗材包装上，出库时候在 HIS 收费系统里面扫描条码实现自动出库并登记信息。

医院将医用耗材的管理从粗放变为精细，完善了耗材管理流程，将医用耗材从采购源头到临床使用实现了全程数字化管理，使用科室实现了零库存管理，大大降低了医用耗材成本和管理成本，为医院精益化管理打下了基础。

资料来源：本案例根据《精益化运营、供应链先行：

佛山市第二人民医院供应链高效管理实践》改编

【思考题】

1. 如何灵活运用医疗质量管理工具？

2. 如何做到质量持续改进？怎样发现持续改进的目标区域？

3. 如何将 PDCA 与持续质量改进、医院质量评价结合起来？

4. 医院质量内、外部评审有何重要意义？

5. 在八大浪费中，你认为哪种浪费类型在医院最为普遍？你能为每种浪费类型举个例子吗？

【名人名言】

人命至重，有贵千金，一方济之，德逾于此，故以为名也。

——孙思邈《备急千金要方》

【案例导读】

医院未履行尸检告知义务，承担相应的法律责任

患者杨某因"左侧腹部腰痛5小时"，于2020年10月9日00时20分到某医院就诊治疗。西医诊断：肾绞痛，给予治疗后离开医院。2020年10月9日1时56分因患者"呼之不应5分钟"再次返回该医院，诊断为：①急性下壁心肌梗死。②心源性休克。③主动脉瘤支架植入术后。经抢救，患者杨某于4时36分出现自主呼吸和心跳停止，宣布抢救无效临床死亡。

患者家属申请委托某司法鉴定中心进行鉴定，2021年12月30日鉴定意见为：①医院在对被鉴定人杨某的诊疗过程中存在"首诊病情评估不全面、不规范，对病情的严重性认识不足，解痉阵痛药物使用不规范，诊疗过程中病情观察不到位，病历书写不符合《病历书写基本规范》要求"的过错。②患者死亡后未行法医学尸体解剖检验，根据现有资料不能明确判断其死亡原因，也无法客观判断某院诊疗过程中的过错与死亡后果之间的因果关系及参与度。

家属向法院提出诉讼请求：①医院赔偿家属596030元。②诉讼费用、鉴定费等由医院承担。一审法院认为，无法做出鉴定的原因是由于患者杨某死亡后未行法医学尸体解剖检验，医院作为专业医疗机构对其是否应当做尸检应当有告知义务。同时，因家属并未举证证明其对患者杨某死亡原因明确提出过异议，故应对未进行尸检亦存在一定的过错。综上分析，酌定由某医院赔偿家属全部损失的20%。就损失构成，医院承认的丧葬费、死亡赔偿金、鉴定费予以确认。家属的全部损失核定为798122元，其余由医院赔偿20%，合计155603.40元，医院应赔偿损失合计175708.40元。

资料来源：中国裁判文书网，根据《普洱市中医医院、
王某等医疗损害责任纠纷民事二审民事判决书》改编

医疗是医院的中心工作，医疗管理（medical management）是医院管理的核心内容，是完成医疗任务的主要手段，是影响整个医院管理水平的中心环节。

医院医疗管理的主要内容包括对门诊、急诊、住院、医技科室和康复的管理。门诊是诊疗活

动的第一关，进行一般的和初期的诊疗工作；急诊是诊疗和抢救重症患者；留观是指留院观察，通常指患者在病情未稳定时医生采取的观察患者身体情况的措施；住院是对各种重症患者进行全面系统地治疗，是医疗活动的中心环节；医技科室是医院医疗的重要组成部分，直接影响着疾病预防、诊断和治疗的效果；康复是医院医疗工作的延伸和扩展。

第一节　医院医疗管理概述

一、医疗管理的概念

医疗管理是指医院医疗系统所进行计划、组织、协调和控制，使之经常处于应有状态，并对变化了的客观环境有较快适应性，以达到最佳医疗效果为目的的活动。传统上医疗管理的基本内容包括患者从入院到出院的所有环节。随着社会经济环境、生活水平、生活习惯等的改变，疾病谱和死亡谱、人口年龄结构、病因与死因、防治对象和防治对策等发生了很大的变化，这些变化使医疗的内涵得以扩展。所以，现代医院医疗管理的内容更为广泛，是指所有利用医院资源，保障人群健康的医疗行为，包括预防、诊疗、康复和保健等内容。

二、医疗管理的职能和原则

（一）医疗管理的职能

医疗管理是完成医院任务的主要手段，医院的基本任务是医疗，即救死扶伤，而医疗任务主要由医疗活动去实现。医疗工作是医院工作的中心，因此，加强医疗管理，提高医疗系统的能力，是保证医院任务完成的重要手段。

医疗管理水平是医院管理水平的体现，是医院综合管理的关键环节。因此，医疗管理的职能主要包括以下方面。

1. 明确医疗管理任务目标，如门诊、急诊、病房、院外及医技科室的医疗工作数量、效率及质量目标，新开展医疗项目的方向、规模，技术力量的配备。

2. 保证医疗技术水平充分发挥，科学设置医疗组织机构，包括医疗技术人员的配备、组合与调度，医疗技术人员的调整与排班，医疗指挥系统灵敏反应。

3. 完善各项医疗规章制度，如以责任制为中心的医疗管理制度、各级人员职责、各种诊疗常规、各项技术操作规范。

4. 检查评估医疗效果，分析和找出管理的缺陷和不足之处，调整医疗管理的内容。

（二）医疗管理的原则

医疗管理应坚持以患者为中心开展诊疗工作，一切从有利于患者的身体康复出发，在现实可能与可行条件下，把患者利益放在首位，让患者满意，体现现代医学模式的要求。

1. 患者第一　坚持以患者为中心，一切为了患者，为了一切患者，全心全意为患者服务。

2. 安全有效　严格执行各项医疗规章制度，防范医疗差错事故的发生。

3. 首诊负责制　首诊负责制包括医院、科室、医师三级。患者初诊的医院为首诊医院；初诊的科室为首诊科室；首先接诊的医师为首诊医师。对首诊患者做到谁接诊谁负责，不得推诿，确系他院、他科疾病，应主动联系转院直至他院接收或请相关科室会诊，确为他科疾病后方可转科。

4. 重点管理　注重重点患者、重点科室、重点环节管理。

三、医疗管理文件规范

（一）国家层面的医疗管理要求

医疗机构及其工作人员，在医疗活动中必须严格遵守国家的宪法和法律，必须严格遵守医疗卫生管理法律、法规和规章以及有关的规范性文件，这是医疗机构及其工作人员的义务。与医疗管理相关的法律、法规、规章及规范性文件主要如下（表 7-1）。

表 7-1　医疗管理相关的法律法规规章

主题分类	相关法律 / 法规 / 规章	制定机关 / 法律效力位阶
医疗卫生机构管理	《中华人民共和国基本医疗卫生与健康促进法》	全国人民代表大会常务委员会 / 法律
	《中华人民共和国中医药法》	全国人民代表大会常务委员会 / 法律
	《中华人民共和国传染病防治法》	全国人民代表大会常务委员会 / 法律
	《医疗机构管理条例》	国务院 / 行政法规
	《医疗保障基金使用监督管理条例》	国务院 / 行政法规
	《医疗机构管理实施细则》	国家卫生健康委员会 / 部门规章
	《三级医院评审标准（2022 年版）》	国家卫生健康委员会医政医管局 / 规范性文件
医疗卫生人员管理	《中华人民共和国医师法》	全国人民代表大会常务委员会 / 法律
	《护士条例》	国务院 / 行政法规
	《医疗机构从业人员行为规范》	原卫生部 / 规范性文件
医疗质量管理	《医疗事故处理条例》	国务院 / 行政法规
	《医疗纠纷预防和处理条例》	国务院 / 行政法规
	《医疗质量管理办法》	原国家卫生和计划生育委员会 / 部门规章
	《医疗技术临床应用管理办法》	国家卫生健康委员会 / 部门规章
	《医疗机构手术分级管理办法》	国家卫生健康委员会办公厅 / 规范性文件
	《医疗机构门诊质量管理暂行规定》	国家卫生健康委员会办公厅 / 规范性文件
病历管理	《处方管理办法》	原卫生部 / 部门规章
	《病历书写基本规范》	原卫生部 / 规范性文件
	《中医病历书写基本规范》	原卫生部 / 规范性文件
药品管理	《中华人民共和国药品管理法》	全国人民代表大会常务委员会 / 法律
	《麻醉药品和精神药品管理条例》	国务院 / 行政法规
	《医疗用毒性药品管理办法》	国务院 / 行政法规
	《医疗机构药事管理规定》	国务院 / 行政法规

续表

主题分类	相关法律 / 法规 / 规章	制定机关 / 法律效力位阶
医疗设备管理	《医疗器械监督管理条例》	国务院 / 行政法规
	《医疗器械使用质量监督管理办法》	国家食品药品监督管理总局 / 部门规章
	《医疗器械临床使用管理办法》	国家卫生健康委员会 / 部门规章
	《医疗器械临床使用安全管理规范（试行）》	国家卫生健康委员会 / 规范性文件
	《大型医用设备配置与使用管理办法》	国家卫生健康委员会 / 规范性文件
其他管理	《医疗废物管理条例》	国务院 / 行政法规
	《医疗机构临床实验室管理办法》	国家卫生健康委员会 / 规范性文件
	《医疗机构检查检验结果互认管理办法》	国家卫生健康委员会 / 部门规章

（二）医院内部的医疗管理制度

医院内部的医疗管理制度是指由医院根据国家有关法律法规和管理要求制定的，医院及其医务人员在各项医疗活动中应当严格遵守的制度。医院应建立健全各项医疗活动中的医疗管理制度或细则，以加强医院医疗管理，确保医疗质量和医疗安全，提高服务水平，构建和谐医患关系。医院内部医疗管理制度的建立健全也体现了公立医院改革的目标要求，即加强现代医院管理制度建设。医疗管理相关的院内制度主要有以下几个方面（表 7-2）。

表 7-2　医疗管理相关的院内制度

主题分类	管理制度
门诊管理制度	医务人员出诊管理制度、号源管理制度、预检分诊制度、门诊医疗文书管理制度、多学科（MDT）门诊制度、特需门诊制度、门诊转诊制度、门诊手术管理制度、门诊突发事件应急处理制度
急诊管理制度	急诊工作制度、急诊值班制度、急诊多发伤的抢救制度、急诊查房制度、急诊抢救室工作制度、急诊观察室工作制度
住院管理制度	医嘱制度、病历复印制度、会诊制度、住院病例书写质量考核制度、临床输血工作制度、手术管理制度、查对制度、查房制度、病房值班制度
科室管理制度	监护病区（ICU）工作制度、手术室工作制度、麻醉科工作制度、监护病区收住制度、血透室管理制度、理疗康复科工作制度、中医科工作制度
特殊技术管理制度	人工关节（全髋关节、全膝关节）植入技术管理制度，人工椎体、椎间盘植入技术管理制度
综合管理制度	医师定期考核工作制度、医院医患沟通制度、处方管理制度、疾病诊断证明、病假证明管理制度、诊疗技术操作制度、医疗质量缺陷管理制度、术前或有创操作前谈话制度、重要医疗仪器管理制度、药品不良反应监察制度、新技术，新项目管理制度、医疗不良事件报告制度

医疗管理是一个过程，各个环节有不同的管理内容、特点、工作方法。本章将介绍现代医院门诊管理、急诊管理、住院管理、医技科室管理、康复管理共五个方面的基本内容和基本要求。

第二节　医院门诊管理

门诊（outpatient）是指在医疗机构内，由医务人员根据患者有效挂号凭证提供疾病咨询、预防、诊断、治疗、护理、康复等医疗服务的行为。门诊是全院医疗工作的第一站，是直接接受患者进行诊断治疗和开展预防保健的场所，是接触患者最早，涉及人员最多，设置科室多且专业复杂的科室，而患者在门诊停留的时间短暂。因此，门诊管理直接影响着门诊质量的高低、门诊秩序的好坏和门诊矛盾的多少。

一、门诊管理的特点和功能

门诊工作呈现"集""强""大""杂""繁"的特点。

（一）门诊的特点

1. 就诊时间高度集中 患者就诊时间高度集中，就诊高峰多集中在上午。门诊每天要接待大量来自社会的患者。大量的患者及患者陪伴者和医务人员聚集在门诊进行检查和治疗，具有公共场所人群聚集的特点。

2. 每人次诊治时间短 门诊医生用于诊断和治疗的时间短。就诊者希望医生在短时间内对他们的疾病做出准确的诊断和有效的治疗，特别是对疑难复杂疾病患者，这要求门诊医护人员业务技术水平要高，临床经验要丰富，技术操作要熟练。

3. 易发生交叉感染 患者流动性大，容易发生交叉感染。门诊患者中，常有患急性传染性疾病的患者，候诊室又是患者集中的场所，故容易引起交叉感染。这就要求医院做好门诊感染管理，尤其是预防交叉感染和做好环境卫生管理。

4. 就诊环节多且复杂 门诊流程包括挂号、候诊、诊断、检查、取药、治疗等多个环节，任何一个环节的堵塞都可能造成整个流程不畅。门诊管理要注意各环节的特点和时间，做好导医工作，简化就诊手续，帮助患者就诊。

5. 工作人员交替频繁 门诊各科工作人员经常轮换，影响对患者的连续观察和治疗，要强调交接班制度，加强病历管理和科室之间的配合。

（二）门诊的功能

1. 负责组织完成患者的门诊诊疗工作。经判断病情不适宜在门诊处置的患者，需要收住院或转院治疗。

2. 承担基层送诊单位转来患者的会诊。按照国家分级诊疗的要求，接诊、会诊基层首诊上转的患者。在患者明确诊断和治疗方案后，应转回基层医疗单位处理，确有必要才能留在本院治疗。

3. 负责相关人群的疾病普查、预防保健、疾病诊断、鉴定等工作。

4. 开展医疗保健咨询和技术指导工作。运用各种形式进行卫生知识疾病的防治、优生优育，以及卫生法规的宣传教育工作。

5. 传染病管理。对传染病或疑似传染病患者实行严格的隔离制度，做好消毒工作，以防传染病进一步扩散。认真填写疫情报表，及时上报。

6. 负责所承担的教学和科研工作。

7. 开展计划免疫和健康教育。

二、门诊科室设置和管理体制

门诊工作的任务及特点决定了门诊科室设置要有一定的管理体制，门诊科室设置应与病房相呼应，只有少数科室仅有门诊不设病房或具有病房不设门诊。组织形式是管理的重要组成部分，门诊组织管理形式直接影响门诊质量的高低、门诊秩序的好坏。

(一) 门诊科室设置

门诊科室设置可分为四类，即一般门诊、急诊门诊、专科门诊、特殊门诊。随着医学专业分科越来越细、协作性越来越强，门诊科室的分科也越来越细。下面以 500 张病床的医院为例进行阐述。

1. 一般门诊 一般门诊是医院门诊的主要部门，门诊科室有内科、外科、妇产科、儿科、眼科、口腔科、耳鼻咽喉科、感染科、中医科、皮肤科、保健科、社区卫生服务中心等。

2. 急诊门诊 急诊门诊可设内科、外科，其他专科急诊由住院部二线医生应诊。

3. 专科门诊 专科门诊是根据各自医院发展的侧重点和医院综合实力不同而设置的。医学各学科深入发展后不断分化，医学诊疗手段层出不穷，各种先进仪器设备不断得到应用，一些疑难病症不断得到攻克，医院相应产生了专科、专家、专病门诊，如内科分为呼吸内科、消化内科、神经内科、心血管内科等；外科可设泌尿外科、普外科、骨外科等。进一步可分专病专家门诊，如糖尿病、哮喘、冠心病、心律失常、风湿病、白内障等门诊。

4. 特殊门诊 特殊门诊是随着医学模式的改变而设立的，如老年病门诊、心理咨询门诊、疼痛门诊、康复门诊、碎石中心。为方便患者就诊，提高服务水平，绝大多数医院设立了导医门诊或导医台。

(二) 门诊管理体制

门诊的组织管理体制主要采用业务副院长领导下的门诊部主任负责制，负责门诊、急诊、院前急救工作。县以上综合医院应建立急诊科或急救中心，单独领导急诊工作。医院门诊管理大致分为三种管理形式。

1. 业务科室管理形式 门诊医生由医生所在业务科室管理，门诊部只起到协调、监督和检查的作用。在这种管理模式下，门诊部对医生的约束力弱，管理力度弱。在目标管理责任制下，目标、指标按科室划分，门诊部主任对医生没有经济管理权，对门诊投诉和门诊脱岗、空岗没有制约能力和手段。这种管理形式的优点是门诊和病房联络紧密，医生可以在门诊和病房之间调剂，也有助于及时了解病房的床位信息，有利于安排患者住院。

2. 门诊部统一归口管理形式 凡在门诊部工作的医、技、护、工勤等各类人员无论从哪个部门和科室派出，在业务组织管理和考勤考绩方面都由门诊部负责，并要求各部门和科室派出参加门诊工作的医护人员做到相对稳定，不得随便调动。

3. 双重管理形式 门诊工作人员包括医、技、护人员及后勤人员、财务人员等，接受门诊部主任和所在科室主任的双重领导。门诊部设主任、护士长各 1 名，主任主要负责检查、督促、联系、组织、协调工作，处理日常门诊工作和应急事件。医护人员的安排主要由各临床科室派出。护士长总管门诊护理工作，督促检查门诊护理质量，协助主任做好各种协调工作。

后两种管理办法使得门诊部对门诊医生有了人权和财权，增加了门诊部的管理力度，大大增加了对不合格处方、门诊投诉、门诊出勤率的约束，使门诊服务更规范，有利于提高门诊服务质量。

三、门诊管理的基本内容

门诊医疗工作的特点和性质决定了对其管理时，管理内容既要注重完成门诊诊疗日常工作的管理，又要注重就诊环境和门诊流程的管理，主要包括以下方面。

（一）门诊环境布设

门诊的诊室布局设计，要本着"方便患者"的原则，根据医院的建筑形式和科室特点合理安排，减少患者逆流次数。让患者对不同科室的位置一目了然，减少患者在不同诊室或门诊收费处的中间环节，节约就诊时间。

门诊环境布设要宽阔、明亮、整洁、肃静，有必备的公共卫生设施，如痰盂、废物桶、洗手池和饮水处等；门诊入口处或门诊大厅应设有门诊布局示意图和咨询台或导医台，有鲜明路标和各种指示标志；科室门上设有标牌。

（二）门诊流程管理

在门诊一系列的服务环节中，就诊是门诊服务的核心环节，与计价收费、检验检查、取药等各个环节在一起构成了门诊服务的全过程。门诊流程管理是要关注门诊服务全过程的各个环节，减少患者在流程中的各种等候和折返，从而实现服务价值的增值。重点关注以下两个问题：

1. 减少患者折返　在门诊服务过程，经常发生患者折返的情况。例如，患者就诊结束到计价缴费窗口排队，计价工作人员告知医生开出的处方药品的计量、包装与药房不符，患者需要找医生更改，从而导致患者折返。门诊服务折返造成患者多排一次队，多跑一趟路，同时也使医生的诊疗过程碎片化，不连贯，医患双方都耗费精力与时间。

2. 减少等候时间　门诊"三长一短"的问题一直以来困扰着患者和医院。实际上，在门诊服务流程中，从患者挂号到离院的任何一个环节都存在等待。大量时间花在等候上，让患者觉得很麻烦，容易情绪焦躁，同时也容易引起交叉感染。2022 年 6 月国家卫生健康委员会印发的《医疗机构门诊质量管理暂行规定》第十一条要求："医疗机构应当积极推行分时段预约诊疗，提高患者到院 30 分钟内就诊率，引导患者有序就诊，减少院内等候时间，减少人员聚集。"可见，缩短看病等候时间是门诊管理的重要内容。

【案例导读】

减少生殖医学科患者就诊前的等待时间

2018 年 2 ～ 8 月，某院生殖医学科共收到 38 个患者意见，其中 50% 的患者对就诊期间的各种等待不满意。每位患者从开始助孕治疗至成功取卵，整个周期约 1 个月，期间患者需到医院随诊 7 ～ 8 次，每周平均 1 ～ 2 次，每次需当天完成采血化验及 B 超检查，取得报告后就诊。为优化该流程，该院组建精益改善小组，开展了为期 3 个月的精益项目改善。

小组采用现场追踪法，用点检表记录患者从进入医院到就诊全过程的时间节点，画出现状价值流图。从患者取号采血至患者就诊的等候耗时 142 ～ 493 分钟，平均耗时 240 分钟，其中等待耗时最长的是抽血、做 B 超、取检验结果。

小组采用头脑风暴进行原因讨论，采用亲和图对原因进行归纳分析，采用五问法对非相关因素予以排除。最终确认原因如下：①抽血室人多需排队等候。②血标本送达时间不确定。③检验科收标本后未及时化验。④B 超时间安排刻板及叫号方式原始。

小组采取以下改善行动：①改变采血流程，由生殖医学科护士采血。②定时采样送检，无需患者送检。③使用黄色"生"字专用标签便于检验科识别分类并在 10 点前发出报告。④改变 B 超报到方式。改善后成效显著，患者就诊前准备耗时 111 ～ 160 分钟，平均耗时 134 分钟；患者对该科工作流程的意见大幅度减少。

资料来源：翟理祥，夏萍.精益医疗管理实践［M］.北京：人民卫生出版社，2022.

（三）门诊人员管理

门诊人员的服务态度、服务能力决定着门诊服务的质量水平。影响门诊服务水平的人员素质包括人员的医疗专业素质，如患者急救、制订诊疗方案等，也包括人员的人文素质，门诊人员与患者的沟通技巧、沟通礼仪、服务态度等。为保证门诊人员能够为患者提供优质的服务，医院应对工作人员进行系统培训，使工作人员掌握正确的工作流程和工作技巧，还应根据工作内容制订相应的考核指标。

（四）门诊管理指标

国家三级公立中医医院绩效考核中，涉及门诊管理的指标有以下几个方面（表 7-3）。

表 7-3　门诊管理主要指标

序号	相关指标	指标意义	指标属性
1	门诊中药处方比例	反映门诊处方的结构，体现了门诊医师运用中医理论、辨证施治的情况	医疗质量的监测指标，反映功能定位
2	门诊散装中药饮片和小包装中药饮片处方比例	反映门诊医师运用中医临床诊疗思维、辨证施治、采用需煎煮后使用的传统中药饮片的情况	医疗质量的监测指标，反映功能定位
3	门诊患者中药饮片使用率	反映门诊医师运用中医临床诊疗思维、辨证施治的情况	医疗质量的监测指标，反映功能定位
4	门诊患者使用中医非药物疗法比例	反映医院在门诊医疗服务中应用中医医疗技术的能力	医疗质量的监测指标，反映功能定位
5	下转患者人次数（门急诊）	反映三级医院根据功能定位，重点收治疑难复杂疾病和疾病的急性期患者，将适宜患者向下转诊的情况	医疗质量的监测指标，反映功能定位
6	门诊患者基本药物处方占比	反映医院在门诊医疗服务中对国家基本药物的配备和使用情况	医疗质量的监测指标，反映合理用药
7	门诊患者平均预约诊疗率	反映医院开展预约诊疗服务的情况	医疗质量的监测指标，反映服务流程
8	门诊患者预约后平均等待时间	反映医院预约诊疗流程的情况	医疗质量的监测指标，反映服务流程
9	门诊收入中来自医保基金的比例	反映医院门急诊收入中，医保患者费用占比情况，体现医保相关制度对医院经济运行的影响程度	运营效率的监测指标，反映收支结构
10	门诊中医医疗服务项目收入占门诊医疗收入比例	反映医院门诊收入结构，体现医师在门诊诊疗中运用中医非药物疗法辨证施治的情况	运营效率的监测指标，反映收支结构
11	门诊次均费用增幅	衡量门诊患者费用负担水平及其增长情况	运营效率的监测指标，反映费用控制

续表

序号	相关指标	指标意义	指标属性
12	门诊次均药品费用增幅	衡量门诊患者药品费用负担水平及其增长情况	运营效率的监测指标，反映费用控制
13	门诊患者满意度	反映门诊患者对门诊医疗服务的满意程度	满意度评价的监测指标，反映患者满意度

指标来源：《三级公立中医医院绩效考核指标》

第三节　医院急诊管理

急诊（emergency）是对病情紧急、可能危及生命健康的患者实施救治和抢救，提供全面、紧急和便捷的医疗服务，以尽最大努力减少或避免死亡和伤残发生的医疗处置。急诊室（科）或急诊医学中心（emergency department，ED）作为所有急诊患者入院诊治的必经之路，是医院中急危重症患者最集中、病种最多、抢救和管理任务最重的临床科室，承担来院急诊患者的专业急救诊疗服务，保障急诊患者能在最短的时间内得到专业科学的救治。

一、急诊管理工作的概念及特点

（一）急诊的特点

1. 分级管理危急优先　急诊执行分级程序及分级原则，按患者的疾病危险程度进行分诊，对可能危及生命安全的患者应当立即实施抢救。急诊患者病情的严重程度决定了患者就诊及处置的优先次序，从而保证急诊医疗资源的有效利用，使患者获得最大的健康效益。

2. 急诊救治时间性强　急诊患者多为急症、危重症病例，且病情变化快，急诊救治必须快速反应，高速高效。医务人员主要针对危及生命的症状、体征进行对症处理的紧急诊疗服务和生命支持疗法，为患者及时获得后续的专科诊疗服务提供支持和保障。

3. 急诊服务无缝衔接　急诊科医疗急救应当与院前急救有效衔接，并与紧急诊疗相关科室的服务保持连续与畅通，保障患者获得连贯医疗的可及性。

4. 急救医疗服务社会化　急诊医学重要方针之一应是"三分提高，七分普及"，普及急诊医学的基本知识极为关键。党的二十大报告中指出："我国社会主要矛盾是人民日益增长的美好生活需要和不平衡不充分的发展之间的矛盾。"因此，对社会公众普及急救知识与急救技能，既是急诊医疗服务体系建设（emergency medical service system，EMSS）的重要组成部分，也是解决我国社会主要矛盾的需要。我国很多地区在积极推广面向社会公众的急救技能培训，尤其是重点行业的从业人员，如对警察、出租车司机、公交乘务人员、酒店或商场的服务人员等。

【知识链接】

依据急诊患者的病情危重程度，将其分为以下四个级别。

——Ⅰ级为急危患者：生命体征极不稳定，病情正在或即将发生恶化，随时危及生命，需要立即进行积极干预；

——Ⅱ级为急重患者：随时可能出现生命危险，病情容易迅速恶化，应快速急诊；

——Ⅲ级为急症患者：病情有潜在加重的危险，需在短时间内得到救治；

——Ⅳ级分为：

亚急症患者：急性发病，但病情及生命体征平稳；

非急症患者：具有慢性或非常轻微的症状，生命体征稳定。

（二）急诊的功能

卫生部 2009 年颁布的《急诊科建设与管理指南（试行）》，从制度上规范了人员的准入、设备的配备、区域的布局和科室的管理，标志着急诊自此确立发展方向。

1. 做好急诊患者的抢救工作　急诊科是医院急症诊疗的首诊场所，也是社会医疗服务体系的重要组成部分。急诊科实行 24 小时开放，对危及生命的患者，组织人力物力进行抢救，对不影响生命而病情紧急的患者给予及时的诊断和处理。

2. 做好急诊医疗业务的培训工作　急诊科应负责对各类急诊、急救医护人员进行业务培训，并承担医学院校医学生的急诊医学教学工作，把急诊科办成培养急诊专业人才的基地，使他们熟练掌握基本生命支持和进一步生命支持技术，成为急诊医疗工作中一支强有力的队伍。

（1）培养急诊临床各科轮转的医师。

（2）培养急诊专业护士。

（3）培养急诊医学专业医师，包括住院医师和应届毕业的医师（但要安排到有关科室轮训两年）。

（4）对区域内社会公众培训急救知识与技能，特别是针对心搏呼吸骤停者的心肺复苏（cardio pulmonary resuscitation，CPR）。

3. 开展急救医学的研究工作　要不断总结临床经验，注意动态观察，重视资料的收集和积累。有条件的医院急诊，可建立急救医学研究室、实验室，从理论上、实践上、实验医学上开展急救医学的研究工作，为发展我国的急救医学事业作出贡献。

（1）开展有关急性病的发病机制、早期诊断技术和早期有效治疗的研究。

（2）重点开展复苏术、休克、急性器官功能衰竭的研究工作，可与其他有关科室合作研究。

4. 做好特殊情况下的急救工作　除了完成平时急诊急救任务外，急诊科要为战时、自然灾害事故、突发公共卫生事件和临床紧急任务做好急诊抢救准备工作。这就要求在人员、设备、药品、器材等配备上，都能考虑到各种紧急情况的需要。

二、急诊科设置和管理体制

（一）急诊科室设置

急诊科应当具备与医院级别、功能和任务相适应的场所、设施、设备、药品和技术力量，以保障急诊工作及时有效开展。目前，我国县以上综合医院绝大多数设有急诊室（科），一些省市级医院扩建为急救中心。急诊科按功能可分为医疗区和支持区，医疗区的功能用房主要有：

1. 分诊处　设在急诊室（科）入口处最醒目的位置。

2. 就诊室　分设内科、外科、妇产科、儿科、五官科等专科诊室，有条件的医院还可以增设神经内科、神经外科、创伤等诊室，由各专科急诊医师值班。规模较小的医院，设综合急诊室，不分专科或以内、外两大科为主设置诊室。

3. 抢救室 设在靠近急救通道，根据需要设置相应数量的抢救床，每张抢救床应有足够的空间，每床净使用面积不少于 12 平方米。抢救室的抢救药品、器械应齐全，实行定位、定数、定量，做到及时补充，随时可以使用。

4. 急诊手术室 急诊手术室应与抢救室相邻。急诊手术室应备有手术床、无影灯、麻醉剂、吸引器及任何时候可供手术用的大型手术包。做到外科有急救手术处理能力，以争取时间抢救患者生命。

5. 急诊监护室 配备心电监护仪、除颤起搏器、人工呼吸机等人工复苏系统的监护设备。对心血管意外、呼吸衰竭和经抢救后复苏的患者进行监护。设有监护床，配有专职医师、护士值班，做到急诊患者集中，各种急救治疗设备、医护力量集中，有利于提高危重患者的医疗质量和抢救成功率。

6. 急诊特检室 为了减少患者由于搬动而发生意外，就地对急诊疑难危重患者做特殊检查，如床边 X 线检查、超声检查等。

7. 观察室 观察室可按医院病床的 2% 设置，制定观察的范围、观察的条件、观察的要求等，由专职医务人员与各科值班医师密切配合，进行观察和治疗。

8. 中心护士站 是急诊监测患者、护理治疗的中心。

（二）急诊管理体制

1. 急诊科组织领导形式 一种是把急诊工作作为医院门诊的一部分，在门诊部内设急救室，属于门诊部管理。急诊室的管理由门诊部主任主管，医院成立急诊领导小组，由医务处（科）、门诊部、急诊室护士长、各临床科室主任组成。另一种是与门诊部并列的急诊科或急救中心。

急诊科管理体制是院长领导下的科主任负责制，主任通常由具有较高急诊医疗业务能力和一定管理能力的专业人员担任。

2. 急诊指挥系统 为高效率、高质量地完成急诊抢救与常规业务，要建立健全医院的急诊指挥组织系统。该系统由主管院长、急诊科主任、护士长和各临床科室主管急诊工作的科主任及住院医师组成。

三、急诊管理的基本内容

（一）急诊科环境布设

卫生部 2009 年以卫医政发〔2009〕50 号印发了《急诊科建设与管理指南（试行）》，对急诊科的选址、区域划分、环境布设及安装配套等有相关要求，具体如下：

选址：急诊科应当设在医院内便于患者迅速到达的区域，并临近大型影像检查等急诊医疗依赖较强的部门。急诊科入口应当通畅，设有无障碍通道，方便轮椅、平车出入，并设有救护车通道和专用停靠处；有条件的可分设普通急诊患者、危重伤病患者和救护车出入通道。

区域：急诊科应当设医疗区和支持区。医疗区包括分诊处、就诊室、治疗室、处置室、抢救室和观察室，三级综合医院和有条件的二级综合医院应当设急诊手术室和急诊重症监护室；支持区包括挂号、收费、药房、各类辅助检查部门等。医疗区和支持区应当合理布局，有利于缩短急诊检查和抢救距离半径。

标识：急诊科应当设有醒目的路标和标识，以方便和引导患者就诊，与手术室、重症医学科等相连接的院内紧急救治绿色通道标识应当清楚明显。在医院挂号、化验、药房、收费等窗口应当有抢救患者优先的措施。

装修：急诊科应当明亮，通风良好，候诊区宽敞，就诊流程便捷通畅，建筑格局和设施应当符合医院感染管理的要求。儿科急诊应当根据儿童的特点，提供适合患儿的就诊环境。

（二）急诊流程管理

"时间就是生命"是对急诊工作中"急"字的最好注释。急诊科第一要务就是"快"字当头，分秒必争，这就需要急诊服务流程更加关注畅通和高效。减少患者折返与减少等候时间也是急诊流程管理中需要重点关注的两个问题（见门诊流程管理）。此外，急诊流程管理要重点关注与医院功能任务相适应的重点病种（创伤、急性心肌梗死、心力衰竭、脑卒中等）和重点人群（高危孕产妇及新生儿等）的急诊服务流程。对急危重症患者开通"绿色通道"，要持续改进院前急救、院内急诊与住院或转诊的连贯性医疗服务流程，保障患者获得连贯医疗服务。建立突发应急事件处置预案，根据季节和急诊疾病谱的变化以及突发公共卫生事件、重大事故灾害等需求能快速应对和承担紧急医疗救援与紧急救治工作。

【案例导读】

提高急诊患者转入病区的效率

某医院 2018 年急诊量 17.7 万余人次，床位供需矛盾突出，部分急诊患者因急诊科无专人负责对接病区床位工作，专科医生会诊不及时，患者年纪大且基础疾病多，涉及多个亚专科、病区抢救室被非急诊患者占用等原因而滞留。为优化急诊患者转入院流程，医院成立精益小组，改善目标定为急诊患者 3 天内转入院率提高至 96%。

小组根据各个环节中对急诊患者转入病区的影响程度制订查检表。2018 年 1～6 月 807 名急诊入院患者中有 59 名患者候床天数＞3 天，其中因病区床位紧张占 28.36%、专科医生未及时会诊占 22.38%、跨节假日占 14.93%、患者及医务人员不清楚流程占 14.93%、等候病区的抢救床未合理使用占 8.96%、患者病因不明确占 5.97%、患者年纪大占 4.47%。采用帕累托图确定改善重点：病区床位资源与管理能力、专科医生会诊效率、入院流程的知晓度。

小组针对根因采取了如下改善措施：①优化急诊患者入院流程，规范急诊住院证开单权限。②急诊科指定专员与院前准备中心进行床位对接工作。③院前准备中心分配门、急诊床位比，急诊科医生根据患者病情决定收治次序。改善后成效显著：急诊患者 3 天内入住率由改善前的 93% 提高至改善后的 98%，入住人数同比增长 93.6%。同时减轻了急诊患者经济负担，减少了患者往返次数，减轻了医护人员非医疗工作量。

资料来源：瞿理祥，夏萍. 精益医疗管理实践［M］. 北京：人民卫生出版社，2022.

（三）急诊人员管理

急诊科以固定的急诊医师及急诊护士为主，承担各种患者的抢救、鉴别诊断和应急处理。急诊患者较多的医院，还有妇产科、儿科、眼科、耳鼻喉科等专科医师承担本专业的急诊工作。此外急诊科还有其他辅助人员。由于急诊科性质的特殊性，急诊科是医院投诉和纠纷的高发科室之一，其诊疗水平及服务质量直接影响医院的社会形象及声誉。急诊科的建设和发展不仅要提高急诊医护人员的临床业务水平，重视急诊医学人才培养和急诊医师梯队建设。对中医医院来说，还要积极探索中医急诊的特色与优势，提高中医急诊对急危重症的救治能力与水平。更重要的是还需要加强人性化管理，时刻牢记"以患者为中心"的服务理念。急诊患者多数是疾病来得突然而无思想准备，患者多有紧张、急躁、焦虑、甚至恐惧和绝望的情绪，急诊医护人员应尽一切努力给予人性关怀，做好心理疏导与安慰。

（四）急诊管理指标

按照《急诊专业医疗质量控制指标（2015年版）》（国卫办医函〔2015〕252号），以及三级公立医院绩效考核，涉及急诊管理的指标主要有以下几个方面（表7-4）。

表7-4　急诊管理主要指标

序号	相关指标	指标意义	指标属性
1	急诊科医患比	反映医疗机构急诊医疗质量的重要结构性指标之一	持续发展的监测指标，反映人员结构
2	急诊科护患比	反映医疗机构急诊医疗质量的重要结构性指标之一	持续发展的监测指标，反映人员结构
3	急诊各级患者比例	反映医疗机构急诊医疗质量的重要结构性指标之一	医疗质量的监测指标，反映质量安全
4	抢救室滞留时间中位数	反映急诊抢救室工作量、工作效率的重要指标	医疗质量的监测指标，反映服务流程
5	急性心肌梗死（STEMI）患者平均门药时间及门药时间达标率	反映急诊绿色通道的效率	医疗质量的监测指标，反映服务流程
6	急诊抢救室患者死亡率	反映急危重症患者救治成功率	医疗质量的监测指标，反映质量安全
7	急诊手术患者死亡率	反映急诊手术救治成功率	医疗质量的监测指标，反映质量安全
8	心肺复苏术后自主呼吸循环恢复（ROSC）成功率	反映急诊心肺复苏成功率	医疗质量的监测指标，反映质量安全
9	非计划重返抢救室率	反映急诊医师对患者病情评估的准确性	医疗质量的监测指标，反映质量安全
10	急诊患者满意度	反映急诊患者对急诊医疗服务的满意程度	满意度评价的监测指标，反映患者满意度

【知识链接】

中医药在新型冠状病毒感染防治中发挥特色优势

2022年3月31日，《世界卫生组织中医药救治新冠肺炎专家评估会报告》明确肯定了中医药救治新型冠状病毒感染患者的有效性和安全性。疫情防控以来，全国各地陆续推出治疗新型冠状病毒感染中药协定方，在农村地区推广中药汤剂。在四川省眉山市永丰村，免费发放的中药预防汤剂，对新型冠状病毒感染的干预率达到90%。在贵州省黔西南州龙河村，中药汤剂的使用降低了轻症患者转为重症的概率。国家中医药疫病防治基地（上海）副主任张炜说："中医药救治新型冠状病毒感染，可以有效缩短核酸转阴时间、减少重症率和死亡率。"

资料来源：中央电视台《朝闻天下》栏目报道

第四节　医院住院管理

医院住院管理是指对入院接受诊疗的患者提供良好的医疗服务，所实行的以病房管理为中心的全过程管理活动。住院管理涵盖住院诊疗管理和住院患者管理，是两者的有机结合。住院管理的核心是住院诊疗管理（diagnosis and treatment management of wards），即对诊疗行为的规范化、科学化及制度化，充分应用医学科学理论知识及现代化诊疗手段，发挥医院整体功能而使住院患者得到良好的医疗服务。良好、有效的住院管理系统能充分发挥组织、协调、控制、优化等功能，有利于提高医院诊疗工作效率和效益，保证诊疗质量，为患者提供满意的医疗服务。

一、住院管理工作的特点和功能

（一）住院管理的特点

住院诊疗工作是医院医疗工作的中心环节，工作量大而复杂，处理的是病情较重和复杂、需要系统检查和治疗的患者。因此，住院管理能集中地反映医疗质量和水平，是医院管理的主要对象。

1. 以病房管理为中心　病房（也称病区）是医院实施诊疗工作的主要场所，不仅为住院患者提供诊疗服务，而且为门急诊工作提供坚实的后盾。每个病区是一个相对独立的医疗功能单位，又叫护理单元。住院诊疗是以病房管理为中心的系统工程，因为患者的管理组织，病房环境气氛、严格预防院内感染及设备、维修、后勤供应等都与病房活动息息相关。

2. 以三级查房为核心　三级查房制度是医疗质量安全的核心制度之一。三级查房制度是指患者住院期间，由不同级别的医师（住院医师，主治医师，副主任/主任医师）以查房的形式实施患者评估、制订与调整诊疗方案、观察诊疗效果等医疗活动的制度。三级医师是自上而下逐级指导、自下而上逐级服从的关系，并以检查、诊断、查房、会诊、病历讨论、医疗文书书写等业务活动相互联络、协同，组成严密的工作网络，完成诊疗工作。

3. 以多部门协作为基础　住院诊疗主要是对患者进行连续、系统的诊疗，管理难度大，复杂性高，技术性强，涉及医院的各个科室及部门，这就需要住院管理来协调临床科室与医技科室、辅助服务部门（如出入院处、中心药房）的工作，使之紧密配合，发挥医院整体医疗功能，使患者得到及时、有效、合理的住院诊疗服务。

【知识链接】

医院实行三级医师制：优化责任分工，提升医疗水平

我国医院实行三级医师制，由主任（副主任）医师（三级）、主治医师（二级）、住院医师（一级）组成。实行住院总医师制的医院，从住院医师中分出住院总医师，负责教学、医疗等业务管理工作。住院医师是诊疗患者的直接实施责任者，担负日常的诊疗工作，拟定诊疗计划，下达医嘱，书写患者诊疗记录，具体实施诊疗技术，按要求完成基础诊疗任务。主治医师是诊疗患者的责任者，日常诊疗中的决策者和住院医师的直接指导者，负责审定诊疗计划，决定医嘱，解决诊疗中的疑难问题，安排值

班和技术操作（包括手术）实施者，指导住院医师，他们是保证医疗质量的关键。主任（副主任）医师是诊疗组织中的指导者、疑难重症诊疗的责任者，是本科（专业）的学术带头人，指导主治医师、住院医师，解决并决定急重难病症的诊疗问题，开展新的医疗技术、新的医疗项目和科研工作。

（二）住院管理的功能

住院诊疗管理的功能：①为住院患者提供优质的诊疗服务。②为住院患者提供良好的诊疗条件和环境。③为临床或实习医务人员提供临床实践场所。④为临床科研提供重要基地。

住院患者管理的功能：①住院患者床位管理（入院、出院、转院管理）。②住院患者费用和账务管理。③住院患者信息查询。

二、住院科室设置和管理体制

（一）住院科室设置

每个病区设主任、护士长各1名，副主任1～2名，住院总医师1名，教学医院一般配备1名教学秘书。医生按照专业设几个医疗小组，每个小组均体现三级医师的技术梯队。

1. 科主任 病房的主要管理角色。医院实行院、科两级管理制度。科主任具体负责本科室的业务和行政事务管理。科主任管理权限的大小在于院级规章制度的约束程度。院级规章制度越严格，科主任的操作空间越小，科室之间的差别就越小。

2. 住院总医师 即为总住院值班医生。协助科主任安排调度科室内部人员和患者、病床。

3. 护士长 病房的另一个主要管理角色。主要管理病房所有的护理工作及护理人员的安排调度。除此之外，一些科室的护士长还负责科室的收支台账的记录、科室消耗品的管理等。

4. 医务处（科） 是医院范围内协调科室关系、医患关系的院级管理部门。医务处（科）对临床科室进行业务上的行政管理，是医疗活动的组织者。

5. 住院部 是医院范围内掌握医院服务资源与服务量、服务潜力的部门，一般归医务处（科）管理，是医务处（科）管理住院事务的下设机构。

目前我国病区管理以科主任负责制为主，护士长负责病区护理并协助行政工作。随着医学专业的不断细分和协作性越来越强，有些医院设大内科、大外科等大科主任，负责各相关病区行政、业务工作的协调，他们既是强有力的管理者，又是医院的医学权威。

（二）住院诊疗组织体系

住院诊疗组织体系是指对入院患者实施诊疗活动、发挥诊疗功能的组织体系，目前我国综合性医院住院诊疗组织通常由三部分构成一个完整的运行系统。

1. 联络组织 设住院部，负责门诊、急诊与住院诊疗的联系，办理患者出院、入院，安排调整床位，住院经济核算，协调解决住院中遇到的各项事务问题。

2. 中心组织 由接纳患者住院并直接从事诊疗活动的病房组织及与诊疗活动直接相关的医疗技术科室组成。病房组织是诊疗组织的基层单位，处于运行系统的中心地位。病房诊疗单元，直接接受科主任和科护士长领导。一个单元内设病床30～40张，分成若干诊疗小组由固定的医师负责一定床位患者。诊疗单元中由住院医师、主治医师、主任医师按比例组成三级结构，实施负责制，并配置相应的护理人员，成为组织的核心。

3.支持组织　为住院诊疗活动正常进行提供药品、器械、设备、后勤生活供应等部门单位。

三、住院管理的基本内容

（一）病区环境布设

病区是住院治疗的业务单元，每个病区是一个独立的诊疗单元，由若干个病室和病床组成，以医护人员为主体，在医院各部门、各系统共同配合下，对患者进行诊治、护理及各项医学服务工作的综合性业务单元。不同级别的医院，其病房建筑结构、设备设施及人员数量要求不同。根据原卫生部《医疗机构基本标准（试行）》规定：一级医院每床建筑面积不少于 45 平方米，每床至少配备 0.7 名卫生技术人员，病房要具备心电图机等基本设备，每床单元必备设施应达到规定要求。二级医院每床建筑面积不少于 45 平方米，病房每床净使用面积不少于 5 平方米，每床至少配备 0.88 名卫生技术人员，每床至少配备 0.4 名护士，病房基本设备与每床单元设备要达到相应要求。三级医院每床建筑面积不少于 60 平方米，病房每床净使用面积不少于 6 平方米，每床至少配备 1.03 名卫生技术人员，每床至少配备 0.4 名护士。

（二）住院流程管理

住院流程：持住院通知单缴费入院→确定病床→病房各级医师查房→接受检查→明确诊断→接受医师制订的诊疗方案→好转或治愈→出院。

第一步：患者进入病房后，值班护士应主动热情地迎接患者，根据门诊、急诊医师的初步诊断意见，迅速安置好病床，简单询问，检查体温、脉搏、呼吸、血压、体重等，填写病历、床头牌，向患者介绍住院规则、病房生活制度和病房环境等有关事项，随后通知分管医师或值班医师接诊。如是危重患者，应立即通知分管医师做紧急处置。

第二步：经治医师根据门诊医师的意向诊断，采集病史，进行体格检查，得出初步诊断，提出护理级别、膳食特点，开出长期和临时医嘱，根据意向诊断填写必要的检查申请单等，并由主治医师和主任医师做必要的审核和补充。

第三步：理化检查。必要的理化检查及专科特殊项目检查是明确诊断的重要依据，检查可进一步明确病变部位、范围大小、病变性质及所导致的生理病理改变，要根据患者的病情合理检查。

第四步：明确诊断，提出治疗方案。根据患者的主诉症状、临床客观体征及各种检查结果，医师要做出临床诊断，制订相应的治疗方案，如用药、治疗或手术等，并向患者或家属交代病情，特殊治疗、特殊用药需先征求患者或家属的同意，签字认可。

第五步：出院。向患者交代出院后注意事项、病情转归等。

（三）住院诊疗管理

1.查房　查房是病房最基本、最重要的医疗活动，是提高医疗质量的重要环节，必须严格执行三级医师查房制度。查房的目的在于及时观察患者病情变化，进一步明确诊断，制订合理的治疗方案和观察治疗效果，检查医疗护理工作完成的情况和质量，发现问题及时纠正，还可结合临床医疗护理实践进行教学活动，培养卫生技术人才。查房的方式包括晨间查房、午后查房、夜间查房、急危重患者查房、教学查房和院长查房。

（1）晨间查房　分为住院医师、主治医师、主任医师查房。住院医师对所分管患者每天至少查房1次，主治医师、主任医师每周定期查房，对所分管病房的新入院患者、急危重患者及诊断不明确、治疗效果不好的患者重点查房。主治医师每周查房2～3次，主任医师每周至少查房1次。

（2）午后查房　主要是住院医师对自己所分管的患者进行重点巡视，观察重、危、疑难、发热、待查、新入院及手术后患者的病情变化，检查当天医嘱执行情况及疗效，同时做好对夜班医师交代危重患者需要观察治疗的准备。

（3）夜间查房　是夜班医师对一般患者的夜间巡诊，以及对相对重危患者所进行的连续诊查工作，遇有病情急性变化随时采取紧急措施，重大疑难患者还要请示上级医师（或住院总医师）共同会诊，研究诊治意见。夜间所进行的诊疗工作都要做好病历记录和交班。如实行14小时住院医师负责制，可由经治医师本人查房。

（4）急危重患者查房　可根据病情需要每日内进行数次。

（5）教学查房　对实习生、进修医生、低年资住院医师、护士可专门安排教学为主的查房，选择诊断明确的典型病例，便于医护人员学到更多的知识。

（6）院长查房　每月安排1次院长查房，重点解决病房行政管理和业务发展等问题，排除医疗隐患。

2. 会诊　会诊是发挥医院各学科优势，发挥医务人员集体智慧重点解决疑难、危重患者和特殊医疗对象的诊断和治疗的一种重要方法和有效形式。会诊的方式包括科内会诊、科间会诊、全院会诊、院外会诊、急诊会诊。

（1）科内会诊　对本科较疑难的病例或有教学意义的病例，可由经治医师或主治医师提出，主任医师或主治医师召集本科有关医务人员会诊讨论。科内会诊，一般由经治医师报告病历，分析诊断、治疗意见，参加人员广泛讨论，通过科内会诊可进一步明确诊断和治疗意见，锻炼培养卫生技术人员的医疗实践能力，还可对各级卫生技术人员进行平时的业务技术考核。

（2）科间会诊　凡住院患者因病情需要同其他科共同研究的病例，可由经治医师提出会诊要求；填好会诊申请单，做出病情小结，提出会诊目的，经本科上级医师同意，送往他科有关医师。会诊医师应根据病情需要安排前来会诊的时间，但一般要在24小时内完成并认真写好会诊记录，如遇自己解决不了的疑难病例，应及时请本科上级医师前往会诊，不可推诿患者，延误会诊时间。如患者需进行专科特殊检查，经治医师（士）应亲自参加协同检查。一般会诊，经治医师也应陪同进行，以便随时介绍病情，共同研究讨论。

（3）全院会诊　凡需院内几个科共同讨论会诊研究的病例，可由申请科主任医师提出，经医务处（科）同意，确定会诊时间，通知有关科室人员参加。非紧急情况，一般应提前2～3天将会诊病例的病情摘要发给参加会诊人员。参加会诊人员亦应根据会诊目的要求，做好充分准备。全院会诊一般由医务处（科）主持，特殊情况由院长主持，管床主治医师报告病情，经治医师做好会诊讨论记录，并认真执行确定的治疗方案。

（4）院外会诊　本院会诊不能解决的疑难病例由主任医师提出，经医务处（科）报请院长同意，并与有关医院联系，确定会诊专家和会诊时间。会诊时由申请科主任医师主持，主治医师报告病情，经治医师做好会诊记录，院长和医务处（科）参加。

（5）急诊会诊　凡患者病情发生急剧变化需要本科或他科会诊时，经治医师可申请紧急会诊，并在会诊申请单上注明"急"字。特别紧急情况可用电话邀请。应邀医师应随请随到，如本人当时不能前往，可商派相应医师。紧急会诊时，申请医师必须在场，配合会诊抢救工作的进行。

3. 病例讨论　病例讨论是诊疗管理的一项重要制度。病例讨论可分为疑难病例讨论、术前病例讨论、出院病例讨论、死亡病例讨论，这些病例讨论均称为临床病例讨论。临床病例讨论是根据临床医疗或教学的需要所进行的系统性理论研究活动，可定期或不定期召开，亦可一个科或多科联合举行。上述各种讨论会的目的要求有所不同，讨论的方式、内容和参加人员对象亦不同。如术前术后的病例讨论，应邀请麻醉科、药剂科、手术室、病理科、检验科、护士等人员参加，特殊手术亦可请有关总务人员参加。死亡病例讨论会，除本科医务人员外，还请相关医技科室人员参加。临床病理讨论会，病理科的人员必须做好病理材料的准备，结合临床讨论，提出病理解剖的诊断分析意见。

4. 医嘱与检查治疗 病房诊疗工作通常是以医嘱形式来实现的。医嘱是医师在医疗活动中下达的医学指令，无论何种治疗方法都必须按医嘱执行。因此，必须认真执行医嘱制度。医嘱内容及起始、停止时间应当由医师书写，医嘱内容应当准确、清楚，每项医嘱只包含一个内容，并注明下达时间，具体到分钟，医嘱不得涂改，需取消时，用红色墨水标注"取消"字样并签名。一般情况下，医师不得下达口头医嘱，因抢救急危患者需要下达口头医嘱时，护士应当复诵一遍，抢救结束后，医师应当即刻据实补记医嘱。医嘱分为长期医嘱和临时医嘱。

临床治疗的范围较广，主要包括药物治疗、手术治疗、物理治疗、放射治疗等，通常由医师和护士分工，协同进行。各种检查要事先向患者交代清楚，争取患者的理解和配合。对重要脏器进行穿刺、活检、造影等，应严格掌握指征，严格遵守操作规程。要根据病情制订出长期的或临时的治疗方案，在治疗中还要结合病情变化对原治疗方案进行必要的修改和完善。治疗方案包括的范围很多，如服药、注射、手术、穿刺、理疗、放疗、护理、营养等。随着现代医学科学的发展，治疗疾病的方法已不能仅注重药物、手术等手段，还必须重视患者的精神、饮食、环境、消毒隔离、生活料理、体育锻炼等多方面的环节。

5. 病历书写 病历是指医务人员在医疗活动过程中形成的文字、符号、图表、影像、切片等资料的总和，包括门（急）诊病历和住院病历，是记录对患者进行诊断、治疗等一系列医疗活动的文件。病历既关系到患者的诊断、治疗和预后判断，也是医学教学、科研及预防保健的重要资料，同时也是处理医疗纠纷的重要依据。2002 年 9 月 1 日《医疗事故处理条例》开始实施，卫生部颁布了主要配套文件《病历书写基本规范》，法律意识逐步深入到医疗活动中，病历书写的法律地位不断得到重视和变化。病历书写对诊疗质量具有重要意义，因为完整的病历是临床医师对诊疗工作的全面记录和总结，因此，它是保证正确诊断和制订合理的治疗和预防措施的重要依据，是进行教学和科研工作的基本资料，也是医院信息管理员重要的、最基本的资料。对病历书写的基本要求是真实、完整，文字精练，字迹清晰，科学性强，表达准确，标点符号运用正确，层次分明，重点突出，关键性情节因果关系交代清楚，及时完成，计量单位标准。

6. 交接班与值班 一般情况患者上下班人员要当面交接，有特殊情况的患者或急危重患者，要进行床边交接。晨间交接班是医护人员交流诊疗信息、保持诊疗环节连续性所进行的医务组织形式。由病房负责人主持，全体人员参加，通常由值班医护人员报告患者流动情况，重危、手术、接受特殊检查病例的病情变化及值班时间内患者的情况。对需要立即解决的问题当场决定。每周利用一次晨会传达上级指示，晨会应有记录，时间一般不超过 30 分钟。

设立值班制度是必不可少的。在夜间、节假日及集体学习、劳动或会议等时间，应设值班医护人员，履行巡视病房，完成新入院患者的接诊、危重患者的医疗诊治任务及急诊会诊和急诊手术等。遇到重大问题及复杂疑难问题应及时向上级医师或主管部门负责人请求报告，并写好病历及病程记录。值班人员应严守工作岗位，不串岗、不脱岗。

7. 病房管理 加强病房管理的目的是给患者创造一个安静、整洁、舒适的环境。因此，病房医务人员和患者都要做到走路轻、说话轻、开关门窗轻、操作轻。室内物品和床位等要摆放整齐、固定位置，墙壁不要随便悬挂、贴标语和宣传画。医务人员必须衣帽整洁，操作时佩戴口罩，患者应穿医院统一的服装和用医院的被褥。患者要自觉遵守住院规则及陪护和探视制度。随着现代化医院的建设，病房应逐步装设为患者生活和某些诊疗环节服务的自动化和机械化设备。

8.患者出院、转院或死亡　　患者出院应由经治医师根据病情提出，主治医师或主任医师同意，方可办理出院手续。经治医师应向患者宣传出院后的预防保健知识，进行必要的生活指导。医务人员在患者出院前应主动听取对医院工作的意见，出院时热情欢送。患者需转院诊治时，要严格按上级卫生行政机构的有关规定办理手续，并征得转入医院同意后再行转院。患者转院时，如预计途中有可能病情加重或有死亡危险者，待病情稳定后，再行转院。一般较重的患者转院时，应做好预防措施，由专门人员护送。对转出的患者应建立随访联系，了解诊断、治疗情况。

患者的死亡必须经过抢救医师的确定，经治医师要在 24 小时内完成死亡病历，准确记录抢救的详细经过和死亡的主要症状和表现、死亡时间、参加抢救的人员等，及时填写好死亡通知三联单，送交医务处（科）、出入院管理处和亲属各一份。凡死亡病例，均应召开死亡病例讨论，并争取进行尸体解剖检查，提高医学技术水平。

9.随访工作　　对出院患者进行随访工作，可以连续观察所诊治患者的远期效果和疾病转归情况，同时对患者进行必要的保健指导，这对医学科学研究和提高医疗质量都有重要意义。随访方式和时间应根据病种和科研要求而定，如肿瘤患者，刚开始可定每 1 个月或 3 个月随访 1 次，半年后可每 3 个月或半年随访 1 次，在随访中发现病情变化应给予诊治。

（四）住院管理指标

国家三级公立中医医院绩效考核中，涉及住院管理的指标有以下几个方面（表 7-5）。

表 7-5　住院管理主要指标

序号	相关指标	指标意义	指标属性
1	出院患者中药饮片使用率	反映病区医师运用中医临床诊疗思维、使用中药饮片进行辨证施治的情况	医疗质量的监测指标，反映功能定位
2	出院患者使用中医非药物疗法比例	体现医院在住院医疗服务中应用中医医疗技术进一步提高临床疗效的能力	医疗质量的监测指标，反映功能定位
3	以中医为主治疗的出院患者比例	评价医院使用中医药方法治疗疾病的能力与水平，是衡量医院中医治疗疾病的主要指标，也是目前中医医院核心竞争力的体现	医疗质量的监测指标，反映功能定位
4	住院手术患者围手术期中医治疗比例	反映手术患者使用中医药的情况	医疗质量的监测指标，反映功能定位
5	下转患者人次数（住院）	反映三级医院根据功能定位，重点收治疑难复杂疾病和疾病的急性期患者，将适宜患者向下转诊的情况	医疗质量的监测指标，反映功能定位
6	理法方药使用一致的出院患者比例	反映中医理论与临床相结合水平，体现中医医疗的规范与安全性	医疗质量的监测指标，反映质量安全
7	优质护理服务病房覆盖率	反映医院病房深化优质护理、改善护理服务的情况	医疗质量的监测指标，反映质量安全
8	住院患者基本药物使用率	反映医院在住院医疗服务中对国家基本药物的配备和使用情况	医疗质量的监测指标，反映合理用药

续表

序号	相关指标	指标意义	指标属性
9	每名执业医师日均住院工作负担	反映医生劳动负荷及医院人力资源配备情况	运营效率的监测指标，反映资源效率
10	每百张病床药师人数	反映医院配备临床药师的情况	运营效率的监测指标，反映资源效率
11	住院收入中来自医保基金的比例	反映医院住院收入中，医保患者费用占比情况，体现医保相关制度对医院经济运行的影响程度	医疗质量的监测指标，反映合理用药
12	住院中医医疗服务项目收入占住院医疗收入比例	反映医院住院收入结构，体现医师在住院诊疗中运用中医非药物疗法辨证施治的情况	运营效率的监测指标，反映收支结构
13	住院次均费用增幅	衡量住院患者费用负担水平及其增长情况	运营效率的监测指标，反映费用控制
14	住院次均药品费用增幅	衡量住院患者药品费用负担水平及其增长情况	运营效率的监测指标，反映费用控制
15	医院住院医师首次参加医师资格考试通过率	反映医院住院医师培训质量的情况	持续发展的监测指标，反映人才培养
16	住院患者满意度	反映住院患者对住院医疗服务的满意程度	满意度评价的监测指标，反映患者满意度

第五节　医院医技科室管理

医技科室（medical technical department）是医院的重要组成部分，它的设置规模大小和技术水平高低直接影响对疾病预防、诊断和治疗的效果，对医学科学研究和教学工作亦具有重要作用。随着科学技术的迅猛发展，医技科室在医院的功能和作用上已经发生了巨大变化，并以其专业种类多、学科跨度大、工作范围广、技术更新快和投入产出多为特点，直接影响医院的整体水平和技术进步。因此，作为医院领导和职能部门，要充分认识医技科室的地位、作用及发展潜力，要重视和加强对医技科室的管理。

一、医技管理工作的特点和基本要求

（一）医技科室的特点

1. 技术专业化和相对独立性　医技各个科室作为一个整体构成医院的组成部分，但其所含的各个科室（如放射、检验、B超等）专业性强，有各自的特点和工作要求，每一个科室或每一个专业均有各自不同功能的仪器设备，即便是同一专业同一功能的仪器设备，往往也是型号不一、形体各异，工作人员都具备一定的专业特长，相互间不可替代，有其独立性。因此，医院管理者不但要注意整体的共性，而且要考虑各自专业的个性，尤其要重视人才知识结构和专业特长。

2. 面向临床和患者服务的双向性　医院医技科室的工作大多是为各临床诊疗科室提供诊疗依据，帮助临床医师明确诊断，制订合理的治疗方案，也为开展全院的科研和教学服务。临床诊疗越来越依赖各种仪器设备的检查结果，因此，医技科室仪器设备的先进程度、技术人员的专门技术能力、工作质量优劣，是否准确、及时，直接影响着医院全院的医疗、科研、教学工作的效果。

3. 技术发展既高度综合又高度分化　医学科学技术的飞跃发展和新兴边缘学科的不断出现，使医技科室的发展呈现不断的综合与分化，这种特点有利于各学科形成特色，集中人力和物力完成医疗、教学、科研等任务。医技科室对医疗仪器设备的依赖程度大，是人机结合的复杂系统，因其工作的特殊性和技术的复杂性，需要有合理（理、工、医复合型）的人才结构才能完成工作。

4. 服务方式从辅助检查职能转向治疗职能　医技科室辅助临床医师明确诊断和治疗的基本职能没有改变，但随着医学科学技术的进步，各种治疗型的仪器设备不断涌现，医院出现了新型组织即各种诊疗中心，这些诊疗中心都利用各种先进设备，配备训练有素的技术人员和临床医师，共同完成对患者的治疗工作，如血液透析中心、碎石中心、介入治疗中心等。

5. 业务技术标准化　医技科室的业务活动多数可以单项考核评价其技术效果和经济效果，容易做到技术经济指标数据化。每一个医技科室都面向全院各临床科室和患者，其技术水平的高低和工作质量的优劣，直接影响着全院医疗、教学、科研工作的效果，有些诊断、治疗直接影响患者病情的转归。

6. 仪器设备多，资金投入大，更新周期短　医技科室集中了医院大部分先进仪器设备，投入资金多，并需配备专门的人才及房屋建筑设施。因此，管理者在引进高、精、尖设备时，要进行可行性论证，制订使用计划。医学技术的高度发展使医疗设备的更新周期缩短，管理者要注重投入与产出的效益管理。

（二）医技科室管理的基本要求

医技科室管理是一个系统工程，不同的科室有不同的管理特点和要求，就医技科室管理的共性来讲，应建立技术标准，规范操作流程，培训合格的技术人才，严格各项规章制度。

1. 树立面向临床医疗的观点　开展新技术要走在临床的前面，促进临床医疗技术水平的提高。每项检查的技术操作均应认真、细致、及时、准确，每项检查结果均应结合临床做出全面、辩证的综合判断。

2. 加强人才管理，提高技术人员素质　目前我国各大医院医技队伍力量薄弱，应根据不同的专业和发展特点，采取不同的途径和方式，培养高知识水准、了解临床特点、精通专业技术和擅长科学管理的新一代医技人才。

3. 加强横向联系，协调好与临床科室的关系　要建立临床科主任与医技科主任联席会议制度，采取直接对话的方式研讨问题。要对重点、疑难、危重抢救患者坚持随访制度，跟踪治疗效果，提高医技诊断和临床诊断的符合率。要定期向临床科室发放征求意见书，依据临床提出的问题认真研究，改进工作。要充分利用每月的目标考评，搜集临床信息并及时反馈给医技科室，加强技术管理，促进医疗、教学、科研的发展。

4. 加强学科整合，发挥优势学科群的作用　结合医技科室的特点，遵循学科建设发展的内在规律，加强学科整合，优化资源配置，发挥综合学科的优势。积极组建医学影像中心、医学检验中心和体疗康复中心等优势学科，为解决疑难病例创造条件，更好地服务于患者。

5. 加强卫生防护，防止有害物质损伤卫生技术人员和患者　医技科室大多有自己专用设备和设置，有可能发生职业病。因此，要加强对特殊仪器设备的管理。操作人员要严格遵守操作规程，防止意外事故的发生。例如，安装防护核元素及放射线损害的装置，对微生物、污染物进行无害化处理等，严格消毒隔离制度，将普通患者与传染患者分开。

6. 要规范管理，使各种标准科学化、操作流程化　医技科室的卫生技术人员，要熟悉医疗仪器的结构性能和技术操作规程，学会掌握和调节仪器的灵敏度及准确性。要建立严格的仪器管理制度和技术操作规程。

二、医技科室的设置和管理体制

（一）医技科室的设置

医技科室的设置应考虑医院的规模、医院开展的业务范围、医学科学技术发展需要、医院技术力量和装备条件、专业特点等因素。目前，我国各级各类医院医技科室的结构组成、学科专业设置不尽相同，没有固定统一的模式，但大致分为以下四类：一是以临床提供诊断依据为主的科室，如临床检验科、病理科等。二是既能为临床提供诊断依据又能对一些疾病独立完成治疗的科室，如放射科。三是以临床提供治疗手段为主的科室，如康复科、理疗科、针灸科、放疗科、激光科、营养科等。四是以临床提供医疗物资保障为主的科室，如供应室。

目前500张床位以上的综合医院设置的医技科室有：检验科、放射科或医学影像中心、药剂科、病理科、麻醉科、手术室、康复理疗科、特检科、供应室等。各医院根据条件设置放射科、血库、腔镜室或腔镜中心、高压氧治疗中心等。其中检验科包括门诊检验和住院检验，有的临床科室设立实验室，住院检验一般包含生化检验室、细胞检验室、微生物检验室、体液检验室、免疫血清检验室、血库等；药剂科包括门诊西药房、门诊中药房、住院药房、西药库、中药库、制剂室、药监室；特检科根据所拥有的仪器设备设置，包括B超室、心电图室、电生理检查室、脑电地形图室等；放射科又可根据专业分神经放射、胸部放射、腹部放射、介入放射，或根据仪器分为X线、CT、MRI、核医学及介入放射等。

（二）医技科室管理体制

医技科室应按专业划分来组建，实行科主任负责制，下设若干个组长。组建新专业科室，应具备掌握本专业技能的中级以上技术人员和专用仪器设备两个基本条件。医技科室技术人员应由初级、中级、高级卫生技术人员及工程技术人员组成，各级各类技术人员应按专业分工，按相应职级实行岗位责任制，技术人员要定向培训提高，做到专业化。

三、医技科室管理的基本内容

（一）医技检查的安全管理

1. 医技科室人员在对患者检查时，必须认真阅读申请单，核对患者姓名、性别、年龄、检查部位、项目名称，防止张冠李戴。检查中应密切观察患者，经常询问患者有无不适；若患者出现反应，属正常者应给予解释，以消除其紧张恐惧心理，坚持配合检查；若为不正常者，应立即停止操作，查找原因，以患者安全第一的原则，根据情况决定是否继续检查，必要时请临床医师共同协商处理。

2. 特殊检查（如造影、特殊功能检查、介入治疗等）应由医生携带急救药品陪同检查。检查中遇有疑难问题，或对检查结果有怀疑应及时主动与临床医师联系，共同协商，必要时复查。

3. 妥善保管检查资料，及时归档，严格借阅手续，防止丢失。报告单发送应有登记，病房及门诊的重要检查要有签收手续。

4. 遵守操作规程，认真执行医疗器械管理制度，定期保养、检测，保证安全。

5. 严格质量控制制度。对于菌种、毒种、剧毒试剂，易燃、易爆、强酸、强碱物品要指定专人保管，定期检查。

（二）医技科室的质量管理

1.各医技科室应逐步建立切实可行的单项质量考核指标，如诊断符合率，X线片与报告符合率，X线合格片率及废片率，生化、微生物临检等检验项目单项质量控制情况，尸检率、切片合格率、病理报告合格率等。

2.诊断要准确，一时不能明确做出肯定诊断的要提出建议。重要诊断由上级医师或科主任签名。

3.报告单书写必须规范，应确切、全面、客观描述所发现病变的位置、大小、形态、性质和特征，对临床诊断有帮助的阴性征象亦应记载，数据应准确，采用法定计量单位。各种检查按报告时限及时报告。

4.制订各项技术操作常规、各类仪器设备保管保养制度和各种物资管理制度，制订采用新技术、开展新诊疗方法及新仪器的经济技术效果评价标准。

（三）医技科室管理的指标

国家三级公立中医医院绩效考核中，涉及医技管理的指标有以下几个方面（表7-6）。

表7-6　医技科室管理主要指标

序号	相关指标	指标意义	指标属性
1	大型医用设备检查阳性率	反映大型医用设备的使用情况和使用效果	医疗质量的监测指标，反映质量安全
2	大型医用设备维修保养及质量控制管理	反映医院关注大型医用设备的维修保养、质量控制和网络安全，配置合适维修人员和维修检测设备的情况	医疗质量的监测指标，反映质量安全
3	通过国家室间质量评价的临床检验项目数	反映实验室参加室间质评计划进行外部质量监测的情况	医疗质量的监测指标，反映质量安全

第六节　医院康复管理

康复医学（rehabilitation medicine，RM）是一门跨学科的应用科学，其服务对象主要是残疾人及有各种功能障碍影响正常生活、学习和工作的老年病、慢性病者。我国有6000万残疾人，约占总人口的5%。同时，我国人口老龄化进程正在加快，据测算，我国老年人口2025年将突破3亿，2033年将突破4亿。有关资料还表明，老年患者中约有50%需要康复医学服务。此外，由于疾病谱的变化，慢性病的问题将更加突出，需要进行康复医疗的慢性病所致功能障碍者在增加。为适应客观形势的需要，我国自20世纪80年代初引进了现代康复医学，并同我国传统康复医学相结合。此后，国务院和有关部委陆续制定颁布了有关法规，以促进康复医学事业的发展，1988～1998年，国务院批准实施的中国残疾人事业计划纲要，提出了开展"三项康复"的任务，即开展白内障手术复明、小儿麻痹后遗症手术矫治、聋儿听力语言训练工作。11年间，总共有252万余名白内障患者重见光明，10.7万余名聋儿开口说话，61.2万名小儿麻痹后遗症患者经矫治手术改善了功能。为了规范和引导我国综合医院康复医学科的建设和发展，1984年出版了我国第一本《康复医学》专著。1986 年 2 月创办了《中国康复医学杂志》，随后又相继出版了《中国脊柱脊髓杂志》《中国心血管康复医学杂志》等。1996 年卫生部制定了《综合医院康复医学科管理规范》等行业管理规定。2000 年，卫生部印发了《关于发展全科医学教育的意见》《全科医师规范化培训大纲》，对康复医学（包括总论、康复评定、康复治疗）培训内容和重点都提出了具体要求。

随着康复医学科学的发展和人民群众日益增长的康复医疗卫生服务需求，综合医院都在积极创造条件建立康复医学科。经过近 20 年的努力，各大医院基本建立了康复医学科，我国康复医学也已初具规模，走上了健康发展的道路。但是由于我国康复医学起步晚，起点低，条件差，人才缺乏，目前尚与国外有较大差距。专家们认为，只有加强多学科的合作与创新，给予多方面的支持与配合，造就一支具有较高专业水平的康复医学专家队伍，才能使我国屹立于世界医学康复之林。

一、康复医学的概念及内容

康复医学是以伤残者为对象，研究各种障碍的原因、后果和恢复的可能性及最大限度促使功能恢复的实施办法与手段的科学。康复医学是一门跨学科的应用科学，涉及医、理、卫、教育和社会科学，在医学中包括基础科学和临床科学。其主要内容有两个方面，即康复评定和康复医疗。

（一）康复评定

康复医学与临床医学显著不同点之一就是以康复评定代替临床疾病的诊断。康复评定是康复治疗的基础，没有评定就无法规划治疗和评价治疗效果。评定的内容主要是躯体功能、精神（心理）功能、言语功能和社会功能四个方面。康复评定的形式，一般是由康复医师主持召开康复治疗小组会议，在会上由小组成员根据对患者功能障碍的性质、部位、程度、发展、预后及康复目标充分发表意见，提出各自的对策、目标和治疗处理意见（包括近、中、远期），然后由康复医师归纳总结为一个完整的康复评定和治疗方案，再指派各专业人员分头实施。治疗中期再召开小组会，对康复疗效进行总结，并为下一阶段的治疗或出院后康复提出意见。康复治疗小组除康复医师外，还有物理治疗师、作业治疗师、言语治疗师、心理治疗师、中医康复治疗师、假肢矫形器技师、社会工作人员和康复护士等。

（二）康复医疗

现代康复医疗主要运用物理疗法、作业疗法、言语疗法、心理疗法、康复工程、职业训练、社区康复及我国传统的中医疗法等治疗体系，来进行综合性的、系统的康复治疗，达到恢复功能、提高患者生存质量的目的。康复医师指示治疗师采取康复治疗措施需要用到康复处方。它与临床服药的处方截然不同。康复处方是以处方的形式给治疗师确定治疗的种类、方法、治疗强度、治疗量，并提出在治疗中应注意的事项。目前国内康复治疗师大部分经过康复专业知识的系统教育和培训，而康复医师只有少数人受过大学专门教育。康复处方并不像服药处方那样简单，对没有康复医疗知识和经验的医师颇为困难。对此，医师可只提出治疗技术种类和范畴，至于技术细节，由治疗师在训练患者时酌情具体掌握，使其能根据实际病情和治疗反应充分发挥自身的治疗技术。同时，要加紧对康复医师的培训，使其尽快能开出更加规范的康复处方。

二、康复治疗流程

从接诊至出院，康复医疗的整个流程如下：康复科门诊及由临床各科转来的患者→接诊→临床诊察→影像检查、实验室检查及有关专科会诊→患者初期功能和能力的康复评定→据此制订康复治疗计划→门诊或住院的康复治疗→治疗中期再次的康复评定→治疗计划的修订→进一步的康复治疗→治疗后期的康复评定和结局的评定→出院后的安排（职业培训、重返工作岗位、转到休养所治疗、继续门诊治疗或在当地社区治疗等）。

康复治疗组成员均要在康复流程中分头独立实施自己的治疗任务，同时也协助他人工作。

三、康复科的设备及康复对象、诊疗范围

医院规模大的康复科可设置病床，反之只设康复门诊。康复科实行科主任负责制，设有医师、康复治疗师、护师。300 张床位医院的康复科设主任 1 人，护士长 1 人。康复门诊可分为现代康复、传统康复及理疗治疗三个方面。

（一）康复科的设备及康复对象

康复科常用的康复设备有：手摇站立床、平衡杠、平衡板、股四头肌训练器、悬吊床、滑板、步行车、磨砂板、肩关节活动器、肌力测定器、肌电图、手功能训练器、认知功能训练器、颈椎牵引器、腰椎牵引器、超短波治疗仪、电脑中频治疗仪、神经功能电刺激治疗仪、核氛激光治疗仪、电针治疗仪、神灯治疗仪等医疗设备。

康复的主要对象是由于各种先天畸形，急、慢性后天性疾病或外伤等原因而导致的功能障碍或残疾的患者，以及一些老年患者。近年来，对有些病的急性期，也采用康复医疗的某些方法进行治疗。

（二）康复科的诊疗范围

1. 骨关节系统疾病　骨折术后、关节脱位后及人工关节置换术后肢体功能障碍、运动损伤（肌肉、肌腱、韧带和关节软骨损伤）、颈椎病、腰腿痛、肩周炎、骨关节炎、脊柱侧弯、截肢等。

2. 神经系统疾病　脑出血、脑栓塞、脑梗死、蛛网膜下腔出血、颅脑外伤后、脑瘤术后、脊髓炎、脊髓肿瘤术后、多发性神经根炎（吉兰－巴雷综合征）、多发性硬化症、脊髓损伤（截瘫）、小儿脑瘫等。

3. 内科疾病康复　糖尿病、高血压、冠心病、心肌梗死、肥胖症等。

4. 其他　一氧化碳中毒后遗症，以及各种原因引起的昏迷、言语功能障碍、吞咽功能障碍、认知功能障碍、步态不稳、平衡困难等。

患者和老年人以及慢性病功能障碍者，有许多行动不便，甚至是生活难以自理，有的装配了假肢或支具，有的则需要乘坐轮椅等。为此，在新建、扩建、改建医院建筑时，应当重视康复医疗对象的特殊需要，通常将其称为"无障碍设施"，有的称为"无障碍环境设计"。

四、康复科的特点

1. 康复服务对象的针对性　康复科的服务对象主要是老年人、慢性患者、残疾人，总之是有不同程度功能障碍者。因此，无论在医疗服务或生活服务方面，其难度和工作量都要高于其他科室。

2. 康复服务手段的多样化　康复科的治疗手段多种多样，与其他科室的治疗手段，如药物和

手术不大一样，而是物理疗法、作业疗法、医疗体育多种方法。根据病情的不同采用不同的方式，目的是使残留的功能得到最大限度地发挥。

3. 康复科建筑的特殊性 必须适合残疾人和老年人的活动。

4. 康复医务人员的专业性 康复科的医务人员必须是经过专业培训的专业人员，包括康复医师、物理治疗师、作业治疗师、言语治疗师、假肢与矫形器技师、文体治疗师、社会工作者等。

5. 康复医疗程序的灵活性 康复医疗不是针对疾病、病程，而是着眼于功能障碍的程度和恢复的情况，而且在诊治过程中通常采用康复医疗小组的灵活形式。

五、康复科业务技术管理

康复科业务技术管理主要包括以下几个方面。

1. 根据实际情况制订必要的管理制度和诊疗操作常规，保证医疗质量和防止差错事故。

2. 做好初、复诊的工作。康复医师接诊时首先阅读病历，根据病情结合本科条件开出康复处方，并将康复治疗种类、部位、方法和疗程次数记在病历上，将会诊的意见写在会诊单上。

3. 对临床转诊患者，认为不适合做康复治疗时，需向临床说明原因或写在病历上，让患者再回原科处理。

4. 治疗时，治疗医师应定期复查患者，将复查情况记在治疗单上，根据情况及时调整治疗方案。疗程结束时应详细检查患者，评估疗效。

5. 诊察室要建立会诊制度，对疑难患者应随时或定期请上级医师会诊。

6. 治疗室必须认真执行医嘱，如有不明之处，需询问医师，明确后方可实施治疗。严格遵守各项物理治疗的操作常规和注意事项，防止交叉感染，保证安全。

六、现代医院康复科的发展方向

（一）需要高素质康复治疗人才

康复医疗需要集中多个学科的专业人员，不仅要有经过训练合格的康复医师，而且对于体疗、物理治疗、作业治疗、语言矫治、康复工程、心理治疗、康复护理、社区康复等专业治疗人员都要有计划、按比例的发展。对人才要求以"全面康复"为内容，同时还应包括社会医学、行为医学、社会工作及社区康复，学会用社会的知识和手法从事康复治疗工作，不仅要全面掌握各种康复治疗技术，也要树立对待残损、残疾和残障人的正确态度，培养高尚的医德医风。

（二）在综合康复基础上发展专科康复治疗

随着康复医学的深入发展，康复工作相继渗透到各个临床领域，应紧密结合临床开展康复医疗和治疗，按照康复对象和病种不同，形成系统分科，如骨科康复学、老年病康复学、儿科康复学、神经科康复学、精神科康复学、心脏病康复学、肿瘤康复学、脊髓损伤康复学等。在此基础上大力发展专科康复治疗技术，并建立各专科间的康复治疗协作组。

（三）以主动性功能训练为导向，打破传统的被动理疗手段

康复治疗手段主要依靠各种主动性的功能训练方法，治疗过程需要患者主动参与练习，才能达到更好的康复效果。由于历史原因，一些康复医学科是在原有理疗学科的基础上建立起来的，往往强调理疗应用的广泛性，强调物理因子（理疗）的治疗作用多一些，而忽略主动功能训练的

重要治疗过程，导致与临床相脱节，使患者治疗过于被动。

（四）中国传统康复手段和现代康复治疗相结合

中西医理论和方法相结合而形成的运动疗法、物理疗法、作业疗法、心理疗法等提高了疗效，如在现代的运动疗法中结合太极拳、保健体操及按摩，在现代的物理疗法中加入针灸、中药离子透入、中药外治、拔罐及艾灸，在现代的作业疗法中加入中国书法练习、画国画、民族音乐治疗、弹琴、下棋等，在现代心理疗法中加入气功治疗等。中国传统康复方法在慢性病、老年病、残疾的康复中均起着重要作用。

（五）加速信息康复建设

在信息社会中依靠信息技术提供各种形式的康复诊疗技术信息，建立康复信息中心，为康复医疗机构提供远程会诊，为残疾人提供康复咨询和康复治疗指导，利用多媒体指导患者自助康复和家庭康复，利用声、像、文字、电子制作康复信息资料，出版康复治疗专刊等，广泛宣传、普及康复医疗和治疗技术。

【思考题】

1. 住院诊疗管理的特点和任务是什么？
2. 简述门诊医疗管理工作的内容。
3. 简述医疗管理的职能。
4. 院前急救的内容包括哪些？

第八章
医院护理管理

【名人名言】

人是最宝贵的，能够照顾人并使他康复，是一件神圣的工作。

——弗罗伦斯·南丁格尔

【案例导读】

中国护理界的南丁格尔——黎秀芳

黎秀芳，护理专家，护理教育学家，是新中国护理事业的主要奠基人、中国军队首位南丁格尔奖获得者。

中华人民共和国成立初期，由于护士人数较少，管理制度不健全，护理管理处于起步阶段。在西北军区总医院开展护理工作期间，黎秀芳看到当时的护理工作分不清先后缓急，治疗中时有差错发生，给患者带来不必要的痛苦。经过研究，黎秀芳与同事们一起总结，提出"三级护理"的概念，并加强发药治疗的"三查七对"，以及书写护理文书时的"对抄勾对"等护理管理制度。并且这些制度迅速在全国各医院推广应用，有效防止了护理差错事故。1955年2月，她撰写的论文《三级护理》刊登于《护理杂志》，后被苏联《护士》杂志转载，奠定了我国现代护理科学管理的基础。

资料来源：根据《黎秀芳——中国护理界的南丁格尔》内容改编

护理管理无小事，管理上的任何疏漏都可能影响护理工作质量，危及患者的生命。护士作为护理的专业工作者，其唯一的任务就是履行护士职责，为患者提供优质的护理服务。因此，加强护理管理，提高护理质量，是医疗安全的重要保障。

第一节 医院护理管理概述

一、医院护理管理的基本概念

（一）护理的概念

护理（nursing）一词由拉丁文"Nutricuius"演绎而来，原为抚育、扶助、照顾残疾、照顾幼小等含义。由于历史背景、社会发展、环境和文化及教育等因素的不同，对护理的解释和说明也在不断丰富和完善。

1973年，美国护士协会（American Nurses' Association，ANA）对护理的定义是护理实践是直接服务并适应个人、家庭、社会在健康或疾病时的需要。同年，国际护士会（International Council of Nurses，ICN）对护理的定义为护理是帮助健康的人或患病的人保持或恢复健康，或者平静地死去。

1980年，美国护士协会又将护理定义为护理是诊断和处理人类对现存的或潜在的健康问题的反应。

（二）医院护理管理的概念

护理管理（nursing management，NM）是以提高护理质量和工作效率为主要目的的活动过程。世界卫生组织（WHO）指出，护理管理是为了提高人们的健康水平，系统地发挥护理人员的潜能，合理安排和应用其他人员、设备、环境及社会活动的过程。

该定义强调了以下四个要素：①医院护理管理的最高目标是提高人民的健康水平。②医院护理管理是一个系统管理过程，管理对象处于一个系统之中。③医院护理管理的要素包括以护士为主的有关人力资源、物资设备资源、环境和社会资源。④医院护理管理体现人本性，以发挥人的潜在能力为管理首位。

医院护理管理是衡量医院科学管理水平的标志之一。科学的护理管理是促进护理学科发展，提高护理质量的保证。在护理实践中，医院护理管理者必须采取科学的管理方法，正确高效地组织护士履行护理职责，完成各项护理任务。

二、医院护理管理的任务及目标

医院护理管理是卫生事业管理的重要组成部分，其目标是通过研究找出护理工作的特点，探讨护理工作的规律性，应用科学方法管理护理全过程，从而为患者提供良好的服务，提高人民的健康水平。

在推进健康中国建设中，要把保障人民健康放在优先发展的战略位置，发展壮大医疗卫生队伍，把工作重点放在农村和社区。医疗机构结合自身实际和患者需求，护理服务领域不断延伸拓展，覆盖医疗机构、社区和居家以及全人群。

护理管理在新形势下涵盖了护士岗位管理、护理质量管理、护理业务技术管理、护理继续教育管理、护理科研管理、护理绩效管理、护理信息管理等，力求做到合理利用人力资源、有效控制护理系统、优化护理效应三方面的统一，实现公立医院护理管理的科学化、专业化、精细化。

（一）医院护理管理的任务

1. 护士岗位管理 是以组织中的岗位为对象，科学地进行岗位设置、岗位分析、岗位描述、岗位监控和岗位评估等一系列活动的管理过程。

2020年，国家卫生健康委员会办公厅发布了《关于进一步加强医疗机构护理工作的通知》，提出医疗机构要逐步建立护理岗位管理制度，按照"因需设岗、以岗择人、按岗聘用、科学管理"的原则，实施护理岗位管理，实现护士从身份管理转变为岗位管理，要结合本单位实际科学设置护理岗位，实施基于护理岗位的护士人力配置、培训、考核等，医疗机构要采取有效措施优先保障临床护士人力配备到位，不得随意减少临床一线护士数量，原则上临床护理岗位护士数量占全院护士数量不低于 95%。

2. 护理质量管理 是医疗质量的重要组成部分，是指按照护理质量形成过程和规律，对构成护理质量的各个要素进行管理，以保证护理服务达到规定的标准。具体地说就是要把护理管理落实到提高护理质量上来。护理质量管理要求用现代科学的方法建立完整的护理质量管理体系，通过质量控制，使护理人员的服务活动符合护理的标准、规范或质量监控指标的要求。医院应加强护理质量管理，完善护理相关工作制度、技术规范和护理指南，创新管理方法，并通过持续的质量改进不断提升护理服务品质，真正为患者提供规范的、标准的、高质量的、安全的护理服务。

3. 护理业务技术管理 是保持和提高护理工作质量和效率的管理活动，是医院护理管理最基本的工作。包括解决护理业务技术问题，各项护理技术操作常规和制度的制订、执行和检查；各项护理工作质量指标的制订、督促、检查、评定及控制；新护理技术及业务的开展或改进推广；护理信息管理、护理科研的组织领导、护理人员技术档案的建立等多方面工作。

4. 护理继续教育管理 护理继续教育是护士继学校规范化专业教育之后，以学习新理论、新知识、新技术和新方法为主的一种终身护理教育。护理继续教育是护士紧跟护理学科的发展，不断提高自身素质和业务能力、技术水平的重要途径，是提升临床护理服务质量的重要保证。《护士条例》规定，医院管理者应当制订、实施本机构护士在职培训计划，并保证护士接受培训，根据护士岗位管理的需要，开展对护士的岗位培训。护理继续教育有以下基本要求：

（1）建立并完善护士培训制度 根据本医院护士的实际业务水平、岗位工作需要及职业生涯发展，制订、实施本医院护士在职培训计划，加强护士的继续教育，注重新知识、新技术的培训和应用。

（2）加强新护士培训 实行岗前培训和岗位规范化培训制度。岗前培训应当包括相关法律法规、医院规章制度、服务理念、医德医风及医患沟通等内容。岗位规范化培训应当包括岗位职责与素质要求、诊疗护理规范和标准、责任制整体护理的要求及临床护理技术等，以临床科室带教式为主，在医院内科、外科等大科系进行轮转培训，提高护士为患者提供整体护理服务的意识和能力。

（3）加强专科护理培训 根据临床专科护理发展和专科护理岗位的需要，按照国家和省级卫生行政部门要求，开展对护士的专科护理培训，重点加强重症监护、急诊急救、血液净化、肿瘤等专业领域的骨干培养，提高专业技术水平。

（4）加强护理管理培训 从事护理管理岗位的人员，应当按照要求参加管理培训，包括现代管理理论在护理工作中的应用、护士人力资源管理、人员绩效考核、护理质量控制与持续改进、护理业务技术管理等，提高护理管理者的理论水平、业务能力和管理素质。

5. 护理科研管理 是用科学的方法反复探索、回答和解决护理领域的问题。护理研究是为护理专业，包括护理实践、护理教育、护理管理相关的问题形成可靠依据的系统的探索。护理研究的目的就是回答及解决护理领域的问题，解决护理领域的问题，包括明确、描述、探究、解释、预测、控制。30 多年来，护理研究有了飞速的发展，为护士的临床实践提供了基础，越来越多的临床护士正在参与研究，通过护理研究为患者找到更好的护理方法。护理研究管理使护理实践更有科学依据，也更见成效，有利于护理专业化的形成和发展。深入开展护理科研工作，在护理管理上应做到以下几点：

（1）建立完善的护理科研管理体系是护理科研顺利开展的必要条件。

（2）加强护理科研队伍建设，通过高素质人才拓展护理研究的深度和广度。

（3）建立有效的激励机制，提高护理科研质量。

（4）营造良好的科研氛围，促进护理科研持续快速地发展。

6. 护理绩效管理 绩效管理是指各级管理者和护理人员为了达到护理组织目标共同参与的绩效计划制订、绩效辅导沟通、绩效考核评价、绩效结果应用、绩效目标提升的持续循环过程。护理绩效管理是指与护理工作相关的行为表现及结果，是护理工作在数量、质量和效率方面的具体落实。护理绩效管理应以岗位职责为基础，以日常工作和表现为重点，包括护士的工作业绩考核、职业道德评定和业务水平测试。考核结果与护士的收入分配、奖励、评先评优、职称评聘和职务晋升挂钩。

护理绩效管理的意义：①提高护理计划管理的有效性，促进医院目标的达成。②提高护理管理者的管理水平，提升管理者的管理技能。③暴露护理管理中存在的问题，帮助管理者发现改进的方向。④理顺护理人员的绩效分配机制，体现同工同酬、多劳多得、优绩优酬。

7. 护理信息管理 护理信息系统是对护理管理和业务技术信息进行信息采集、存储、传输和处理的系统，是医院信息管理系统的一个子系统。

信息管理是一个过程管理，包括以下几个方面：①收集数据。②处理数据。③将处理过的数据按不同需求进行管理并应用于护理实践。

护理信息主要分为护理业务信息、护理教育信息、护理管理信息。信息管理能力是护士作为知识型工作者的基本技能。由于护理信息系统可以迅速收集、大量储存、灵活处理和检索显示所需要的动态资料，目前国内医院已陆续开发并使用护理信息系统，其中涵盖了病房床位管理、医嘱处理、护理文书实时记录、收费处理、药物使用及健康教育知识等方面。另外，越来越多的医院已经开始应用护理信息系统进行人力资源管理、护理质量管理、专科护理管理、护理继续教育管理等，改变了传统的护理工作模式，使护理管理逐步走向科学化、现代化。

从管理的角度来说，21 世纪是质量管理的世纪，护理管理任务面临多方面的挑战。国家卫生健康委员会发布《全国护理事业发展规划（2021—2025 年）》，提出了七方面的工作任务：①完善护理服务体系。②加强护士队伍建设。③推动护理高质量发展。④补齐护理短板弱项。⑤加强护理信息化建设。⑥推动中医护理发展。⑦加强护理交流与合作。此次规划的提出以人民健康为中心，以群众需求为导向，以高质量发展为主题，以改革创新为动力，进一步加强护士队伍建设，丰富护理服务内涵与外延，提升护理管理水平，推动护理高质量发展，努力让人民群众享有全方位全周期的护理服务。

（二）医院护理管理的目标

总体目标：坚持以患者为中心，以质量为中心的服务宗旨，建立医院护理管理目标体系，优化护理服务流程，提升护理服务品质，提高患者满意度。围绕总体目标，护理管理重点在以下四个方面。

1. 深化以患者为中心的服务理念，加强内涵建设，全面推进责任制整体护理的服务模式，为患者提供优质护理服务。

2. 加强护理队伍建设，建设一支数量规模适宜、素质能力优良、结构合理的护士队伍，提高护士的服务能力和专业化水平。

3. 建立护理管理制度，完善护理服务标准，规范、健全护理质量控制和持续改进体系，规范临床护理行为，提高护理质量。

4. 加强护理管理信息化建设，提升护理人员运用信息化手段的能力，优化护理工作流程，提高护理服务效率。

三、医院护理管理的意义

医院护理管理是医院管理的一个重要组成部分，直接关系到医院目标的实现和医疗质量的保证。护理管理在医院行政、医务、教科、医技、后勤等职能部门中处于并列地位，在病房管理方面处于主导地位。从医院人员构成来看，护理人员约占医院总人数的 1/3，占卫生技术人员的 1/2，护理管理涉及的科室约占全院的 3/4，在医院的门急诊管理、病房管理、物资设备等管理工作中具有十分重要的地位。护理工作与医生之间、医技科室之间、总务后勤科室之间、预防保健工作之间，都有着广泛的联系。从一定意义上讲，护理管理的水平是衡量医院科学管理水平的标志之一，也是整个医院管理水平的缩影。

【知识链接】

《医疗质量管理办法》中加强护理质量管理的论述

2016 年 7 月 26 日，国家卫生计生委讨论通过《医疗质量管理办法》，自 2016 年 11 月 1 日起施行。其中第十九条规定：医疗机构应当加强护理质量管理，完善并实施护理相关工作制度、技术规范和护理指南；加强护理队伍建设，创新管理方法，持续改善护理质量。第四十七条中，明确了医疗质量安全核心制度，其中护理核心制度有：分级护理制度、值班和交接班制度、急危重症患者抢救制度、查对制度、手术安全核查制度、病历管理制度等。

资料来源:《医疗质量管理办法》

第二节 护理质量管理

一、护理质量管理的基本概念

质量是医护工作的根本。医院的持续发展，取决于质量的持续改进。护理质量管理是护理管理的重要组成部分，是衡量医院服务质量的重要标志之一，直接关系到人民群众的健康权益和对医疗服务的切身感受。因此，通过质量管理让护理服务稳步提升，保障医疗安全，提高患者的满意度，是护理工作价值的真正体现。

护理质量管理（management of nursing quality）是指按照护理质量形成过程和规律，对构成护理质量的各个要素进行计划、组织、协调和控制，以保证护理服务达到规定的标准和满足服务对象需要的活动过程。护理质量管理应包括：①建立质量管理体系：只有建立质量管理体系并有效运行，护理质量才有保证。②制订护理质量标准：只有制订护理质量标准，管理才有依据。③进行护理质量评价：对护理过程和构成护理质量的各要素，按标准进行质量控制。④调动全体护理人员参与质量管理：只有调动全体护理人员参与质量管理，才能达到满足服务对象需要的目的。

二、护理质量管理体系

护理质量管理体系是指实施护理质量管理所需的组织结构、程序、过程和资源。医院的护理质量体系包含在质量管理范畴，是为了实施护理质量管理而建立和运行的。

（一）护理质量管理体系的建立和实施

1. 护理质量体系的结构　包括护理服务质量环境、护理质量体系文件和记录、内部质量审核等。护理服务质量还可以表达门诊和住院护理服务全过程的运转情况，从质量改进的原理上清晰地阐述质量体系各运转要素中间的关系，从患者入院开始到最终满足患者需要的服务结果为止，充分体现"患者至上"的服务宗旨。护理质量体系文件是评审护理质量体系及运行情况的依据，包括护理质量手册、护理质量计划、护理质量程序、护理质量记录和技术规程。内部审核应按照已经形成文件的程序，由与受审核活动或领域无关的、能胜任的人员有计划地完成并记录归档，对审核的内容，管理者应负责确保采取必要的、与审核结论相适应的纠正措施。

2. 护理质量管理体系的建立

（1）护理质量管理组织的建立　三级质量管理委员会，护理部成立护理质量管理委员会，由护理部主任担任主席；各专科成立护理质量委员会，由科护士长任主席；科室（各病区）成立护理质量委员会，由护士长担任主席。各委员会机构健全、责任明确，并根据职责制订质量管理计划，建立质量保证体系，组织领导、检查督促质量管理工作，研究、分析和解决质量问题。

（2）护理质量标准的制订　护理质量标准根据护理工作的内容、特点、流程、管理要求、护理人员及服务对象特点及需求而制订。护理质量标准项目应依据国家、省部级的有关法律、法规、规则和标准，依据国内外各机构和上级主管部门发布的本行业有关质量管理标准，结合医院的等级要求和具体工作而确定。标准的制订应体现科学性、实用性和可行性。护理人员在护理工作中应严格执行护理质量标准的规定并确保有效执行。护理质量标准是护理质量管理的基础，是指导护士工作的指南。

3. 护理质量管理体系的实施

（1）质量管理体系标准文件化　将质量管理体系的各项标准形成文件。

（2）开展系统培训　在完成质量管理体系文件编写后，应对全员进行教育培训，使各级护理人员对护理质量管理体系有深入理解，知道体系运行机制及自己在体系运行中的职能。培训人员包括护理管理者、督导组成员、护理质量管理人员及各级护理人员。

（3）质量标准执行　质量标准在执行过程中，要加强组织间的协调作用，及时纠正执行中存在的各种偏差；建立监督与考核机制，形成"自我管理"和"逐级管理"相结合，使质量管理体系运行更有效。

（4）质量管理体系评价与审核　对质量管理体系的运行，应有充分的证据予以证实。应在一定时间内，对质量管理体系运行的过程和结果，组织有关人员进行评价与审核。通过评价，完善管理流程，修订不合理的质量文件内容，保证质量管理体系科学严谨并切实可行。

（二）护理质量管理的标准

护理质量管理的重要依据为护理质量标准，常用的标准包括要素标准（结构标准）、过程质量标准和终末质量标准。

1. 要素标准　要素质量是构成护理工作质量的基本要素，主要着眼于评价执行护理工作的基本条件。评价内容有：①机构和人员。建立健全与医院功能、任务和规模相适应的护理管理体系，可设置 2～3 级质量管理委员会，定期进行质量控制与改进活动，护理人员编配合理，在数量和质量上符合相关卫生规定标准。②环境、物资和设备。反映医院设施、医疗护理活动空间、环境卫生监测、护理装备水平及物资设备等合格程度。③知识和技术。反映护理业务功能与水平、开展的技术服务项目及执行护理技术常规的合格程度，如护理人员"三基"水平达标率、护理人员年考核合格率、护理人员年培训率、急救物品完好率等。④管理制度。护理工作有计划并按计划落实，规章制度健全并严格贯彻执行。

2. 过程质量标准　过程质量管理注重在护理工作的过程中实时控制。目前国内医院制订过程质量标准最常用的指标主要包括以下两类：①患者护理质量指标：如基础护理合格率、患者对护理工作的满意度等。②护理环境和人员管理指标：如病区管理合格率、护理文书书写合格率、护理技术操作合格率、消毒隔离合格率、急救物品完好率等。

3. 终末质量标准　是患者所得到的护理效果的综合反映，是对患者最终的护理效果的评价，属于传统的事后评价或后馈控制。这些指标的主要特点是从患者角度进行评价。常用指标包括出院患者对护理工作的满意度、年度护理差错发生率、年度压疮发生次数、抢救成功率等。

为了全面反映护理服务的质量要求，一般采用要素质量标准、过程质量标准和终末质量标准相结合的评价，着眼于要素质量以统筹质量控制的全局，紧抓过程质量以有效实施护理措施，以终末质量评价进行反馈控制。

（三）护理质量管理评价

1. 资料收集　资料收集方式主要包括：建立数据汇报统计制度，保证护理工作数量、质量的统计数据及时准确。制订定量检查制度，采用定期检查与抽查相结合的方式，将收集信息与标准进行对照，获得反馈信息，计算达标程度。

2. 评价形式

（1）事前评价与事后评价　事前评价是指标准实施前进行评价，并找出质量问题进行评价；事后评价指在某些标准实施后进行评价，为质量改进指明方向。

（2）定期评价与不定期评价　定期评价是指按照规定时间进行的评价，如周评价、月评价、年度评价。

（3）自我评价和他人评价　自我评价是指评价者本人对自己在一定时期内所做工作质量对照标准进行的自我总结和评价，他人评价包括同级护理人员的相互评价、上下级之间的评价及患者的评价。

科学的护理质量评价不仅有利于维护患者的利益，也有利于维护医院和医务人员的利益，使得优质服务得到肯定。然而，由于护理工作面临的情况复杂，如何建立科学、有效的、可信的护理质量评价方法，是值得共同深入探讨的问题。

第三节　护理业务技术管理

护理业务技术管理是提高护理质量的重要保证，是培养护理人才、促进学科发展、满足患者服务需求的关键因素，也是衡量医院护理管理水平的重要标志。

一、护理业务技术管理的概念

护理业务技术管理是对护理工作的技术活动进行计划、组织、协调和控制，使护理技术能够准确、安全、及时、有效地为患者服务，以达到优质及高效的护理业务管理工作目标。

护理业务技术水平与护理质量的高低有着密切的关系，护理业务技术必须通过护理管理才能提高。因此，做好护理业务技术管理是达到优质护理的前提，是质量管理的重要内容。护理业务技术管理主要包括护理管理制度、基础护理管理、专科护理管理和护理新业务、新技术管理。

二、护理业务技术管理的意义

1. 护理业务技术管理是医院护理管理的重要组成部分　护理工作有很强的科学性、技术性和服务性。护理业务技术管理主要围绕对护理业务质量的控制和保障措施进行管理，是护理质量管理的重要内容。

2. 护理业务技术管理是护理工作专业化的重要标志　护理工作的服务对象是人，现代护理需要护理人员具备较强的专业才能和业务专长，护理专业化、护士专科化是护理专业发展的必然趋势。护理业务技术管理水平的提升与护理专业化发展息息相关。

3. 护理业务技术的质量直接影响医疗效果　随着医学科学飞速发展，临床医学分科愈加细化，特别是医疗技术逐步向高精尖发展，都需要护理专业技术的同步发展才能协调配合，保障医疗安全。

4. 护理业务技术管理有利于提高护理教育水平　现今医学的快速发展和现代科学技术广泛向医学渗透，拓展了护理工作的范畴，丰富和完善了护理的知识体系，这对护理业务技术水平提出了更高的标准和要求。而加强护理教育的培训和业务技术训练才能获得良好的效果，这有利于护理教育水平的不断提升，并促进护理专业的不断发展。

三、护理业务技术管理的内容

（一）护理管理制度

1. 护理管理制度的概念　是护理人员长期护理实践经验的总结，是临床护理工作客观规律的反映，是护理人员服务行为规范及从事各项护理活动的准则和标准。健全的规章制度是护理质量管理的关键环节。

2. 护理管理制度的内容

（1）护理岗位责任制度　明确各级各类护理人员的岗位职责和工作任务，使人人有专责，事事有人管，把护理工作任务和职责落实到每个岗位和每个人，既有分工，又有合作。主要包括：①按护理管理岗位制定岗位职责。如护理部主任岗位职责、护士长岗位职责。②按护理专业技术职称制定岗位职责，如主任（副主任）护师职责、主管护师职责等。③按护理岗位设置制定岗位职责，如夜班护士岗位职责（大小夜班）、责任护士岗位职责等。

（2）护理行政管理部门与各科室护理人员需要共同贯彻执行的有关制度　医院可根据本院不同的等级及工作需要制定医院护理管理制度，便于开展质量控制和管理，如护理质量管理制度、护士长管理工作制度、护理查房制度、急救药品、物品管理制度、分级护理管理制度等。

（3）护理业务科室的工作制度　医院业务科室各级护理人员共同遵守和执行的有关工作制度，如病房管理制度、门诊工作制度、透析室工作制度等。

（二）基础护理管理

1. 基础护理的概念 是临床护理最基础的护理方法，是护理工作中常规性、通用性、普遍性的基本理念和技术操作，是护士观察患者病情的重要途径。基础护理是最贴近临床、贴近患者的护理工作。

2. 基础护理管理的内容

（1）住院患者基础护理服务项目及内涵 晨间护理（整理床单位、面部清洁和梳头、口腔护理）、晚间护理（整理床单位、面部清洁、口腔护理、会阴护理、足部清洁）、对非禁食患者协助进食/水、卧床护理（协助患者翻身及有效咳嗽、协助床上移动、压疮预防及护理）、排泄护理（失禁护理、床上使用便器、留置导尿护理）、床上温水擦浴、其他护理（协助更衣、床上洗头、指/趾甲护理）、患者安全管理（跌倒、坠床、烫伤等）。

（2）常用临床护理技术 患者入/出院护理、生命体征监测技术、导尿技术、胃肠减压技术、鼻饲技术、灌肠技术、氧气吸入技术、雾化吸入技术、血糖监测、口服给药技术、密闭式周围静脉输液技术、密闭式静脉输血技术、静脉留置针技术、静脉血标本的采集技术、静脉注射技术、肌肉注射技术、皮内注射技术、皮下注射技术、物理降温法、经鼻/口腔吸痰法、经气管插管/气管切开吸痰法、心电监测技术、输液泵/微量注射泵的使用技术。

（3）常用抢救技术 基础生命支持技术、洗胃术、心脏电除颤、多参数监护仪的使用、人工呼吸机使用等。

3. 基础护理管理的主要措施

（1）加强责任心，提高护士对基础护理的认识 实施基础护理，满足患者的需求是护士的基本职责。加强护理人员的爱岗敬业教育，树立正确的人生观和价值观，形成"重基础、重技术、重服务"的良好氛围，逐步将基础护理工作由被动变为主动，为患者提供优质的基础护理服务。

（2）规范基础护理质量标准，严格质量控制管理 完善的基础护理质量标准便于护士从事护理活动时有章可循，明确基础护理服务项目内涵和工作目标，建立行之有效的检查考核制度，充分发挥三级质量控制体系的作用，使各项护理技术高质量完成，提高患者的满意度。

（3）开展"三基"强化训练 强化护理人员基础理论、基本知识和基本技术的训练是稳步提高护理质量的根本措施。对不同层次的护理人员制订相应的培训内容，注重护理基础技术操作的培训，训练和考核相结合，做到人人达标、人人过关。

（4）持续质量改进 基础护理质量需要有规范统一的标准，而标准要不断地修订和完善。在实践中建立发现问题、寻找依据、制定措施、实施评价的循环工作模式，通过持续质量改进达到护理质量的不断提升。

（三）专科护理管理

1. 专科护理的概念 是指临床各专科特有的基础护理知识和技术，包括各种专科疾病护理和专项护理技术。临床护理专科化是衡量护理专业化水平的重要标志，也是目前国际护理发展的主要趋势。

2. 专科护理的特点

（1）专业性强 专科护理技术适用范围窄，专业性强，往往仅限于本专科，有的甚至仅限于某一种疾病。

（2）操作复杂 专科护理多配有仪器设备，技术复杂、操作难度大、要求高，护理人员除掌握专科基础知识和技术外，还要懂得仪器的基本原理和操作程序。

（3）知识更新快　随着科学技术的发展，大量高新尖技术广泛应用于临床诊断、治疗和护理，这要求护理人员要不断学习和掌握新的专科知识。

3. 专科护理管理的内容

（1）内科护理技术　内科护理技术是针对各专科形成的护理技术：①呼吸专科护理技术：动脉血气分析、呼吸技术、气管切开护理、叩击及震颤排痰。②心血管专科护理技术：中心静脉压、心电图检查、留置中心静脉导管的护理、微量泵的使用。③消化专科护理技术：三腔二囊管的护理、"T"型管引流护理技术、结肠造口的更换。④内分泌专科护理技术：胰岛素泵注射、尿糖测定、血糖测定、葡萄糖耐量试验。⑤肾病科护理技术：腹膜透析操作技术、血液透析操作技术、腹膜透析导管出口处的护理操作技术。

（2）外科护理技术　①泌尿专科护理技术：如膀胱冲洗。②骨科护理技术：如皮肤牵引的护理、骨牵引的护理、骨盆牵引的护理、石膏固定术的护理。

（3）妇产科护理技术　产前评估、新生儿沐浴、新生儿脐部护理、新生儿抚触。

（4）儿科护理技术　小儿体格测量、温箱的使用、新生儿心肺复苏术。

（5）手术室护理技术　备皮、手术体位的摆放、手术人员的无菌准备、无菌器械台的铺法。

（6）中医护理技术　刮痧技术、拔罐技术、艾灸技术、穴位敷贴技术、中药泡洗技术、中药湿热敷技术、中药涂药技术、中药熏蒸技术、中药热熨敷技术、中药离子导入技术、穴位注射技术、耳穴贴压技术、经穴推拿技术、中药灌肠技术。

4. 专科护理管理的主要措施

（1）开展专科护理学习，掌握专科护理业务技术。组织从事专科护理的护理人员参加相关专科业务的培训，帮助专科护士熟悉专科疾病的诊断、检查手段及治疗方法，专科药物的作用及副作用，掌握专科疾病护理的理论知识和技能，提高专科护理质量。

（2）制订专科各疾病护理常规，内容应科学、合理、切实可行，能指导专科护士在临床工作中运用护理程序，以满足患者对护理服务的需求。

（3）掌握专科仪器设备使用。熟练掌握专科仪器设备的使用和保养，随时准备好各种抢救物品和器材，以提高抢救效果。

（4）搞好专科病房的医护协作。专科的护理工作必须经医护协作才能完成。护理人员应经常参加专科医疗、护理新进展、新技术、新业务的学习，参与护理科研活动，加强医护合作，提高专科医疗护理质量。

5. 专科护理技术新进展

（1）PICC专科护理　经外周静脉置入中心静脉导管术（PICC），因操作简单、安全可靠、留置时间长等特点被临床广泛应用。置管患者在治疗间歇期间可以回家休养，等待下一个疗程的治疗。具备条件的医院开设护士门诊，方便带管患者间歇治疗期间的导管维护。

（2）糖尿病专科护理　糖尿病及其并发症可防可治，糖尿病健康教育是治疗糖尿病的主要手段之一。糖尿病专科护理由专科护士为糖尿病患者提供健康教育，有效地提高糖尿病患者的治疗依从性，提高生活质量。

（3）伤口/造口专科护理　是对各种原因所致的伤口、造口、尿失禁患者实施恰当的护理措施，从而减少或去除危险因素，预防相关并发症，增加患者舒适度，促进其愈合。从事造口、伤口和尿失禁处理的专科护士称为造口治疗师。

《全国护理事业发展规划（2016—2020年）》中明确提出，要选择部分临床急需、相对成熟的专科护理领域，逐步发展专科护士队伍，建立专科护士管理制度，明确专科护士准入条件、培训要求、工作职责及服务范畴，重点提出积极开展中医专科特色护理。为进一步规范专科护士培训工作，加强培训项目的标准化管理，中华护理学会组织相关委员会共同制订了《专科护士培训大纲》，涉及重症、手术室、肿瘤、助产、血液净化、精神卫生、急诊共 7 个专科领域。

随着医疗护理事业的快速发展和日趋专业化，护士需要为患者提供更加精湛和专业化的照护。拓展临床专科护理服务范围，进一步提高专科护理水平，是护理学科建设和发展的方向。

（四）新业务、新技术的护理管理

1. 新业务、新技术的概念 是指应用于临床的一系列新的检查、诊断、治疗和护理方法，以及新的医疗护理仪器设备的临床应用等。新业务、新技术的开展，有赖于护理业务技术的管理，也反映了护理技术水平。

2. 新业务、新技术的管理措施

（1）成立新业务、新技术管理小组。护理主管部门应成立新业务、新技术的管理小组，指导全院护理新业务与新技术的开展。管理小组成员应了解国内外医疗、护理技术的新进展，并收集有关信息，作为开展工作的指南。

（2）建立新业务、新技术信息档案。对于护理新业务与新技术的开展，应根据具体要求和质量标准，制订科学的操作技术规范和规章制度，并严格遵照执行，保证新业务与新技术的顺利开展。

（3）组织护理人员参加新业务、新技术的学习培训。

（4）新业务、新技术经验推广。在开展护理新业务和新技术（如护理用具的改革、改良和护理技术创新）的过程中，要反复进行临床实践，逐步掌握规律，完善操作规程，通过上级正式批准后，积极地推广应用。

（5）新业务、新技术效果评价。对开展的护理新业务和新技术，经实践后应进行效果评价。注意新业务和新技术应用过程分析，要有理论作为依据和支持，还应有科学依据说明和成果的报告。

四、护理业务技术管理的方法

（一）制度管理法

1. 岗位责任制度 包括各级各类护理人员的岗位职责。

2. 护理业务学习培训制度 包括法律法规、质量标准、操作流程、实践技能等培训，建立科学的考核制度。

3. 护理质量检查制度 通过对质量标准执行情况进行检查分析，运用管理工具进行改进，保证制度标准有效执行。

（二）目标管理法

目标管理是以目标为中心的一种管理方法。护理管理中的目标管理，是通过护理人员参与制订和实施具体护理业务技术管理目标，在一定时间、空间达到预期效果的管理方法。

目标管理实施的基本程序如下：

1. 科护士长、护士长参与护理部业务技术管理总体目标制订。

2.将总体目标逐层分解，各病区护理人员参与本科室、本病区的分目标制订。

3.护理人员根据上级目标确定个人目标。

4.执行目标过程中实行自我监督和控制，定期检查目标执行情况。

5.根据最后实现目标的情况，制订新的目标。

【思考题】

1.加强护理管理在当今医改形势下有哪些重要意义？

2.如何加强护理业务技术管理、提升优质护理服务质量？

第九章
医院药事管理

【名人名言】

夫用药如用刑，误即便隔死生。盖人命一死不可复生，故须如此详谨，用药亦然。

——年希尧《本草类方》

【案例导读】

智慧药学助力全流程用药管理

智慧药学是运用现有的高新技术，如大数据、云计算、人工智能、物联网、5G或未来更多前沿技术，对药品供应保障、临床药学服务以及药事管理等三项药学核心工作，针对不同应用场景和工作需求，提供全流程、智慧化、信息化的解决方案，更好地提升医院药学工作效率和质量。智慧药学服务可以具体帮助药师，通过物联网、5G技术，打通患者壁垒，将药学服务从"走出医院即为结束"的断环现状，发展为"走出医院才是开始"的闭环服务。

某医院从2016年开始进行院内药物治疗的智慧药学建设，目前已经可以实现扫码完成采购到院内的物流、自动调剂，智能化指导、审方、预警，以及临床用药决策支持。在智慧药学服务的帮助下，有限的临床药师可以为患者提供更为专业、优质、便捷、高效的诊疗用药支持，极大地提升了工作效率和医疗质量，保障医疗安全，提升药物可及性和治疗效果。

资料来源：根据《宣武医院药学部主任张兰：
智慧药学助力全流程用药管理》改编

药品是指用于预防、治疗、诊断人的疾病，有目的地调节人的生理功能并规定有适应证或者功能主治、用法和用量的物质，是维护人民健康的重要物质保障。科学开展医院药事管理工作，是促进患者安全、合理用药的根本保证，是推进健康中国建设的重要环节。

第一节　医院药事管理概述

一、医院药事管理的基本概念

（一）药事

药事（pharmaceutical affairs）是指与药品的研制、生产、流通、使用、价格、广告、信息、监督等活动有关的事。从国家药物政策内容看，还包括保证和控制药品质量、公平分配药品、合理用药、建立基本药物目录等有关事项。

（二）医院药事

医院药事（hospital pharmacy affairs）是指医院中与药品和药学服务相关的各种活动，包括药品的采购、储存、保管、调剂、制剂，以及药品的临床应用、经济核算、质量管理、科研管理、监督管理等；药剂科（药学部）内部的组织机构、人员配备、设施配备和规章制度及医院药学部门与外部的沟通联系和信息交流等活动。

（三）医院药事管理

医院药事管理（hospital pharmacy management/administration），是指以患者为中心，以临床药学为基础，对临床用药全过程进行有效的组织实施与管理，促进临床科学、合理用药的药学技术服务及相关的药品管理工作。

二、医院药事管理的组织与职责

医院药事管理工作是医疗工作的重要组成部分，医疗机构应依据机构功能、任务、规模和临床工作实际需要，设立药事管理组织和药学部门。

（一）药事管理与药物治疗学委员会

《医疗机构药事管理规定》要求：二级以上医院应当设立药事管理与药物治疗学委员会；其他医疗机构应当成立药事管理与药物治疗学组。

1. 人员构成　二级以上医院药事管理与药物治疗学委员会委员由具有高级技术职务任职资格的药学、临床医学、护理和医院感染管理、医疗行政管理等人员组成。

2. 工作职责

（1）贯彻执行医疗卫生及药事管理等有关法律、法规、规章。审核制订本机构药事管理和药学工作规章制度，并监督实施。

（2）制订本机构药品处方集和基本用药供应目录。

（3）推动药物治疗相关临床诊疗指南和药物临床应用指导原则的制订与实施，监测、评估本机构药物使用情况，提出干预和改进措施，指导临床合理用药。

（4）分析、评估用药风险和药品不良反应、药品损害事件，并提供咨询与指导。

（5）建立药品遴选制度，审核本机构临床科室申请的新购入药品、调整药品品种或者供应企业和申报医院制剂等事宜。

（6）监督、指导麻醉药品、精神药品、医疗用毒性药品及放射性药品的临床使用与规范化管理。

（7）对医务人员进行有关药事管理法律法规、规章制度和合理用药知识教育培训；向公众宣传安全用药知识。

（二）药学部门机构设置及职责

药学部门是医院专业技术科室，其在院长的领导下，在药事管理与药物治疗学委员会（组）的指导下，负责有关的药事管理和药学专业服务工作，并承担监督与推进相关药事法规落实的职责。

1. 机构设置　依据《医疗机构药事管理规定》，三级医院设置药学部，并可根据实际情况设置二级科室；二级医院设置药剂科；其他医疗机构设置药房（图9-1）。

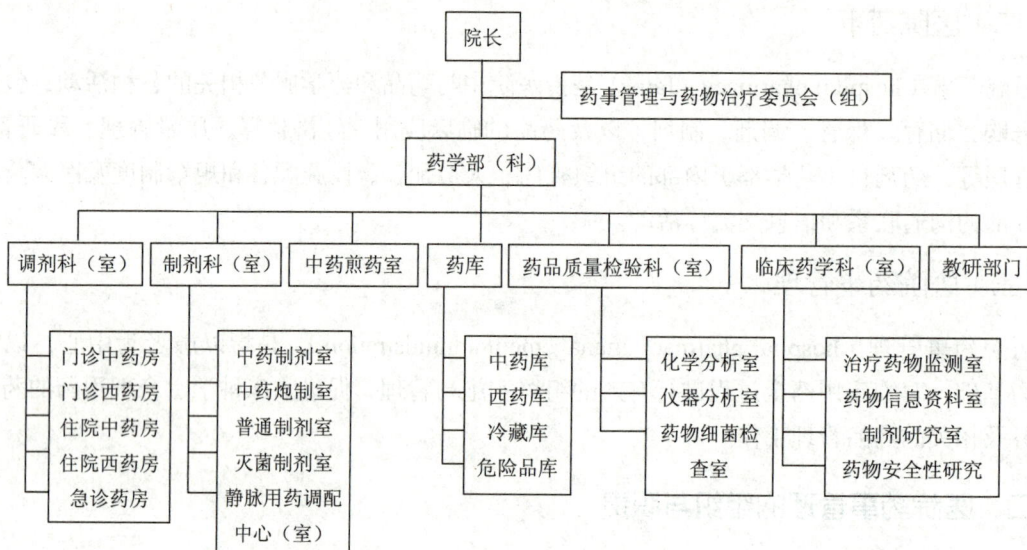

图9-1　药学部（科）组织机构设置

2. 工作职责

（1）**药品供应管理**　根据本院需要，按照规定采购药品，采用先进、科学的方式和方法，按时保量供应，同时重视突发事件的药物储备工作。

（2）**调剂与制剂**　根据医师处方和科室请领单，认真并及时准确地调配处方，按临床需要制备制剂及加工炮制中药材，提供安全、有效的静脉输液药物调配。

（3）**药品质量管理**　建立健全质量监督与检验制度，负责市场购入药品和自制制剂的质量检验与监督，确保临床用药安全有效。

（4）**临床药学工作**　结合临床搞好合理用药、新药试验和药品再评价工作，监测和报告药品不良反应，提供药学信息和用药咨询，做好新药临床验证和疗效评价，收集药品安全性资料。

（5）**科研与教学**　根据临床需要，积极开展中西药的新制剂、新剂型等药学研究工作。承担医药院校学生实习、药学人员进修和对基层医疗机构药学技术工作的指导工作。

第二节　调剂业务与处方管理

一、调剂业务管理

调剂（dispensing）是指配药，或配方、发药，也称为调配处方。调剂是集专业性、技术性、法律性、经济性、管理性、事务性为一体的活动过程。医院药剂科的调剂工作可分为门诊调剂（包括急诊调剂）、住院部调剂、中药配方三部分。

（一）调剂业务实施

1. 调剂步骤　医疗机构的调剂活动一般分为六个步骤：收方→检查处方→调配处方→包装、贴标签→复查处方→发药与指导用药。药房药师在调配处方中主要是保证处方的正确性、正确调配及指导正确用药。

（1）收方　包括从患者处接收医生的处方，从病房医护人员处接收处方或请领单。

（2）检查处方　药师应当认真逐项检查处方前记、正文和后记书写是否清晰、完整，并确认处方的合法性。药师经处方审核后，认为存在用药不适宜时，应当告知处方医师，请其确认或者重新开具处方。中药处方按"君、臣、佐、使"的作用构成，审核中药处方要注意有无"相反""相畏"等不合理用药的情况。

（3）调配处方　取得药学专业技术职务任职资格的人员方可从事处方调剂工作。药师调剂处方时必须做到"四查十对"：查处方，对科别、姓名、年龄；查药品，对药名、剂型、规格、数量；查配伍禁忌，对药品性状、用法用量；查用药合理性，对临床诊断。中药饮片在调配时还应检查是否有特殊处理的药物需要另包，注意煎法，分别包装。

（4）包装、贴标签　正确书写药袋或粘贴标签，注明患者姓名和药品名称、用法、用量，包装。

（5）复查处方　核对处方与药剂、药品，并在完成处方调剂后，在处方上签名或者加盖专用签章。

（6）发药与指导用药　发给患者（或病房护士）并按照药品说明书或者处方用法，进行用药交代与指导，包括每种药品的用法、用量、注意事项等。

（二）临床静脉用药集中调配管理

在临床上，为解决两种以上药物同时给药带来的注射次数多而造成患者疼痛增加的问题，习惯上由护士将两种以上药物在注射器内或输液瓶（袋）内调配，然后给患者注射。为增加用药安全性，应开展静脉用药集中调配业务。静脉用药集中调配是指医疗机构药学部门根据医师处方或用药医嘱，经药师进行适宜性审核，由药学专业技术人员按照无菌操作要求，在洁净环境下对静脉用药物进行加药混合调配，使其成为可供临床直接静脉输注使用的成品输液操作过程。

过程包括：临床医师开具静脉输液治疗处方或用药医嘱→用药医嘱信息传递→药师审核→打印标签→贴签摆药→核对→混合调配→输液成品核对→输液成品包装→分病区放置于密闭容器中、加锁或封条→由工人送至病区→病区药疗护士开锁（或开封）核对签收→给患者用药前护士应当再次与病历用药医嘱核对→给患者静脉输注用药。

二、调剂工作组织

（一）门（急）诊调剂工作组织

门（急）诊调剂工作有三种形式。

1.独立配方法　各发药窗口的调剂人员从收方到发药均由一人完成。优点是节省人力、责任清楚。由于是一人独立配方，从程序上不易纠正可能发生的差错，故对调剂人员的要求比较高。此方法一般适合于小药房和急诊药房的调剂工作。

2.流水作业配方法　收方发药由多人协同完成，1人收方和审查处方，1～2人调配处方、取药，另设1人专门核对和发药。这种方法适用于大医院门诊调剂室及候药患者比较多的情况。

3.结合配方法　独立配方与分工协作相结合的方法，每个发药窗口配备2名调剂人员，1人负责收方、审查处方和核对发药，另外1人负责配方。这种方法配方效率高、差错少、人员占用较多，符合调剂工作规范化的要求，适用于各类医院门诊调剂室。

（二）住院部调剂工作组织

住院部与门诊调剂有所不同，除了确保发药准确性，还要考虑患者依从性。目前我国医院常用的方式主要有三种。

1.凭方发药　医生给住院患者分别开出处方，治疗护士凭处方到住院调剂室取药，调剂室依据处方逐件配发。其优点是能够使药师直接了解患者的用药情况，便于及时纠正临床用药不当的现象，促进合理用药；缺点是增加药剂人员和医生的工作量。这种发药方式多用于麻醉药品、精神药品、医疗用毒性药品等少数临床用药。

2.病区小药柜制　病区使用药品请领单向住院调剂室领取协商规定数量的常用药品，存放在病区专设的小药柜内。每日医师查房后，治疗护士按医嘱取药发给患者服用。其优点是便于患者及时用药，可减轻护士的工作量；同时也便于住院调剂室有计划地安排发药时间，减少忙乱现象。缺点是药师不易了解患者的用药情况，不便于及时纠正不合理用药。

3.集中摆药制　根据病区治疗单或医嘱由药剂人员或护士将药品摆入患者的服药杯（盒）内，经病区治疗护士核对后发给患者服用。通常在病区的适中位置设立病区药房（摆药室），或在药剂科内设立中心摆药室。药品的请领、保管和账目由药师负责。其优点是便于药品管理，避免药品变质、失效和损失；能保证药剂质量和合理用药，减少差错，提高药疗水平。

（三）药品单位剂量调配系统

药品单位剂量调配系统是一种医疗机构药房协调调配和控制药品的方法，又称为单位剂量系统，即基于单位剂量包装的发药制度。传统的发药方式容易产生发药错误；患者常因剩余的药品无法安全保管而造成浪费。单位剂量调配制度对患者更安全、对医院更经济、对专业人员更关注其特长。

实施单位剂量调配系统的方式有两种。

1.集中式　按照处方在药房准备每位患者每种药品一天（24小时）的剂量，放在每位患者的小抽屉里，这些抽屉被组合在一个手推车上，可以方便地在病房和药房之间来回穿梭。

2.分散式　医院按科或几个小科设立病区药房，各小药房按照处方准备每位患者一天（24小时）内所需药品的各个剂量，然后放在患者的专用抽屉或盒子里。另外，有的医院在总药房进行单位剂量包装，经自动传送装置送到小药房，小药房按患者 24 小时剂量再次包装，放在药车的小抽屉里，由护士将药车推至各病床发给患者。

三、处方管理

（一）处方管理制度

1. 处方限量规定

（1）处方一般不得超过 7 日用量；急诊处方一般不得超过 3 日用量；对于某些慢性病、老年病或特殊情况，处方用量可适当延长，但医师应当注明理由。医疗用毒性药品、放射性药品处方用量应当严格按照国家有关规定执行。

（2）为门（急）诊患者开具的麻醉药品注射剂，第一类精神药品注射剂，每张处方为一次常用量；控缓释制剂，每张处方不得超过 7 日常用量；其他剂型，每张处方不得超过 3 日常用量。第二类精神药品一般每张处方不得超过 7 日常用量；对于慢性病或某些特殊情况的患者，处方用量可以适当延长，医师应当注明理由。

（3）为门（急）诊癌症疼痛患者和中、重度慢性疼痛患者开具的麻醉药品和第一类精神药品注射剂，每张处方不得超过 3 日常用量；控缓释制剂，每张处方不得超过 15 日常用量；其他剂型，每张处方不得超过 7 日常用量。

（4）为住院患者开具的麻醉药品和第一类精神药品处方应当逐日开具，每张处方为 1 日常用量。

2. 处方保存规定

（1）处方由调剂处方药品的医疗机构妥善保存。普通处方、急诊处方、儿科处方保存期限为 1 年，医疗用毒性药品、第二类精神药品处方保存期限为 2 年，麻醉药品和第一类精神药品处方保存期限为 3 年。

（2）医疗机构应当根据麻醉药品和精神药品处方开具情况，按照麻醉药品和精神药品的品种、规格对其消耗量进行专册登记，登记内容包括发药日期、患者姓名、用药数量。专册保存期限为 3 年。

（二）处方点评

处方点评是根据相关法规、技术规范，对处方书写的规范性及药物临床使用的适宜性（用药适应证、药物选择、给药途径、用法用量、药物相互作用、配伍禁忌等）进行评价，发现存在或潜在的问题，制订并实施干预和改进措施，促进临床药物合理应用的过程。处方点评是医院持续医疗质量改进和药品临床应用管理的重要组成部分，是提高临床药物治疗学水平的重要手段。

处方点评结果分为合理处方和不合理处方。不合理处方包括不规范处方、用药不适宜处方及超常处方。根据处方点评结果，对医院在药事管理、处方管理和临床用药方面存在的问题，进行汇总和综合分析评价，提出质量改进建议，并向医院药物与治疗学委员会（组）和医疗质量管理委员会报告。

第三节　临床药学管理

一、临床药学

（一）临床药学的概念

临床药学（clinical pharmacy）是以患者为中心，结合临床实际，研究用药规律和安全用药，使药物发挥最佳疗效的综合学科。其以生物药剂学和药物动力学为基础理论，以合理用药为核心研究内容，通过药师参与临床治疗，探讨药物应用规律，保证临床患者合理用药，提高药物治疗水平，达到药物使用安全、有效、经济的目的。

（二）临床药学的主要任务

1. 促进合理用药　运用药物知识、最新药物信息资料和药物检测手段，协助临床遴选药物，制订药物治疗方案，监护患者用药情况，随时提出改进措施，促进安全合理用药，提高药物治疗水平。

2. 监测治疗药物　研究血药浓度与疗效和不良反应的关系，制订最佳给药方案，从而提高药物疗效。

3. 药物信息收集和咨询　临床药师应经常收集与药物治疗相关的资料，针对临床治疗中出现的问题，提供有价值的药物信息，对患者开展用药咨询服务，促进医药合作，使用药更安全、有效、经济、合理。

4. 药物相互作用及配合研究　根据临床药物治疗中多种药物合并应用的情况，开展药物相互作用及配合研究，对各种联合用药的方案进行科学评价，探讨临床药物配合的可能性，避免不合理用药。

5. 新制剂及新剂型研究　根据临床的实际需求，开展新制剂、新剂型的研究，开发满足临床需要、疗效确切的新制剂、新剂型，制订质量标准，促进医院制剂的科学化、标准化、规范化。

二、合理用药

（一）合理用药的概念

世界卫生组织把合理用药定义为：要求患者接受的药物适合他们的临床需要，药物的剂量符合他们的个体需要，疗程足够，药价对患者及其社区最为低廉。

（二）临床用药的基本原则

1. 严格掌握适应证，严禁滥用，掌握药物的不良反应，权衡利弊。

2. 选择药物时，首先选用具体适应证，最有效、副作用最小、最经济的药品。

3. 药物的用量要考虑个体差异情况，根据血药浓度值、酶学检查、临床症状及体征调整剂量。

4. 用药的途径、用药的时间间隔、服药时间等方面，不同的药有不同的顺序。

5. 要合理停药，防止蓄积中毒或一些药源性疾病发生，对一些易成瘾和有药物依赖性的药品要及时停药。

6.联合用药时，要注意药物相互作用。

三、药物警戒

《中华人民共和国药品管理法》规定："国家建立药物警戒制度，对药品不良反应及其他与用药有关的有害反应进行监测、识别、评估和控制。"医院是药品使用的主要场所，是药物警戒活动的关键参与方。医院药物警戒的目的是防范药物使用风险，提升健康管理能力，保障患者安全。

（一）药物警戒的概念

药物警戒是发现、评估、理解和预防药物不良作用或任何其他与药物相关问题的科学与活动。药物警戒不仅涉及药物的不良反应，还涉及与药物相关的其他问题，如不合格药品、药物治疗错误、缺乏有效性的报告、对没有充分科学根据而不被认可的适应证的用药、急慢性中毒的病例报告、与药物相关的病死率的评价、药物的滥用与错用等。

（二）监测与管理

1.疑似药品不良反应　医务人员在发现疑似药品不良反应后，应收集患者基本情况、用药情况和疑似药品不良反应发生情况，并填写药品不良反应/事件报告表或用药错误报告表，及时交药物警戒工作组进行评价，配合药品监督管理部门调查。

2.用药错误及其风险（隐患）　医务人员发现用药错误或用药错误风险（隐患）时，应收集相关患者和药品信息，填写用药错误报告表，经药物警戒工作组审核后，报告至安全用药监测网。

3.药源性疾病　医院应建立药源性疾病报告机制，各科联络员应协助将药品不良反应、用药错误、严重药物相互作用等引发的药源性疾病上报到相关监测机构。医院应通过监测、报告、评价及防范等多个环节，发现药源性疾病的信号，及时分析药源性疾病产生的风险因素，针对不同的风险因素采取适宜的管控措施。

4.药物滥用　医院应根据实际情况，梳理需进行滥用监测的药品，制订本机构的"药物滥用监测品种目录"与监测工作流程。药物警戒工作组应对目录内药品进行专项点评，针对临床应用异常的情况组织专家分析，并将分析结果上报药事管理与药物治疗学委员会。

5.超说明书用药　药物警戒工作组应定期汇总、点评未备案的超说明书用药，对缺乏证据的应采取干预措施。对于临床中存在的超说明书用药，应特别关注、收集说明书中未载明的不良反应。

第四节　医疗机构制剂管理

医疗机构制剂是指医疗机构根据本单位临床需要，依照规定的药品生产工艺规程配制的符合质量标准的自用固定处方制剂。医疗机构制剂是医院药品的重要组成部分，大部分是治疗罕见病和儿童、老年用药等特殊领域药物，在防病治病、推进健康中国建设中发挥着不可或缺的作用，尤其是一些特色院内制剂，能够有效满足患者临床特殊用药需求，是上市药品无法替代的。

一、医疗机构制剂管理制度

（一）《医疗机构制剂许可证》制度

2019 年版《中华人民共和国药品管理法》规定：医疗机构配制制剂，应当经所在地省、自治区、直辖市人民政府药品监督管理部门批准，发给国务院药品监督管理部门统一印制的《医疗机构制剂许可证》。无《医疗机构制剂许可证》的，不得配制制剂。《医疗机构制剂许可证》应注明配制制剂的范围和有效日期，有效期为 5 年，期满后继续配制制剂的，持证单位应在期满前 6 个月重新申请，申请程序与第一次相同。

（二）医疗机构制剂注册管理制度

《中华人民共和国药品管理法》规定：医疗机构配制制剂，必须按照国务院药品监督管理部门的规定报送有关资料和样品，经所在地省、自治区、直辖市人民政府药品监督管理部门批准，并发给制剂批准文号后，方可配制，但是对配制中药制剂另有规定。《中华人民共和国中医药法》规定：应用传统工艺配制的中药制剂品种，向医疗机构所在地省、自治区、直辖市人民政府药品监督管理部门备案后即可配制，不需要取得制剂批准文号。

（三）医疗机构制剂检验及使用规定

《中华人民共和国药品管理法》规定：医疗机构配制的制剂应当按照规定进行质量检验；合格的，凭医师处方在本单位使用。经国务院药品监督管理部门或者省、自治区、直辖市人民政府药品监督管理部门批准，医疗机构配制的制剂可以在指定的医疗机构之间调剂使用。医疗机构配制的制剂，不得在市场销售。

（四）医疗机构制剂配制质量管理规定

《医疗机构制剂配制质量管理规范》（试行）共 11 章，68 条，涵盖了机构与人员、房屋与设施、设备、物料、卫生、文件、配制管理、质量管理与自检、使用管理等，明确了医疗机构制剂配制和质量管理要求，规范了制剂配制的全过程。

二、医疗机构中药制剂

（一）医疗机构中药制剂注册

1. 制剂注册申报资料项目　医疗机构中药制剂注册申请一般分为临床研究许可申请和配制许可申请。申请人应先按要求完成相关试验研究，撰写整理所需项目资料，向所在地省、自治区、直辖市人民政府药品监督管理部门申请医疗机构制剂临床研究许可。临床研究结束后，整理相关资料再申请制剂配制许可。

2. 中药制剂注册减免政策　中药制剂具有源于经验方剂、临床应用多年的特点，故申请注册的中药制剂，如果是根据中医药理论组方，利用传统工艺配制（即制剂配制过程没有使原组方中治疗疾病的物质基础发生变化），且该处方在本医疗机构具有 5 年以上（含 5 年）使用历史，可申请免做药效学试验、安全性试验和临床研究。

（二）医疗机构中药制剂配制

医疗机构中药制剂的配制有两种形式，一是自行配制，二是委托配制。

1. 自行配制 凡取得《医疗机构执业许可证》《医疗机构制剂许可证》《医疗机构制剂注册批件》及制剂批准文号的医疗机构制剂室，可在许可证核准的配制范围内自行配制获准进行临床研究用的制剂或准予配制的制剂。

2. 委托配制 未取得《医疗机构制剂许可证》或者《医疗机构制剂许可证》无相应制剂剂型的"医院"类别的医疗机构可以申请委托配制制剂。接受委托配制的单位应当是取得《医疗机构制剂许可证》或者是取得《药品生产质量管理规范》认证证书的药品生产企业。委托配制中药制剂，应当向委托方所在地省、自治区、直辖市人民政府药品监督管理部门备案。

第五节 中药饮片管理

随着中医药医疗市场需求的不断增长，"手抓戥称"传统调剂方式及传统中药汤剂逐步显现出称不准、分不匀、效率低、复核难、养护难、浪费大、卫生差、携带不便等问题。为适应社会发展、科技进步、市场需求，对中药饮片的调剂方法和提取工艺进行变革，丰富了中药饮片种类。目前，中药饮片主要包括散装中药饮片、小包装中药饮片。

一、中药饮片的种类

（一）散装中药饮片

散装中药饮片，即传统中药饮片，是中药材经过按照中医药理论、中药炮制方法，经过加工炮制后的，可直接用于中医临床的中药。其在中医医院的调剂中占据重要地位。

（二）小包装中药饮片

小包装中药饮片是指按设定的剂量包装，能直接"数包"配方的中药饮片。小包装中药饮片具有保持特色、剂量准确、易于复核、饮片纯净、减少浪费、改善环境、有利管理等特点，深受广大中医药工作者和患者信赖，在临床上有较为广泛的应用。同时，小包装中药饮片因其独立密封包装，具有质量、霉变等不易鉴别的缺点。需要注意的是，凡毒性、麻醉药品，不得制成小包装中药饮片。

二、中药饮片储存管理

为保证中药饮片在保存时质量不发生改变，需注意以下几点。

（一）按区域分类存放

1. 合格药品的存放应在以绿色标线界定的区域中，并以绿色标牌明示"合格区"。在合格区中不得存放与合格药品无关的物品。

2. 以黄色标线界定的区域为"待检区"，并以黄色标牌明示"待检区"。等待检验的药品停放在"待检区"，经检验合格的药品移入"合格区"。

3. 以红色标线界定的区域为"不合格区"，并以红色标牌明示"不合格区"。有质量疑问或不合格药品存放在"不合格区"。在不合格区中存放的药品要有红色明显标记和明细的记录，以及处置记录。

（二）日常储存管理

库存药品不得直接落地、靠墙堆放。单包装装量不宜过大，一般控制在1天使用量以单包装装量为宜，这样有利于出入库管理和药品在库期间的养护。库房药品最好固定货位存放，药品的外包装及最小包装上必须有药品标签。标签内容应包括品名、产地、供货商、批号，有文号管理的要标明批准文号。

（三）低温储存设备及管理

含有大量蛋白的动物类药材应当低温储藏。昆虫类或易生虫、易走油的药材应冷藏储存。冷藏设备应每天记录冷藏温度。冷藏设备上应当有储存药品的目录。

（四）储存环境管理

中药库房应当具备通风、降温、除湿设施，要制订上述设备的标准化操作和保证设备正常运转的管理制度及保管措施。温度、湿度监测必须监控并应每天记录。制订通风、降温、除湿设备开启关闭的临界值。要具备防虫、防鼠、防鸟的硬件设备和管理制度，定期评估三防效果，不断改善三防设施和手段，确保在库药品不受侵害。

（五）贵细、毒、麻药品管理

有专用贵细、毒、麻药品储存设备、账目管理和出入库管理办法。麻醉药品按条例实行"五专"，即专人负责、专柜加锁、专用账册、专用处方、专册登记。

（六）小包装饮片

小包装饮片应注重色标分类，关注重量差异和水分检查。

三、中药饮片调剂管理

中药饮片调剂是制备中药汤剂的首道工序，其调剂过程较西药复杂。中药调剂一般按下列工序进行：审方→配方→核对→复核→发药。为了确保调剂质量，对每道工序，都必须制订严格的操作规程（SOP），规范调剂操作，剂量准确，投药无误。

1. 检查处方 中药饮片处方调剂人员，除了审查处方各栏目填写清晰规范、不得漏项外，还应严格审查四项内容：一是中药饮片处方用名规范、炮制、调剂、煎煮等特殊要求；二是有无"相反""相畏"的药对，以及孕妇处方中有无"妊娠禁忌"药品；三是凡"有毒"及"毒性"的中药饮片，其用法与用量是否符合现行版《中华人民共和国药典》等相关规定；四是有无药味重复，遗漏剂量、剂数或剂量单位。

2. 调配处方 包括称准分匀与分药到剂，需注意以下六点：一是确保每剂药的称量误差≤±5%；二是调剂时逐剂逐量称量；三是"另包"饮片的分药到剂；四是毒麻药品分药到剂，毒性中药未注明"生用"的应付炮制品；五是临方炮制饮片分药到剂；六是含结晶水饮片与其风化物的剂量换算。

3. 核对与复核处方 中药饮片处方调剂必须执行双人核对制度，并设置专人专岗负责复核工作。调剂人员在配方时，应按处方药序，逐味称量，摆药有序。处方调配完毕后移交核对人员核对，核对人员按处方药序，逐味自行核对。复核人员首先应按处方中所含饮片，逐一核对有无错漏，审核药品质量，调剂给付是否正确，另包审核，审核处方中有无相反、相畏的配伍，审核有无超剂量，审核处方患者姓名与包装袋上的姓名是否一致，包装袋上注明的用法及注意事项是否与处方医嘱一致，并按相关规定检测其总量误差与分量误差，确认无误后，再行签章发药。

4.发药与指导用药 发药时应"唱名发药"，同时让取药人复述患者姓名。发药人员首先要按处方核对患者姓名及相关凭据；其次，务必向取药者交代注意事项，如煎服方法、服药时间、服用剂量、自加药引及包煎、另煎药品的用法等。

四、煎药质量管理

为解决患者煎煮中药汤剂不便的问题，许多医院开展代煎业务。为保证中药汤剂质量，需加强煎药质量管理。

中药煎药一般工艺流程见图9-2。

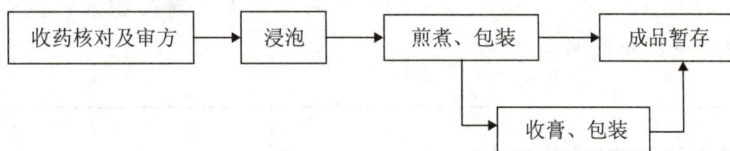

图9-2 中药煎药一般工艺流程

以上的每一个煎药工艺过程都有相应的操作区，设备和空间应按照此流程顺序布局，应避免逆序布局。尽量实现人流、物流分开。实现煎药区与浸泡区域物理上分开。由于煎药室的特殊性，在内包装工序完成后必须将标签贴好后方能将药品移出包装程序，以防止与其他药品混淆。

煎药室的环境及内部设施等硬件条件必须满足行业规范，做好清洁和消毒管理，煎药设备实行专人管理制度。煎药人员必须持证上岗并接受在岗培训。煎药室应完善各项管理制度（设备养护制度、配方药验收制度、煎药过程控制制度、中药急煎制度等）和煎药操作规范（中药煎煮操作规范、饮片浸泡操作规范、药液包装操作规范等），确保药品质量。

第六节 药品供应管理

一、药品采购管理

采购药品管理的主要目标是依法、适时且秉承"质量优先，价格合理"的原则购进药品。

（一）依法购药

《中华人民共和国药品管理法》规定：①医疗机构必须从具备药品生产、经营资质的企业购进药品。②医疗机构购进药品，必须建立并执行进货检查验收制度，验明药品合格证明和其他标识；不符合规定的，不得购进和使用。③医疗机构购进药品，必须有真实、完整的药品购进记录。④个人设置的门诊部、诊所等医疗机构不得配备常用药品和急救药品以外的其他药品。

《药品流通监督管理办法》规定：药品购进记录必须注明药品的通用名称、生产厂商（中药材标明产地）、剂型、规格、批号、生产日期、有效期、批准文号、供货单位、数量、价格、购进日期。药品购进记录必须保存至超过药品有效期1年，但不得少于3年。

医疗机构应当根据《国家基本药物目录》《处方管理办法》《药品经营质量管理规范》及本机构《药品处方集》和《基本用药供应目录》，制订采购计划，购进药品。药学部门要掌握新药动态和市场信息，制订药品采购计划，加速周转，减少库存，保证药品供应。

【知识链接】

药品零差率

1985 年，为弥补公立医院政府补偿不足，确立了药品加成制度，即公立医院通过在药品批发价基础上加成 15%～20% 来补偿自身运行和发展经费。该制度弊端在于：医院和医生可以通过开药获取利益，且药价越高，实际加成额度越高，获利越多。自 2009 年起，政府开始推行基层医疗卫生机构实行基本药物零差率销售。2012 年新医改以来，拟将医院收入来源从药品收入、医疗收入和财政补助改为医疗收入和财政补助，逐步推行"医药分开"试点。实行"药品零差率"以来，对药物依赖性较强的门诊患者医药费用有一个较为明显的下降趋势。

（二）遵守医疗机构药品集中招标采购制度

医疗机构应当根据《医疗机构药品集中招标采购工作规范》《药品集中采购监督管理办法》的规定，必须从政府药品集中招标采购网上进行药品采购，集中采购周期原则上一年一次。县级以上人民政府、国有企业（含国有控股企业）等所属的非营利性医疗机构，必须全部参加药品集中采购。国家实行特殊管理的麻醉药品和第一类精神药品不纳入药品集中采购目录；第二类精神药品、放射性药品、医疗用毒性药品、原料药、中药材和中药饮片等药品可不纳入药品集中采购目录；除上述药品外，医疗机构使用的其他药品原则上必须全部纳入集中采购目录。对纳入集中采购目录的药品，实行公开招标、国家谈判、网上竞价、集中议价和直接挂网（包括直接执行政府定价）采购。对经过多次集中采购、价格已基本稳定的药品，可采取直接挂网采购，具体品种由省级集中采购管理部门确定。

【知识链接】

国家建立完善医保谈判药品"双通道"管理机制

国家谈判药，是国家集中组织谈判确定的药品。国家医保局为了大幅度降低临床必需、疗效确切但是价格较高的专利药及独家药品，与相关医药企业谈判、协商药品价格。谈判成功达到降价目的的药物会纳入国家医保乙类药品范围，也被称为"国谈药"。为了缓解"国谈药"落地难的问题，2021 年 4 月，国家医保局、国家卫生健康委员会联合印发《关于建立完善国家医保谈判药品"双通道"管理机制的指导意见》，建立完善"双通道"药品管理机制，通过定点医疗机构和定点零售药店两个渠道，满足谈判药品供应保障、临床使用等方面的合理需求。

资料来源：根据《国家医保局 国家卫生健康委关于建立完善
国家医保谈判药品"双通道"管理机制的指导意见》改编

二、药品保管

《中华人民共和国药品管理法》规定：医疗机构必须制订和执行药品保管制度，采取必要的冷藏、防冻、防潮、防虫、防鼠等措施，保证药品质量。《医疗机构药事管理规定》规定：医疗机构应当制订和执行药品保管制度，定期对库存药品进行养护与质量检查。药品库的仓储条件和管理应符合药品采购供应质量管理规范的有关规定。化学药品、生物制品、中成药和中药饮片应当分别储存，分类定位存放。易燃、易爆、强腐蚀性等危险性药品应当另设仓库单独存储，并设置必要的安全设施，制订相关的工作制度和应急预案。

（一）药品保管的主要措施

1.分类储存。按药品的自然属性分类，按区、排、号进行科学储存：①"六分开"：处方药与非处方药分开；基本医疗保险药品目录的药品与其他药品分开；内用药与外用药分开；性能相互影响、容易串味的品种与其他药品分开；新药、贵重药品与其他药品分开；配置的制剂与外购药品分开。②麻醉药品、第一类精神药品、医疗用毒性药品、放射性药品专库或专柜存放。③危险性药品、易燃、易爆物专库存放。④准备退货药品、过期、霉变等不合格药品单独存放。

2.做好避光、冷藏、防冻、防潮、防虫、防鼠工作，确保药品质量。①对易受光线影响变质的药品，存放室门窗可悬挂黑色布、纸遮光，或者存放在柜、箱内。②易受湿度影响变质的药品，应控制药库湿度，一般保持在45%～75%。③易受温度影响变质的药品，应分库控制药库温度，冷库2～8℃，阴凉库<20℃，常温库0～30℃。④采取防虫、防鼠措施。

3.定期检查、养护，发现问题及时处理。

（二）药品验收入库和出库管理

1.药品验收入库管理　为了保证采购入库的药品数量准确、质量可靠、说明书符合规定、包装无损、记录完整，防止不合格药品和不符合药品包装规定要求的药品入库，药品采购后须办理药品验收入库业务，从源头上保证医院用药的质量。药品入库验收需做好数量验收、外在质量验收、内在质量验收和包装验收四个方面的工作。

2.药品出库管理　药品出库包括备药、验发和销账三个步骤。出库管理是保证药品质量的最后关口，药库管理员应根据各专业室的领药凭单所填写的药品剂型、规格、数量、生产厂家和有效期，经第二人核对，发药人与核药人在出库单上签字，备查。凡发出的药品一定要保证质量，应遵循"先进先出""近期先出""易变先出""按批号发货"的原则；药品出库应做好复核和质量检查，并做好质量跟踪记录，记录保存至药品有效期满后1年，不得少于3年。

（三）建立并执行药品保管制度

药剂科为了保管好药品、制剂，除入库验收、出库验发制度外，还应建立药库人员岗位职责、在库药品检查养护制度、有效期药品管理制度、病区药柜管理制度、不合格药品处理制度、药品档案制度等。

三、药品分级管理制度

医院对药品的管理实行"金额管理、重点统计、实耗实销"的管理办法。所谓"金额管理"是指用金额控制药品在医疗机构流通的全过程。药品入库、出库、消耗、销售、库存都要按购进价或零售价进行金额核算，库存的总金额应按周转金定额加以控制。"重点统计"是指药剂科对各种医疗用毒性药品、麻醉药品、精神药品、贵重药品的领退、销售、结存都必须按数量进行统计。"实耗实销"是指药剂科和临床各科室销售、消耗的药品，按进价金额列报支出。目前，我国医疗机构绝大多数实行三级管理制度。

（一）一级管理

1.范围   麻醉药品和医疗用毒性药品的原料药，如吗啡缓释片、吗啡注射液、硫酸阿托品粉等。

2.管理办法   处方要求单独存放，每日清点，必须做到账物相符，如发现药品短少，要及时追查原因，并上报领导。

（二）二级管理

1.范围   精神药品、贵重药品及自费药品。

2.管理办法   专柜存放，专账登记。贵重药品要每日清点，精神药品定期清点。

（三）三级管理

1.范围   普通药品。

2.管理办法   金额管理，季度盘点，以存定销。

【思考题】

1. 医院药事管理的组织与职责有哪些？
2. 医院调剂工作是如何实施的？
3. 医院处方管理是如何开展的？
4. 临床药学与合理用药之间的关系如何？
5. 医疗机构中药制剂管理有哪些特殊性？

扫一扫，查阅本章数字资源，含PPT、音视频、图片等

【名人名言】

从多年实践可以大胆地断定，大部分患者不是由于损伤本身，而是由于医院感染而死亡。

——皮罗果夫（俄国外科医师）

【案例导读】

某医院新生儿科暴发医院感染事件

2019年4月1日至4月14日间，某地发生一起医院感染暴发事件，导致收治的120例患儿中19例出现医院感染，其中5例死亡。该事件是一起由肠道病毒（埃可病毒11型）引起的医院感染暴发事件，暴露出当地卫生健康行政部门和部分医疗机构"以患者为中心"的理念淡化，质量安全意识缺失，医德医风教育不足等一系列问题：该医院存在医院感染管理制度不健全、落实不到位、2018年以后未按要求开展新生儿科目标性监测、没有按照规定程序及时报告等问题；卫生健康行政部门存在对事件处置不当、调查失实、未充分履行报告及调查处理职责、对医院感染的日常检查和监督不力等问题。

事件处理结果：该医院所在省根据《医院感染管理办法》等规定，对该医院及相关卫生健康局主要负责人、相关责任人予以了处理；撤销了该院三级甲等医院资格、收回证书和标识，责令其针对存在的问题限期整改。

资源来源：根据国卫医函〔2019〕115号《国家卫生健康委关于南方医科大学顺德医院发生医院感染暴发事件的通报》改编

医院感染已成为当前医院管理领域的全球性热点与焦点问题。世界卫生组织曾资助14个国家55所医院开展现患率调查，结果表明，全球有1400多万人患医院感染病。东地中海、东南亚、欧洲和西太平洋地区的患病率分别为11.8%、10.0%、7.7%和9.0%，平均患病率为8.7%。《WHO医院获得性感染预防控制指南》的引言中特别提示："医院感染已成为日益严重的公共卫生问题。"因此，规范和强化医院感染管理，对医院、患者与社会都具有十分重要的现实意义。

第一节　医院感染概述

一、医院感染的概念

世界卫生组织对医院感染（nosocomial infection，NI 或 hospital infection，HI）的定义是：医院感染也称"医院获得性感染（hospital acquired infection，HAI）"，是患者在医院获取的不一样于住院病因的感染，这种感染在医院时不存在，也不处于潜藏期，而是发生在医院或其余医疗保健机构内。在医院获取而出院后才发病的感染，以及医疗保健机构工作人员的职业性感染也属于医院感染。

我国 2006 年颁布的《医院感染管理办法》中的定义是：医院感染是指住院患者在医院内获得的感染，包括在住院期间发生的感染和在医院内获得、出院后发生的感染，但不包括入院前已开始或者入院时已处于潜伏期的感染。医院工作人员在医院内获得的感染也属医院感染。该办法还对"医源性感染"和"医院感染暴发"的概念进行了规范：前者是指在医学服务中、因病原体传播引起的感染；后者是指在医疗机构或其科室的患者中，短时间内发生 3 例以上同种同源感染病例的现象。

二、医院感染的分类

医院感染可分为外源性感染和内源性感染。外源性感染（exogenous nosocomial infection）也称交叉感染（cross infection），是指患者遭受医院内非本人自身存在的各种病原体侵袭而发生的感染。其感染链为：病原体→传播途径→易感宿主。内源性感染（endogenous nosocomial infection）也称自身感染（autogenous nosocomial infection），即病原体存在于患者自身体内，由于易位或菌群失调而使患者发生感染。其感染链为：储菌库→易位途径→易感环境。内源性感染多发生于机体抵抗力较低的患者，患者本身是病原携带者，由于长期使用抗生素、免疫抑制剂、激素等致使机体抵抗力降低而引起自身感染。

三、医院感染诊断原则

原卫生部 2001 年发布的《医院感染诊断标准（试行）》中，明确了医院感染的诊断原则和各系统感染的诊断标准。

（一）属于医院感染的情况

属于医院感染的情况共有 6 种：①无明确潜伏期的感染，规定入院 48 小时后发生的感染为医院感染；有明确潜伏期的感染，自入院时起超过平均潜伏期后发生的感染为医院感染。②本次感染直接与上次住院有关。③在原有感染基础上出现其他部位新的感染（除外脓毒血症迁徙灶），或在原感染已知病原体基础上又分离出新的病原体（排除污染和原来的混合感染）的感染。④新生儿在分娩过程中和产后获得的感染。⑤由于诊疗措施激活的潜在性感染，如疱疹病毒、结核分枝杆菌等的感染。⑥医务人员在医院工作期间获得的感染。

（二）不属于医院感染的情况

不属于医院感染的情况共有四种：①皮肤黏膜开放性伤口只有细菌定植而无炎症表现。②由于创伤或非生物性因子刺激而产生的炎症表现。③新生儿经胎盘获得（出生后 48 小时内发病）的感染，如单纯疱疹、弓形体病、水痘等。④患者原有的慢性感染在医院内急性发作。

（三）各系统感染的诊断标准

该标准同时制订了呼吸系统、心血管系统、血液系统、腹部和消化系统、中枢神经系统、泌尿系统、手术部位、皮肤和软组织、骨与关节、生殖道、口腔和其他部位共 12 个系统的诊断标准。

四、医院感染管理的概念

医院感染管理（hospital infection administration）是运用相关理论和方法，对医院感染现象进行计划组织和控制，以提高工作效率，减少感染发生。

医院感染管理是伴随着医院的建立与发展而相依并存的。1958 年，美国报告了耐甲氧西林金葡菌（MRSA）的案例以后，美国医院协会建议每所医院均应设立感染管理委员会，并提出了委员会成员和职能职责要求。1963 年和 1970 年，美国疾病控制中心（CDC）分别提出医院感染监控措施、医院感染诊断标准和监控方法，使医院感染管理趋于完整，并建立了世界上第一个约有 80 所医院参加的全国医院感染监测系统，召开了第一届医院感染国际会议。此后，随着医学及科技的进步与变化，医院感染管理亦不断深入和扩展，已经形成了一门涉及基础医学、临床医学、预防医学、管理学等多门学科知识技术的独立学科——医院感染学（Nosocomiology），是一门复合性、边缘性应用科学。

五、医院感染管理的组织网络

我国有组织地开展医院感染管理起源于 20 世纪 80 年代初期，1986 年卫生部与世界卫生组织合作举办了第一次全国医院感染研讨会，同年组建了医院感染监控管理培训基地和医院感染监测控制系统，定期进行全国医院感染横断面调查与专项调查。经过多年实践，目前形成了医院感染现患率调查、重点科室重点部位目标性监测以及暴发流行监测相结合的新体系，在法规政策、组织管理、人才队伍建设、防控技术领域和国际合作交流五个方面都成绩斐然。目前我国医院感染管理采用三级组织管理体系，即医院感染管理委员会、医院感染管理科及科室医院感染管理监控小组。2006 年，《医院感染管理办法》对医院感染管理的组织管理、预防与控制、人员培训、监督管理、罚则等方面规定进行了完善。

1. 机构设置 规定住院床位总数在 100 张以上的医院应设立医院感染管理委员会和独立的医院感染管理部门；100 张以下的医院应当指定分管医院感染管理工作的部门；其他医疗机构应当有医院感染管理专（兼）职人员。

2. 医院感染管理委员会组成及职责 医院感染管理委员会由医院感染管理部门、医务部门、护理部门、临床科室、消毒供应室、手术室、临床检验部门、药事管理部门、设备管理部门、后勤管理部门及其他有关部门的主要负责人组成，主任委员由医院院长或者医疗副院长担任。其职责是：制定本医院预防和控制医院感染的规章制度、医院感染诊断标准并监督实施；对本医院的建筑设计、重点科室建设的基本标准、基本设施和工作流程进行审查并提出意见；制定与考核本医院的医院感染管理工作计划；研究并确定本医院的医院感染重点部门、重点环节、重点流程、危险因素及采取的干预措施，明确各有关部门、人员在预防和控制医院感染工作中的责任；研究并制定本医院发生医院感染暴发及出现不明原因传染性疾病或者特殊病原体感染病例等事件时的控制预案；根据本院病原体特点和耐药现状，配合药事管理委员会提出合理使用抗菌药物的指导意见；建立医院感染定期会议制度；其他有关医院感染管理的重要事宜。

3. 医院感染管理部门、分管部门及专（兼）职人员的职责　负责医院感染预防与控制方面的业务工作。主要职责是：对有关预防和控制医院感染管理规章制度的落实情况进行检查和指导；对医院感染及其相关危险因素进行监测、分析和反馈，针对问题提出控制措施并指导实施；对医院感染发生状况进行调查、统计分析并报告；对医院的清洁、消毒灭菌与隔离、无菌操作技术、医疗废物管理、传染病的医院感染控制，以及医务人员的职业卫生安全防护工作提供指导；对医院感染暴发事件进行报告和调查分析，提出控制措施并协调、组织有关部门进行处理；对医务人员进行预防和控制医院感染的培训工作；参与抗菌药物临床应用的管理工作；对消毒药械和一次性使用医疗器械器具的相关证明进行审核；组织开展医院感染预防与控制方面的科研工作等。

六、医院感染监测

（一）医院感染监测的概念

医院感染监测（nosocomial infection surveillance）是指长期、系统、连续地观察收集和分析医院感染在一定的人群中的发生和分布及其影响因素，并将监测结果报送和反馈给有关部门和科室，为医院感染的预防控制和宏观管理提供科学依据。

（二）医院感染监测的分类

1. 按监测范围分类

（1）全面综合性监测（hospital-wide surveillance）　是对全院所有患者和工作人员的医院感染及其相关因素进行综合性监测。这种方法常在监测工作的开始阶段采用，具有如下优点：①能得到全院医院感染的全面情况，如各科、各病房的感染率，各感染部位的感染率，各系统疾病的感染率，各种危险因素，侵入性操作和易感人群，病原体种类特点及其耐药性等。②能得到全院医院感染的各种相关因素，如抗菌药物的合理应用，消毒灭菌及隔离工作中的问题与薄弱环节，医护人员不良的习惯性操作方法等。③能及早发现医院感染聚集性发生或暴发流行的趋势。④能收集和分析大量的资料，为开展目标性监测和深入的研究打下基础。其缺点是花费大、耗时、劳动强度大。

（2）目标性监测（targeted surveillance）　是指对监测事件确定明确的目标，然后开展监测工作以达到既定的目标。目标性监测常建立在全面综合性监测基础之上，其优点在于目标明确，经济效益高；其缺点是得不到未监测的医院感染或相关事件的基数，故不易及时发现医院感染的聚集性发生或暴发流行。目标性监测包括特殊感染部位监测、特殊部门监测、轮转监测和暴发监测。

①特殊感染部位监测（site-directed surveillance）。对特殊的医院感染部位，如外科切口、泌尿道、下呼吸道感染进行监测。②特殊部门监测（unit-directed surveillance）。即对高危科室、部门或区域进行监测。该方法特别适用于资源和人力有限的医院，如血源感染的75%发生在ICU、肿瘤病房和烧伤病房，但其患者只占整个患者的8%左右。所以，只要集中精力在这些高发区域就能对大部分的血源感染进行监控。其缺点是监测区域和人群有限。③轮转监测（rotating surveillance）。即对全院各个部门依据一定的顺序按时间先后对医院感染及其相关因素开展监测。其优点是所需时间少，花费低，且在一定周期内各部门均有机会得到监测，但是在某个时间段内只监测某个部门，而大多数部门未处于监测之下。因此，不能及时发现医院感染的聚集性发生或暴发流行。④暴发监测（outbreak surveillance）。即对医院感染及其相关事件的超常发生进行监

测。此法需要有基本数据如医院感染发病率为基础，需专职人员和医护人员对医院感染有高度警觉性。暴发监测常与其他监测方法相结合，以提高监测工作的效率。

2. 按调查方法分类

（1）前瞻性调查 是指对住院患者个体进行跟踪直至出院，也包括对出院患者的随访，从而及时发现医院感染的病例及危险因素，并能及时发现医院感染的聚集性发生和暴发流行。这种调查方法准确率较高，但较费事费时。

（2）回顾性调查 是指患者出院后，由医院感染专职人员到病案室查看出院病历，以发现并登记医院感染病例。

（三）医院感染监测指标

1. 发病率（incidence） 指一定时间内处于一定危险人群中新发医院感染病例的频率。

发病率=（同期新发医院感染病例数/观察期间危险人群人数）×100%

在计算医院感染发病率时应使用医院感染漏报率。通过漏报调查，可以统计发病率，并校正原先发病率。

医院感染病例漏报率=（应当报告而未报告的医院感染病例数/同期应报告医院感染病例总数）×100%

2. 罹患率（attack rate） 是用来衡量处于危险人群中新发生医院感染的频率，多用于小范围或短时间的暴发或流行，观察时间可以是1天、几天或几周、1个月等，分母是易感人群数。

罹患率=（同期新发医院感染病例数/观察期间处于危险中的人群人数）×100%

3. 现患率（prevalence） 是指一定时间内处于一定危险的人群中实际感染病例（包括以往发病至调查时）的百分比。现患率调查又称现况调查或横断面调查，它利用普查或抽样调查的方法，收集一个特定时间内有关实际处于医院感染状态的病例资料，从而描述医院感染及其影响因素的关系。可以根据现患率估计发病率，由于现患率包括新老病例，故大于发病率。

现患率=（同期存在的新旧医院感染病例数/观察期间处于危险中患者数）×100%

4. 病死率（fatality rate） 是指某种医院感染的全部病例中因该感染死亡的病例的比值，反映了医院感染的严重程度。

病死率=（因该感染死亡的例数/某医院感染的病例数）×100%

5. 多重耐药菌感染发现率（rug-esistant bacteria infection discovery rate） 反映医院内多重耐药菌感染的情况。

多重耐药菌感染发现率=（多重耐药菌感染患者数/例次数/同期住院患者总数）×100%

6. 医务人员手卫生依从率（medical staff hand hygiene compliance rate） 描述医务人员手卫生实际执行依从程度，反映医务人员手卫生执行情况。

医务人员手卫生依从率=（受调查的医务人员实际实施手卫生次数/同期调查中应实施手卫生次数）×100%

（四）医院感染监测的主要内容

1. 医院感染病例监测 医院必须对患者开展医院感染监测，以掌握本院医院感染发病率、多发部位、多发科室、高危因素、病原体特点及耐药性等，为医院感染控制提供科学依据。

2. 消毒灭菌效果监测 消毒与灭菌是预防医院感染的重要措施之一，消毒灭菌效果的监测是评价本单位消毒设备运转是否正常、消毒药剂是否有效、消毒方法是否合理及消毒效果是否达到的重要手段。为了保证消毒灭菌工作的顺利完成，自1983年起，卫生部颁布了《医院消毒供应室验收标准》《输液器具及注射器洗涤质量标准》《输液输血器、注射器洗涤操作规程》《消毒管理办法》《医院消毒卫生标准》《消毒技术规范》等一系列文件，为医院感染监测工作提供了依据。医院消毒灭菌监测中应做到定期监测、灭菌合格率必须达到100%、不合格物品不得进入临床使用部门。

3. 环境卫生学监测　医院应每月对手术室、ICU、产房、新生儿病房、供应室无菌区、烧伤病房、骨髓移植病房、血液病房、血液透析室、治疗室、换药室等进行环境卫生学监测，监测内容包括室内空气、物体表面及医护人员手的细菌菌落总数。当有医院感染流行并怀疑与医院环境卫生学因素有关时，应及时进行监测。

第二节　医院感染预防与控制

一、严格遵守有关规章制度和技术规范

健全规章制度是预防医院感染的基础。首先，医院应严格按照《消毒管理办法》执行医疗器械、器具的消毒工作技术规范。其次，医院还应严格执行隔离制度、无菌操作规程及陪护探视制度、医院工作人员体检制度，以及病区消毒、污物处理、饮食卫生、抗菌药物管理等方面的一系列规章制度。第三，医院应根据本院实际情况建立有效的医院感染监测制度，分析危险因素，并针对性实施预防控制措施；及时发现医院感染病例和医院感染的暴发，分析感染源、感染途径，采取有效的处理和控制措施，积极救治患者。第四，医院还应当按照《国家突发公共卫生事件相关信息报告管理工作规范（试行）》《医院感染暴发报告及处置管理规范》的相关要求，进行医院感染病例的报告。

二、建立健全医院感染分类教育与培训制度

不断进行针对性教育和专业培训是做好医院感染管理的基础。医院应建立健全医院感染分类教育与培训制度，使广大医务工作者充分认识到其重要性，不同程度地掌握医院感染的基本知识和技术，从而促进医院感染的有效控制。医疗机构应当重视医院感染管理的学科建设，建立专业人才培养制度，充分发挥医院感染专业技术人员在预防和控制医院感染工作中的作用。

三、加强医院感染的监督与管理

县级以上地方人民政府卫生健康行政部门应当按照有关规定，对所辖区域的医疗机构进行监督检查，当发现医疗机构存在医院感染隐患时，应当责令限期整改或者暂时关闭相关科室或者暂停相关诊疗科目。医疗机构对卫生健康行政部门的检查、调查取证等工作应当予以配合。

四、切断传染链

预防医院感染须控制感染源、切断传播途径、保护易感人群，提高易感人群的抵抗能力，即切断传染链。

（一）控制感染源

对感染源应做到早发现、早报告、早隔离、早治疗、早预防。所谓隔离，就是把感染患者的

活动限制到规定的最小范围，是控制传染源最基本的措施。任何隔离措施，必须同时有消毒措施。隔离和消毒是密不可分的预防手段。

（二）切断传播途径

消毒与灭菌是切断传播途径、预防医院感染的最有效措施。同时，要注意病房通风和空气自然净化，通风换气是减少呼吸道传染病感染机会，预防疾病的重要、有效、简便易行的方法之一。病房通风即是用室外新鲜空气来稀释室内空气污染物，使其浓度降低，是最方便快捷的方法。此外，要建设好洁净手术室，加强一次性注射器、输液器临床使用与管理，提倡使用一次性自毁性注射器。

（三）合理使用抗菌药物，保护易感者

细菌的耐药性是生物的自然现象，与其固有特性有关，可通过变异或者基因转移而获得。但抗菌药物的不合理使用是产生耐药性的重要因素，这是造成内源性医院感染的直接因素。医院应当加强抗菌药物临床使用和耐药菌监测管理，以预防和控制医院感染的发生。

五、抗菌药物管理

细菌耐药已经成为全球公共健康领域面临的一项重大挑战，引起了国际社会的广泛关注。2015 年，世界卫生组织发布了《抗微生物药物耐药性全球行动计划》后，中国政府于 2016 年由国家卫生计生委等 14 个部门联合印发了《遏制细菌耐药国家行动计划（2016—2020 年）》，2022 年国家卫生健康委员会等 13 部门又联合制定了《遏制微生物耐药国家行动计划（2022—2025 年）》，旨在从国家层面多个领域协调努力，以有效遏制细菌耐药，维护人民生命与健康，促进经济与社会可持续发展。

（一）抗菌药物的概念与分类

抗菌药物（antibacterial agents）一般是指具有抑制或杀灭细菌（广义的细菌还包括支原体、衣原体、立克次体、螺旋体、真菌等病原微生物）的药物，不包括治疗结核病、寄生虫病和各种病毒所致感染性疾病的药物，以及具有抗菌作用的中药制剂。抗菌药主要包括 β - 内酰胺类、氨基糖苷类、四环素类、氟喹诺酮类、叶酸途径抑制剂类、氯霉素、糖肽类和大环内酯类八大类。

（二）抗菌药物的临床应用管理

2015 年，卫生部发布了《抗菌药物临床应用指导原则》，强调医疗机构需要建立抗菌药物临床应用管理体系（包括工作组织、技术团队和支撑体系），确定了抗菌药物分级管理作为管理核心策略的地位（包括分级标准、处方集和处方权限等），还对医疗机构开展微生物检验、医院感染控制和人员培训等做了相应规定。

1. 建立抗菌药物管理组织体系　包括二级以上的医院、妇幼保健院及专科疾病防治机构应当在药事管理与药物治疗学委员会下设立多学科专家组成的抗菌药物管理工作组，为抗菌药物临床应用管理提供专业技术支持，制订抗菌药物供应目录和处方集，每月对院、科两级抗菌药物临床应用情况开展调查，对临床科室抗菌药物临床应用进行技术指导等。

2. 规范抗菌药物临床应用的分级管理　各医疗机构应结合本机构实际，根据安全性、疗效、细菌耐药性、价格等因素，将抗菌药物分为非限制使用、限制使用与特殊使用三类进行分级管

理。非限制使用级抗菌药物是指经长期临床应用证明安全、有效，对病原菌耐药性影响较小，价格相对较低的抗菌药物，其应已列入基本药物目录，并且已经纳入《中国国家处方集》和《国家基本医疗保险、工伤保险和生育保险药品目录》收录的抗菌药物品种。限制使用级抗菌药物是指经长期临床应用证明安全、有效，对细菌耐药性影响较大，或价格相对较高的抗菌药物。特殊使用级抗菌药物是指具有明显或者严重不良反应，不宜随意使用；抗菌作用较强、抗菌谱广，经常或过度使用会使病原菌过快产生耐药的；疗效、安全性方面的临床资料较少，不优于现用药物的；新上市的，在适应证、疗效或安全性方面尚需进一步考证的、价格昂贵的抗菌药物。二级以上医院按年度对医师和药师进行抗菌药物临床应用知识和规范化管理的培训，按专业技术职称授予医师相应处方权和药师抗菌药物处方调剂资格。

3. 开展病原微生物检测 一是应根据临床微生物标本检测结果合理选用抗菌药物，故需不断提高微生物标本尤其无菌部位标本的送检率和标本合格率，重视临床微生物科室规范化建设，提高病原学诊断的能力、效率和准确性。二是进行细菌耐药监测，医疗机构的临床微生物科室应对本医疗机构常见病原微生物（重点为细菌）的耐药性进行动态监测，在机构内定期公布监测数据并检测数据，定期报送地区和全国细菌耐药监测网。

4. 注重综合措施，预防医院感染 抗菌药物管理工作组应与医院感染管理科密切合作，制定手术部位感染、导管相关血流感染、呼吸机相关肺炎、导尿管相关尿路感染等各类医院感染的预防制度，纠正过度依赖抗菌药物预防感染的理念和医疗行为。

5. 实施内部监管与外部监督 ①内部监管。医院应强化对医师、药师等相关人员的培训，严格掌握抗菌药物尤其联合应用的适应证，争取目标治疗，减少经验治疗，确保抗菌药物应用适应证、品种选择、给药途径、剂量和疗程对患者是适宜的；医院应重视抗菌药物处方、医嘱的专项点评，对不合理使用抗菌药物的突出问题按照有关法律法规规定进行责罚。②外部监督。各级卫生健康行政部门应当将医疗机构抗菌药物临床应用情况纳入医疗机构考核指标体系，作为医疗机构定级、评审、评价的重要指标；建立抗菌药物临床应用情况公布和诫勉谈话制度，对本行政区域内医疗机构抗菌药物使用量、使用率和使用强度等情况进行监测，定期公布并报上级备案。

2020年8月，国家卫生健康委员会出台了《关于持续做好抗菌药物临床应用管理工作的通知》，从持续提高感染性疾病诊疗水平、落实药事管理相关要求、强化感染防控、加强检验支撑促进抗菌药物精准使用、信息化建设助力抗菌药物科学管理五个方面提出了持续提高抗菌药物合理使用水平的诸多具体措施，如加强感染性疾病科建设，充分发挥感染性疾病科对全院抗菌药物临床应用的指导作用；优化抗菌药物供应目录，将抗菌药物作为医嘱审核和处方点评重点，及时完善诊疗方案；开展重点抗菌药物的治疗药物浓度监测，指导临床精准用药等。2021年4月，国家卫生健康委员会下发了《国家卫生健康委员会关于进一步加强抗微生物药物管理遏制耐药工作的通知》，提出将抗微生物药物合理使用情况纳入医院评审、公立医院绩效考核、合理用药考核等工作，并要求2021年9月底前二级以上综合医院应当全部加入"全国抗菌药物临床应用监测网"和"细菌耐药监测网"。

【案例导读】

某医院独特的抗菌药物临床应用管理模式

抗菌药物临床应用是世上最难的用药决策，抗菌药物管理不是纯粹的药事管理，是一项系统工程，是医疗质量的综合管理。某医院经过多年努力，开创了独特的抗菌药物临床应用管理模式，成效卓著，其主要经验有：一是纳入"一把手工程"。该医院早在 2009 年就成立以院长为组长的抗菌药物管理领导小组，建立起由临床和行政管理双肩挑的感染专家牵头的抗菌药物专业管理团队，多年来不断完善制度、严抓培训，在管理模式、管理方法、管理工具等方面做了大量探索和实践。二是加强培训和处方权管理。医院与互联网公司合作研发了"移动端抗菌药物处方权在线培训平台"，全面覆盖抗菌药物、临床微生物、临床诊治、政策制度、用药策略等完整内容的丰富课程，手机端按需选课、在线学习、课后测试、随机组卷、分层在线综合考试的全新在线培训考试模式。三是信息化支撑。医院历时 4 年，开发了被誉为全国最专业、最智能的医疗软件"抗菌药物临床应用决策支持系统"，对感染诊治与抗菌药物临床应用实现全过程、全病例、全天候的专业化、精细化智能管控和在线临床决策支持。

资料来源：根据 2021 年 7 月 27 日《健康界》中《管理抗菌药物，这家医院的模式值得借鉴》改编

第三节　医疗废物管理

一、医疗废物概念与我国医疗废物管理发展

医疗废物（medical waste）是指医疗卫生机构在医疗、预防、保健以及其他相关活动中产生的具有直接或者间接感染性、毒性，以及其他危害性的废物。

我国医疗废物的管理起步较晚，1995 年 10 月 30 日，全国人大常委会第十六次会议通过了《中华人民共和国固体废物污染环境防治法》，并于 1996 年 4 月 1 日起实施。2003 年严重急性呼吸综合征（SARS）的暴发，暴露出我国在此方面管理的不足。在 SARS 期间，原卫生部等相关部委紧急出台了《关于进一步加大对医疗废物医院污水污染防治做好非典预防工作的通知》等一系列规章制度。SARS 结束后，2003 年，卫生部发布了《医疗废物管理条例》《医疗废物分类目录》（2011 年进行了修订）、《医疗卫生机构医疗废物管理办法》等系列文件。2013 年，国家卫生计生委与环境保护部发布了《关于进一步加强医疗废物管理工作的通知》。2020 年，国家生态环境部与国家市场监督管理总局颁布了《医疗废物处理处置污染控制标准》，同年国家卫生健康委员会与国家生态环境部组织修订了 2003 年《医疗废物分类目录》，形成了《医疗废物分类目录（2021 年版）》。这一系列管理制度的实施，标志着我国已初步建立起医疗废物管理体系。

二、医疗废物的分类

1988 年，世界卫生组织将医疗废物分为一般废物、病理性废物、感染性废物、损伤性废物、化学性废物、药物性废物、放射性废物、爆炸性废物八大类。我国目前采用的是《医疗废物分类目录（2021 年版）》的划分标准，共分为以下五类。

1. 感染性废物　指携带病原微生物具有引发感染性疾病传播危险的医疗废物。包括被患者血液、体液、排泄物污染的除锐器以外的废物；使用后废弃的一次性使用医疗器械，如注射器、输液器、透析器等；病原微生物实验室废弃的病原体培养基、标本、菌种和毒种保存液及其容器；其他实验室及科室废弃的血液、血清、分泌物等标本和容器；隔离传染病患者或疑似传染病患者产生的废物。

2. 损伤性废物　指能够刺伤或者割伤人体的废弃的医用锐器。包括废弃的金属类锐器如针头、缝合针、针灸针、探针、穿刺针、解剖刀、手术刀、手术锯、备皮刀、钢钉和导丝等；废弃

的玻璃类锐器，如载玻片、盖玻片、玻璃安瓿等；废弃的其他材质类锐器。

3. 病理性废物　指诊疗过程中产生的人体废弃物和医学实验动物尸体等。包括手术及其他医学服务过程中产生的废弃的人体组织、器官；病理切片后废弃的人体组织、病理蜡块；废弃的医学实验动物的组织和尸体；16周胎龄以下或重量不足500克的胚胎组织等；确诊、疑似传染病或携带传染病原体的产妇的胎盘。

4. 药物性废物　指过期、淘汰、变质或被污染的废弃的药物。包括废弃的一般性药品；废弃的细胞毒性药物和遗传毒性药物；废弃的疫苗和血液制品。

5. 化学性废物　指具有毒性、腐蚀性、易燃性、反应性的废弃的化学物品。包括列入《国家危险废物名录》中的废弃危险化学品，如甲醛、二甲苯等；非特定行业来源的危险废物，如含汞血压计及体温计，废弃的牙科汞合金材料及其残余物等。

同时，2021版目录还明确了不属于医疗废物的废弃物，如非传染病区使用或者未用于传染病患者、疑似传染病患者以及采取隔离措施的其他患者的输液瓶（袋），盛装消毒剂、透析液的空容器，一次性医用外包装物，废弃的中草药与中草药煎制后的残渣，盛装药物的药杯、尿杯、纸巾、湿巾、尿不湿、卫生巾、护理垫等一次性卫生用品，医用织物，以及使用后的大、小便器等，并明确了居民日常生活中废弃的一次性口罩不属于医疗废物。另外，该目录还对一些符合医疗废物定义、但无风险或者风险较低，在满足相关条件时，在部分环节或全部环节可不按医疗废物进行管理的废弃物罗列了豁免清单。

三、医院医疗废物管理的职责与要求

（一）医院医疗废物管理的职责

1. 医院应当建立健全医疗废物管理责任制，其法定代表人或者主要负责人为第一责任人，设置负责医疗废物管理的监控部门或者专（兼）职人员，制定并落实医疗废物管理的规章制度、工作流程和要求、有关人员的工作职责及发生医疗废物流失、泄漏、扩散和意外事故的应急方案。

2. 医院发生医疗废物流失、泄漏、扩散和意外事故时，应当按照规定采取相应紧急处理措施，并在48小时内向所在地的县级人民政府卫生健康行政部门、环境保护行政主管部门报告。调查处理工作结束后，医院应当将调查处理结果向所在地的县级人民政府卫生健康行政部门、环境保护行政主管部门报告。

3. 医院发生因医疗废物管理不当导致1人以上死亡或者3人以上健康损害，或导致3人以上死亡或者10人以上健康损害、需要对患者提供医疗救护和现场救援的重大事故时，应分别在12小时内、6小时内向所在地的县级人民政府卫生健康行政部门报告，并按规定采取相应紧急处理措施。发生医疗废物管理不当导致传染病传播事故，或者有证据证明传染病传播的事故有可能发生时，应当按照《传染病防治法》及有关规定报告，并采取相应措施。

（二）医疗废物处理的基本要求

1. 分类收集医疗废物　根据医疗废物的类别，将医疗废物分置于符合《医疗废物专用包装物、容器的标准和警示标识的规定》的包装物或者容器内；感染性废物、病理性废物、损伤性废物、药物性废物及化学性废物不能混合收集。少量的药物性废物可以混入感染性废物，但应当在标签上注明；化学性废物中批量的废化学试剂、废消毒剂应当交由专门机构处置；批量的含有汞的体温计、血压计等医疗器具报废时，应当交由专门机构处置；医疗废物中病原体的培养基、标本和菌种、毒种保存液等高危险废物，应当首先在产生地点进行压力蒸汽灭菌或者化学消毒处理，然后按感染性废物收集处理；隔离的传染病患者或疑似传染病患者产生的具有传染性的排泄物，应当按照国家规定严格消毒，达到国家规定的排放标准后方可排入污水处理系统；隔离的传染病患者或者疑似传染病患者产生的医疗废物应当使用双层包装物，并及时密封。

2. 内部运送与暂时贮存　医院应当建立医疗废物暂时贮存设施设备并达到相关要求，不得露天存放医疗废物；医疗废物暂时贮存的时间不得超过2天。运送人员每天检查包装物（或容器）的标识、标签及封口是否符合要求，并使用防渗漏、防遗撒、无锐利边角、易于装卸和清洁的专用运送工具，从医疗废物产生地点，将分类包装后的医疗废物按照规定时间和路线运送至院内指定暂贮地点。运送工作结束后，应当对运送工具及时进行清洁和消毒。

3. 转运与登记　医院应当将医疗废物交由取得县级以上人民政府环境保护行政主管部门许可的医疗废物集中处置单位处置，依照危险废物转移联单制度填写和保存转移联单。对医疗废物进行登记，登记内容应当包括医疗废物的来源、种类、重量或者数量、交接时间、最终去向及经办人签名等项目。登记资料至少保存3年。医疗废物转交出去后，应当对暂时贮存地点、设施及时进行清洁和消毒处理。禁止医院及其工作人员转让、买卖医疗废物。

（三）医疗废物集中处置

《中华人民共和国环境保护法》《中华人民共和国固体废物污染环境防治法》《危险废物经营许可证管理办法》和《医疗废物管理条例》等法律条例对医疗废物集中处置设施运行过程的监督管理有明确要求，以确保医疗废物集中焚烧处置设施的规范化运行。同时，这些标准规定了医疗废物集中焚烧处置设施运行的监督管理内容、程序、要求及监督检查方法等。医疗废物集中处置单位应当依据《危险废物经营许可证管理办法》依法申领危险废物经营许可证，并参照《危险废物经营单位记录和报告经营情况指南》进行管理，包括建立危险废物经营情况记录簿，定期向环保部门报告经营活动情况；制订突发环境事件的防范措施和应急预案，配置应急防护设施设备，定期开展应急演练；建立日常环境监测制度，自行或委托有资质的单位对污染物排放进行监测等。各医疗废物集中处置单位要按照要求做好相关人员职业卫生安全防护措施。

（四）人员培训和职业安全防护

1. 医院应当对本机构工作人员进行培训，提高全体工作人员对医疗废物管理工作的认识。对从事医疗废物分类收集、运送、暂时贮存、处置等工作的人员和管理人员，进行相关法律和专业技术、安全防护及紧急处理等知识的培训。

2. 医疗废物相关工作人员和管理人员应当达到以下要求：掌握相关法律法规、规章制度、工作流程和各项工作要求；掌握医疗废物分类收集、运送、暂时贮存的正确方法和操作程序；掌握医疗废物分类中的安全知识、专业技术、职业卫生安全防护等知识；掌握在医疗废物分类收集、运送、暂时贮存及处置过程中预防被医疗废物刺伤、擦伤等伤害的措施及发生后的处理措施；掌握发生医疗废物流失、泄漏、扩散和意外事故情况时的紧急处理措施。

3. 医院应当根据接触医疗废物种类及风险大小的不同，采取适宜、有效的职业卫生防护措施，为机构内从事医疗废物分类收集、运送、暂时贮存、处置和管理等工作的相关人员配备必要的防护用品，定期进行健康检查，必要时对有关人员进行免疫接种，防止其受到健康损害。

（五）监督管理与罚则

县级以上地方人民政府卫生健康行政部门应当依照《医疗废物管理条例》及相关规定，对所辖区域的医院进行定期监督检查和不定期抽查。

【思考题】

1. 医院感染管理有哪些重要意义？

2. 如何有效进行医院感染防控？

3. 针对抗菌药物管理与使用的现状，应如何合理使用和科学管理抗菌药物？

4. 结合《医疗废物分类目录（2021年版）》修订，谈谈医疗废物管理中应注意哪些问题？

【名人名言】

防祸于先而不至于后伤情。知而慎行，君子不立于危墙之下，焉可等闲视之。

——孔子《论语·泰伯第八》

【案例导读】

3月4日，62岁男性患者马某，因黄疸到某医院住院治疗，经超声、CT等检查后，初步诊断：梗阻性黄疸，肝内外胆管结石，胆总管胰头段占位性病变，可疑胆管癌。3月11日，患者家属在手术同意书上签名同意手术。手术同意书中，术前诊断未写"胰头占位性病变"；"拟行手术方式"为胆囊切除、胆总管探查、胆肠吻合术，备胰十二指肠切除术；"手术风险"中写明，若术中诊断为胰十二指肠占位，需行胰十二指肠切除术。

手术记录记载："术中于胆总管胰腺段触及一1厘米×1厘米大小的占位性病变，质硬；探查胆总管胰腺段见管腔呈增生性闭塞，决定行胰十二指肠切除术。"但术后病理结果提示：未见肿瘤。4月6日，患者出院，医院给出的最后诊断为：梗阻性黄疸，继发性胆总管结石，慢性胰腺炎并胆总管胰腺段纤维增生。

事后，患者以医院误诊切除其重要器官构成医疗事故为由，向法院起诉请求50万元的赔偿。患者认为医院侵犯了其知情权，误诊、误治将其相关脏器错误切除，对其身体造成了损害。而院方回应称：其处置符合医疗规范，在术中做胰十二指肠切除是一种对病患负责任的医疗行为，故请求法院驳回其诉讼请求。

医学会鉴定认为，患者有明确手术指征，术中不能排除癌之可能，行胰十二指肠切除术具有充分理由。鉴定结论为：本病例不属于医疗事故。法院经审议后判定：医院在诊断和治疗方面已尽到谨慎的注意义务。然而，医院在术前、术中均未尽到其应尽之告知、说明义务，侵犯了患者的知情权和选择权，存在过失。法院最终判决：医院赔偿马某15000元。

资料来源：国卫医信网医疗纠纷案例分析

风险通常是指某种损失发生的可能性。医疗风险包括医疗损害责任、医疗事故、并发症、医疗意外、医院感染、医院危机等。如何降低医院风险是确保医疗安全、提高医疗质量的前提。

第一节　医院医疗风险管理概述

一、医疗风险的概念及类型

（一）医疗风险的概念

医疗风险（medical risk）是指医患双方在医疗过程中发生的风险，即医患双方在医疗过程中遭受损失的可能性。这种损失可以是患者遭受的伤害，也可以是医务人员遭受的伤害，以及医院为此付出的代价和医院市场份额的丢失。

（二）医疗风险的类型

医疗风险包括医疗损害责任、医疗事故、并发症、医疗意外、医院感染等。

1. 医疗损害责任　是指医疗机构及医务人员在医疗过程中因过失，或者在法律规定的情况下无论有无过失，造成患者人身损害或者其他损害，应当承担的以损害赔偿为主要方式的侵权责任。

2. 医疗事故　是指医疗机构及其医务人员在医疗活动中，违反医疗卫生管理法律、行政法规、部门规章和诊疗护理规范、常规，过失造成患者人身损害的事故。医疗事故是对医患双方危害最大的医疗风险，是最严重的医疗不安全问题。医疗事故不仅对患者人身造成伤害，而且会严重损害医院及医务人员的声誉，使医院及医务人员遭受损失。

3. 并发症　是在诊疗护理过程中，患者发生了现代医学科学技术能够预见但却不能避免和防范的不良后果。例如，患者手术部位的组织器官有严重粘连、脏器先天畸形、解剖学上的变异或组织层次的严重不清等，手术中无法识别正常的组织及器官而造成损伤，导致不良后果则属于外科手术治疗并发症。并发症的发生与医务人员是否存在过失无直接的因果关系。由于并发症能够预见，故事先医务人员会对患者及其家属说明，患者和家属有一定的心理准备。当并发症发生时，患者和家属通常会主动配合医务人员采取有力措施，尽最大努力减轻患者所遭受的不良后果。但是，如果医务人员事先没有向患者及其家属说明，事后又解释不够，加之挽救措施不力患者出现了死亡、残废、组织器官损伤导致功能障碍等严重不良后果时，医疗纠纷就很难避免。

4. 医疗意外　是指在诊疗护理过程中，由于无法抗拒的原因，导致患者出现难以预料和防范的不良后果。医疗意外的发生是患者自身体质特殊和疾病本身异常结合在一起突然发生的，不是医务人员过失所致，也不是医务人员本身和现代医学科学技术所能预见和避免的。例如，内科最常见的医疗意外是注射药物所引起的过敏。有些药物的注射，虽按照操作规程进行皮肤过敏试验，但个别阴性者注射后仍会发生过敏反应。还有的药物在药典中并未规定做皮肤试验，但由于人特异性体质而发生了过敏反应，严重者造成患者死亡。医疗意外发生后，由于患者及其家属对突然发生的不良后果难以接受，也不能理解。因此，可能会误认为医务人员存在医疗过失或者把医务人员正确的治疗措施当作诱发医疗意外的根源。这类医疗纠纷在无医疗过失纠纷中占较大比例。

二、医疗风险的成因

（一）医学局限性及疾病、人体的复杂性

1. 人体的复杂性和医疗技术的局限性　人体是相当复杂的系统，同时由于人是生命体，对活的机体的研究受到诸多限制。到目前为止，医学科学尚有许多领域未取得真正的理论突破，仍然

处于经验科学阶段。因此，医疗意外等医疗风险是不可避免的。比如，在艾滋病的窗口期，由于血液中没有产生艾滋病病毒抗体，现有的医学技术不能检测出血液中是否感染了艾滋病病毒，艾滋病感染者如在此时献血，则会被认为是合格的血液。因此，输血的患者被感染艾滋病等疾病的风险，现代医学是不能避免的。

2. 疾病的严重性和病情的复杂性 由于疾病的复杂与严重程度，现有的医疗技术不能达到满意的治疗效果或不能挽救患者的生命，或由于病情或患者体质特殊而导致患者死亡或残废等意外情况发生。例如，患有心肌梗死患者可能会因与疾病有直接关系的心律失常而死亡。

3. 诊断和治疗措施可能产生并发症 由于医学科学技术的发展，检查和治疗的手段越来越多，但并发症的内在风险也在增加，如内脏器官组织活检可能产生出血。统计学数字表明，肝脏活组织检查出血率为 0.15%，其中有的需要进行手术止血。我们应当认识到，即使在最好的医院、由最富经验的医生进行检查或治疗，其并发症的发生也很难避免。

（二）医疗管理不健全

1. 诊疗常规不健全或不完善 诊疗常规是对医务人员工作行为的科学规范，不仅可以保证医疗质量，而且还起到规避风险的作用。诊疗常规的缺乏会导致诊疗工作的盲目性和随意性，从而增加医疗风险。

2. 医疗过程有漏洞或存在制度缺陷 由于医务人员之间存在临床实践经验和技术水平的差异，客观上会成为对某些疾病诊治水平的差异，特别是手术科室等治疗或检查手段比较复杂、风险较大的科室，如果没有相应的医务人员个人（主刀或主操作）准入资格审定，或者在医疗过程中没有严格执行三级医师负责制，势必会增加诊治的风险。同样，用于患者治疗的药物、卫生材料和器械等也必须履行严格的审批手续，方能进入医院用于患者，否则也会增加医疗风险。

3. 仪器和设备出现故障 医疗设备应有专人负责，定期检查和维护并做好记录，使其始终处于正常运行状态，尤其是抢救设备，如呼吸机、除颤器、麻醉机、体外循环机、喉镜、吸痰器等如果出现故障，可能会导致抢救失败，患者死亡。实验设备故障可导致检查报告有误，错误的报告会误导临床医师判断错误，最终导致不良后果。医院计算机系统如果未建立可靠的后备系统也可能导致事故发生。

（三）医务人员过失

医务人员个人过失可导致医疗差错或事故的发生。医务人员个人过失主要是医务人员因疏忽大意或过于自信等而违背了医疗卫生法律法规、诊疗护理规范和常规，从而导致工作失误。

（四）患者个人原因

患者如果在诊治过程中采取不合作的态度或不健康的生活方式，会增加医疗过程中的风险。在诊治过程中，医务人员可能需要患者遵照医嘱配合诊治，需要患者改变一些不良的生活方式，需要患者在饮食上配合治疗等，如果患者没有按照医嘱执行就可能产生一定的风险。例如，急性胰腺炎的患者在行动和饮食方面要遵照医嘱要求，如禁食、卧床等，如果患者不遵照医嘱，则可能会发生急性腹膜炎，也将影响治疗效果。

三、医疗风险的防范

医疗质量设计、控制与持续的改进等质量管理活动是降低医疗风险基本的、重要的措施。此外，在医疗服务工作中，以下几个方面将有利于降低和规避医疗风险。

（一）正确对待医疗风险和利益的关系

临床医生在决定进行某项检查或治疗时，必须明确其所存在的风险，对新的治疗方法或检查手段必须查阅文献资料，根据已发表的研究成果、专业经验，了解该方法的潜在风险和患者所获得的可能利益，并进行评估。当利益大于风险时，建议患者接纳风险，接受治疗或检查；反之则不主张患者进行这种风险大的检查或治疗。此外，还要充分认识在检查和治疗过程中存在的人为和系统风险，以及患者的行为和个体差异所带来的风险。

（二）提高医务人员综合素质

因为医务人员是医疗活动的主体，是降低医疗风险的基本要素。他们的综合素质提高、医疗行为规范，具备全员参与意识，对降低医疗风险、提高医疗质量具有举足轻重的作用。医院应开展经常性的专业培训和职业道德教育，使医务人员的医疗技术和医德始终保持较高水平。医生的技术水平及修养提高后，一些并发症可以避免，许多危急病情能够安全度过，许多复杂问题能及时妥善处理。因此，医院应当树立良好的学风，树立比学术、比医德修养的风气。发挥资深医学专家的督导作用，有利于提高医生的技术水平，降低医疗风险。专家督导的主要工作是对三级医师查房进行现场指导、考核，以及对急危重患者救治指导。

（三）建立健全各项规章制度和各种医疗常规

岗位责任制、首诊负责制、三级医师负责制、查房制度、术前术后讨论制度、疑难危重病例讨论制度、会诊制度、抢救制度、查对制度、预防及控制感染有关制度、住院医师规范化培训制度、外科手术准入制度、奖惩制度及各种医疗技术操作常规等是防范医疗风险所必需的。但是规章制度和技术操作常规不是一成不变的，随着医学科学技术的发展和医院管理水平的提高，其内容要不断发展和更新，特别是新开展的及侵入性的医疗护理技术操作，在无行业规范的情况下，医院应统一标准、制订规范，并在以后的实践中不断总结完善。

（四）正确处理规避风险和治病救人的关系

局部地区医患关系仍较为紧张，医患纠纷频繁发生，医务人员的职业压力越来越大，在此情况下，部分医务人员采取"自卫性医疗行为"。但是避免风险不是只收治轻患者，不做疑难手术。医院有责任、有能力为患者提供高风险、高技术水平的医疗服务，解决患者的疑难重症问题。医务人员规避风险应重在提高医疗技术水平和保持高度的责任感和强化行业自律意识等方面。另外，防止过度自卫性医疗行为需要健全合乎人性的医疗风险保障制度，如实行医生职业保险制度，它可以给医生一个相对宽松的工作环境，使其在充分准备的情况下大胆工作、大胆手术，解除后顾之忧。

（五）对患者进行风险教育

由于人体的复杂性、医疗技术手段的限制和个体的差异，很多疾病的治疗并不能达到治愈的效果，治疗的成功与否也会因人而异。一些医学手段在诊治疾病的同时也会给人体造成一定程度的伤害。例如，化疗和放疗作为治疗癌症的方法，在杀伤癌细胞的同时对人体正常组织细胞会造成伤害，甚至导致患者死亡；介入治疗作为一种创伤小、见效快的治疗手段仍然有感染、出血等并发症的存在。因此，不仅医务人员要充分认识医学的复杂和诊治过程中的各种风险，而且也需要患者或其家属充分了解，以便使患者配合诊治、最大限度地降低医疗风险。

（六）发挥风险管理组织的作用

风险管理组织是指风险管理委员会（办公室）或医疗质量管理等部门。医院风险管理委员会可由院长、医务科长（处长）、感染科科长、护理部主任、重点临床科主任和专职的主任、科员组成。风险管理委员会除了接待投诉、处理事故与纠纷以外，重要的职责是统筹和监督医疗风险活动，研究如何降低医疗风险、化解医疗风险。风险管理人员要对医疗风险的原因和发生过程进行研究，重点关注管理体制、医疗流程、操作规范、质量查评等方面有无缺陷漏洞，医疗规范是否标准，流程是否复杂易致操作失误，医务人员技术及综合素质是否得到培训、提高，以及是否遵守规章制度等，及时发现问题并投入力量解决问题，制订有成效的规范和标准来规避风险、降低风险。风险管理组织工作重点是发现并改正系统错误，尽可能给医务人员提供必要的支持，从根本上降低医疗风险，而不是强调个人处罚。

第二节　医患关系与纠纷管理

一、医患关系的概念及类型

（一）医患关系的概念

医患关系（doctor–patient relationship）的概念可分为广义的医患关系和狭义的医患关系。狭义的医患关系指医师与患者之间因疾病的诊疗而形成的关系。广义医患关系指以医生为主的群体一方和以患者为中心的群体为另一方在医疗服务过程中形成的关系。"医"即医方，包括医疗机构或单位、医师、护理人员、医疗技术人员和管理人员。"患"即患方，包括患者、患者近亲属、监护人及所在单位。

（二）医患关系的内容

在医疗实践过程中，根据与诊疗疾病有无直接关系，可以把医患关系的内容划分为既有区别又有联系的两部分，即医患关系的技术内容与医患关系的非技术内容。

医患关系的技术内容是指在医疗实践过程中，医生和患者之间建立起来的医疗行为关系，如诊治措施的决定和执行、治疗方案同患者讨论、诊疗前征求患者的意见等。医患关系的非技术内容是指在实施医疗技术过程中，医生和患者之间由于社会、心理、经济、法律等人文方面的影响所形成的道德关系、利益关系、价值关系和法律关系等。

（三）医患关系的类型

目前，被医学界广泛认同的医患关系模式是 1956 年美国学者萨斯（Szase）和荷伦德（Hollender）在《内科学成就》发表的《医患关系的基本模式》，文中以医患互动、医生与患者的地位、主动性大小将医患关系分为三种基本类型。

1. 主动–被动型（activity–passivity model）　是传统的医患关系模式，普遍存在于现代医学实践中。其特征是医生对患者的单向作用，即"为患者做什么"。在医疗过程中，医生完全把握了医疗的主动权、决策权，即怎样医疗全由医生说了算，患者无任何自己的意志参与医疗，医生是绝对权威。这种模式一般适用于急症重伤、麻醉等意识丧失情况下的抢救医疗。这一模式与父母与婴儿的关系比较相似。

2. 指导–合作型（guidance–cooperation model）　它应属于西医学实践中医患关系的基础模型。这种模式中，医生仍占有主导地位，而患者能有条件、有限度地表达自己的意志，但必须接受医生的解释并执行医生的治疗方案，患者"被要求与医生合作"。指导–合作型的特征是"告诉患者做什么"。这种医患关系类似父母与青少年（子女）的关系。它一般常见于急性病或垂危病但头脑清醒的患者的就医过程。

3. 共同参与型（mutual participation model）　是前两种医患关系基础上发展而来的医生以平等的观念和言行方式，听取并尊重患者的想法，医患双方共同制订并积极实施医疗方案。这种模式适用于慢性病患者，而且更适用于有一定医学知识的患者。

（四）医患的权利和义务

医患双方各自具有的权利和义务，从挂号起医患关系即已确立，围绕医疗服务展开。

1. 医师的权力　医师在执业活动中享有下列权利：①在注册的执业范围内，进行医学诊查、疾病调查、医学处置、出具相应的医学证明文件，选择合理的医疗、预防、保健方案。②按照国务院卫生行政部门规定的标准，获得与本人执业活动相当的医疗设备基本条件。③从事医学研究、学术交流，参加专业学术团体。④参加专业培训，接受继续医学教育。⑤在执业活动中，人格尊严、人身安全不受侵犯。⑥获取工资报酬和津贴，享受国家规定的福利待遇。⑦对所在机构的医疗、预防、保健工作和卫生行政部门的工作提出意见和建议，依法参与所在机构的民主管理。

2. 医师的义务　医师在执业活动中履行下列义务：①遵守法律、法规，遵守技术操作规范。②树立敬业精神，遵守职业道德，履行医师职责，尽职尽责为患者服务。③关心、爱护、尊重患者，保护患者的隐私。④努力钻研业务，更新知识，提高专业技术水平。⑤宣传卫生保健知识，对患者进行健康教育。

【知识链接】

《中国医师宣誓誓词》

"我宣誓：
我志愿献身人类的健康事业；
自觉维护医学的尊严和神圣；
敬佑生命，救死扶伤，平等仁爱，尊师重道；
诚实守信，恪守医德，精益求精，慎思笃行；
以上誓言，源于心，践于行。"

资源来源：中国医师协会

---

3. 患者的权利　患者的权利（rights of patients）是指患者患病后应享有的合法、合理的权利与利益。因此，患者的权利既适合法律所赋予的内容，也包含作为患者角色后医护道德或伦理所赋予的内容。根据中国的国情，患者的权利应包括：①因病免除一定社会责任与义务的权利。②享受平等医疗待遇的权利。③隐私保密的权利。④知情和同意的权利。⑤自由选择的权利。⑥监督

自己的医疗及护理权益实现的权利。

4. 患者的义务　患者的义务（obligations of patients）是指患者应尽的责任。义务与权力是相对应的。患者在享有权利的同时，也应履行相应的义务。患者的义务包括：①自我保健的义务。②及时寻求和接受医疗和护理帮助的义务。③自觉遵守医院规章制度和提出改进意见的义务。④按时、按数缴纳医疗费用的义务。⑤尊重医疗保健人员的义务。⑥支持医学科学发展的义务。

二、医患纠纷的概念

在医疗过程中或结束后，患方可能会因医疗的服务过程或其结果不满意，致使医患双方意见分歧而产生争议。医患纠纷（hospital patient dispute）的概念也可分为广义的医患纠纷和狭义的医患纠纷。

广义的医患纠纷可定义为医患双方所发生的任何争议，如患者对诊疗效果不满意或对非技术服务不满意而与医院之间发生争议；当事人双方对是否构成医疗事故发生争议或对构成医疗事故后的民事赔偿发生争议；医院因拖欠医疗费或医务人员受伤害而与患者之间发生争议等。

狭义的医患纠纷即通常所说的医疗纠纷，它是指医患双方对诊疗护理过程中发生的不良后果及其产生原因认识不一致而发生的争议。一般而言，凡是患者或其家属对诊疗护理工作不满，认为医务人员在诊疗工作中有失误，对患者出现的伤残或死亡，以及诊治延期或痛苦增多等情况负有责任，与医方发生争执，都属于医疗纠纷。

三、医患纠纷的主要原因

（一）医院方面的原因

医院方面的原因主要包括意料之外的服务失败、医患沟通问题和医务人员的不良行为。

1. 意料之外的工作失误　主要有以下两种情况：

（1）不可接受的医疗服务　未达到规范标准的服务即为不可接受的医疗服务。患者最不能接受的医疗服务就是发生了医疗事故。医务人员工作不及时到位，致使患者等待时间长，如住院患者特别是新入院患者，医生没有做到及时查房或急诊患者没有得到及时的处置等都是患者所不能接受的服务。

（2）不可获得的医疗服务　即正常情况下能够提供的医疗服务，当前不能提供，如诊治设备出现了故障致使患者不能如期检查或治疗。

在医疗工作中，医疗服务失败和工作失误并不一定引发纠纷，能否引发纠纷其关键在于院方对问题如何处理。特别是当患者的医疗转归不理想时，则很容易产生纠纷。

2. 医患沟通问题　医护人员与患者或患者家属之间的沟通不足或医护人员的沟通技巧欠缺，使者或其家属对疾病的发展过程和检查的风险认识不足，当出现并发症、医疗意外等情况，患者或其亲属误认为诊治有问题。

3. 医务人员的不良行为　医务人员的不良行为主要包括以下方面。

（1）医务人员违背了医患双方的权利和义务　患者在不知情的情况下接受了风险大的诊治措施或科研试验，当并发症等伤害发生后，纠纷极有可能发生。

（2）服务态度不好　现代医学模式要求医务人员不仅要为患者提供高水平的技术服务，还要给予患者更多的人文关怀。虽然医方具有诊治指导权，但医患之间在人格上是平等的，医务人员不礼貌、不尊重，甚至粗暴侮辱的态度和言行可能引发纠纷。

（3）医德及修养欠佳　少数医务人员受利益驱动，为患者开大处方、多收费、收红包，甚至索要财物且工作又不尽职尽责，还有个别医务人员言语不当，发表一些对其他医院或医生的不负责任言论等，都可能引发纠纷。

（二）患者方面的原因

1.患者缺乏对医学知识的客观了解和认识，对医生的期望值过高，当患者诊治后没有达到预期效果时，患者不能接受事实。还有的患者及家属对于并发症、医疗意外等不能理解，从而引发纠纷。

2.患者知识水平的增加和法律意识的增强，使患者的投诉增多。

3.患者的心理因素致使对医护人员产生误会，如突然丧失亲人的打击，可使亲属意识混乱或麻木，情绪抑郁、愤怒或极不理智，家属的这种情绪很难理解或接纳医护人员的解释，对医护人员的误会进一步加深。

4.患方的不良动机也可能造成纠纷。极少数患者及家属为了达到某种个人利益（如为了逃避或减免医疗费），试图通过制造纠纷来达到。

四、医患纠纷的防范

（一）医生要了解医患关系的内涵

在医患关系的三种类型中，采取哪一种医患关系取决于疾病的类型或疾病的不同发展阶段。例如，对于一个休克的患者，不可能让患者参与什么意见，甚至没有时间与家属商讨救治措施，医生必须紧急实施抢救措施，只能采取主动-被动型的医患关系。对于多数慢性患者，由于长期患病，对疾病本身及其诊治已有所了解，而且慢性病的防治常常涉及生活习惯、生活方式的改变和调整，患者参与决定适宜的防治措施显得十分必要。因此，共同参与的医患关系会使患者感到满意。对多数急性病患者则多采取指导-合作型的医患关系，因为急性病患者多对所患疾病了解很少，他们要依靠医生的诊断和治疗，往往比较忠实地接受和执行医生的意见，如果采取上述的两种医患关系模式，患者是不会接受的，也必定不满意。

（二）明确医患双方的权利和义务

明确医患双方的权利和义务，有利于医患之间相互理解和沟通，建立和谐的医患关系。如果医患双方都能明确并理解各自的权利和义务，也就能做到尊重对方的权利，履行自己应尽的义务，并能实事求是、客观地对待医疗后果，从而缓解医患关系，减少或避免医患纠纷。

（三）加强医患沟通

医务人员与患者保持有效的沟通应作为医疗程序中一项重要的工作。医院应建立相应的制度，如病情交代和解释制度，让患者和家属理解医生的治疗措施和治疗过程中可能出现的不良并发症。为了帮助患者做出决定，医生要提供有关的信息，保证患者是自愿做出决定的。患者向医生了解有关病情和诊治等情况，医生也必须耐心解释。比如，医生在手术前应向家属解释手术指征、手术风险等与手术有关的问题。家属的术前签字绝不是走形式，而是真正意义上接受手术治疗。

由于人的背景不同、疾病和诊治的复杂程度不同，医患沟通通常是一件不简单的事情，有时医护人员的言语不当也会给工作带来麻烦。因此，对医护人员进行沟通技巧的培训是必要的，培训使医护人员在与患者的接触中知道说话的方式、方法和内容。沟通的目的要有利于治疗、有利于患者的康复。医护人员与患者沟通的前提是要有爱心，态度亲和，对已经遭受疾病折磨的患者应用礼貌性、安慰性和通俗性的语言与患者沟通，使患者得到安全感、信任感，有时由于家属的要求不能向患者本人交代真实病情，就需要使用保密性的语言进行沟通，这种沟通的技巧尤其需要培训。

（四）改善服务态度

在多数情况下，良好的医患关系主要方面的责任在于医务人员，因为患者是"求医"者，通常是尊重医生的，愿意有一种好的医患关系。如果医务人员给予患者更多的关心和体贴，则患者也会给予医生更多的信赖和理解，从而建立良好的医患关系。无理取闹、破坏正常医患关系行为的人只是极少数。

（五）正确处理医疗投诉工作

任何医院都不可避免地存在患者不满意的现象。在医疗服务过程中，意料之外的工作失误是难免的，当工作失误时能否防止将不利的情形变得更糟，能否防止将投诉和抱怨转为医疗纠纷，其关键在于如何处理投诉、做好服务补救工作。

1. 正确对待患者的投诉　通常情况下，既然患者来投诉，说明医院工作中或多或少存在失误或不尽人意的地方，接待投诉的人员不仅要抱有平和的心态处理患者的投诉，而且对于患者的投诉和抱怨行为应该给予肯定和鼓励。应当把不满意看作是医院改进工作、提高服务质量的契机。

2. 把握投诉处理和补救的策略与技巧

（1）赔礼道歉　服务补救中首先要做的就是赔礼道歉，无论医务人员有无错误，至少医务人员在与患者的沟通方面出现了问题。必要的解释、沟通、调解、补偿在道歉之后进行。实际上医患双方都有一个共同的目的，即治好病。多数投诉的患者并不是期望得到经济补偿，更多的是希望讨个说法或寻求心理平衡。因此，投诉处理人员真诚的态度可能会化解矛盾。

（2）快速解决问题　一旦出现患者投诉，快速解决问题是明智之举，至少表示有迅速解决的诚意。倘若拖延、回避或推卸责任只会进一步激怒投诉者，使事情复杂化、严重化。

（3）做个好的倾听者　大部分情况下，投诉的患者需要忠实的听者，喋喋不休的解释会使投诉者情绪更差。与患方争执更要避免，即使患方是错误的。因为患者投诉时往往有情绪，与其争辩只会使患者更加情绪化，导致事情恶化。

（4）积极运用肢体语言沟通　在倾听患者抱怨的同时，积极运用肢体语言沟通，如身体前倾，注视对方，使对方感到受到重视，点头表示肯定和支持等。这些都是以真诚鼓励投诉者表达自己的真实想法，有利于问题的解决，还可以避免言多必失。

第三节　医疗损害责任与法律制度

一、医疗损害责任的概念

2021 年 1 月 1 日实施的《中华人民共和国民法典》（以下简称《民法典》）侵权责任篇第一千二百一十八条明确规定：患者在诊疗活动中受到损害，医疗机构或者其医务人员有过错的，由医疗机构承担赔偿责任。

医疗损害责任（liability medial damage），又可称为医疗侵权损害责任，是指医疗机构或者医务人员在医疗过程中因过失，或者在法律规定的情况下无论有无过失，造成患者人身损害或者其他损害，应当承担的以损害赔偿为主要方式的侵权责任。

二、医疗损害责任的构成要件

医疗损害责任的构成需要符合以下四个方面的要素。

1. 必须有损害事实 医疗损害赔偿的损害事实是指某种行为致使患者财产权或人身受到侵害，造成财产或非财产减损的客观事实。包括医疗过失或过错造成受害人死亡、残废、增加病痛，延长了治疗时间、丧失了好的治疗前景的事实，也包括出现上述情况导致的受害人及亲属精神上的焦虑、忧愁、苦恼的精神损害，还包括由于上述情况出现而导致受害人或其家属多付出的物质上的损失。目前，对医疗事故中精神损害的赔偿，在《医疗事故条例》中已有规定，但赔偿范围过于狭小，数额偏低。

2. 必须有违法行为或技术上的失误 医疗纠纷损害赔偿案件中，违法一词应作广义理解，即不仅违反国家的法律法规，更重要的是违反卫生行政部门和医疗单位制订的规章制度和技术操作规程。实践中，因医疗事故承担民事责任，绝大多数情况下是由于医务人员违反规章制度或技术操作规程，而不是违反国家的法律法规。违法行为包括作为和不作为两种形式。作为是行为人积极地实施了法律或规章制度禁止的行为；不作为是指行为人不实施法律或规章制度要求实施的行为。不作为违法行为的构成前提是行为人负有法律所要求的某种特定义务，不履行这种义务即为违法。这种特定的义务可以是法律直接规定的，也可能是特定职务或业务所要求的，如医生的职业决定他有抢救患者的义务，消极地不去抢救就是不作为的违法行为。医疗纠纷承担民事责任的行为要件中，有一项与其他民事责任的行为要件不同之处，那就是在技术事故的情况下，医生只要存在操作技术的失误，比如，手术医生由于对脏器认识不清而误摘，此时医生即使完全按照规章制度和技术操作规程操作的，也仍要承担民事赔偿责任。

3. 损害事实与违法行为之间必须有因果关系 因果关系是确定医疗纠纷民事责任的必要条件之一。如果医生的违法行为与患者的损害事实之间没有因果关系，那么不管其他条件是否具备，医院都不承担责任。

4. 必须有过错 一般情况下，行为人只有主观上对自己的行为及损害结果有过错，即存在故意或过失，才承担民事责任。在医疗纠纷中，医疗方的过错只有过失一种形式。因为故意造成患者损害后果的就构成故意伤害罪，不再属于医疗纠纷的范畴。

三、医疗侵权责任的主要类型

1. 医疗技术损害责任 是指医疗机构及其医务人员在从事病情的检验、诊断、治疗方法的选择，治疗措施的执行，病情发展过程的追踪以及术后照护等医疗行为，不符合当时既存的医疗专业知识或技术水准，医疗机构应当承担的损害赔偿责任。

2. 医疗伦理损害责任 是指医疗机构及医务人员从事各种医疗行为时，未对患者充分告知或说明其病情，未提供病患及时有用的医疗建议，未维护患者与病情相关的隐私权，或未取得患者同意即采取某种医疗或停止继续治疗措施等，违反了医疗职业良知或职业伦理应遵守的规则的过失行为，医疗机构所应承担的损害赔偿责任。

3. 医疗物品损害责任 是指医疗机构在医疗过程中使用有缺陷的药品、消毒药剂、医疗器械、血液及血液制品等医疗物品，造成患者人身损害，医疗机构或者医疗物品生产者、销售者应当承担的医疗损害赔偿责任。

四、医疗损害侵权责任的归责原则

医疗损害侵权责任的归责原则有三种，分别是过错原则、过错推定原则和无过错责任原则，只有在法律规定的情况下才适用过错推定原则和无过错责任原则，如医疗机构使用了不合格的医疗产品的，适用无过错责任原则。

（一）过错原则

《民法典》第一千二百一十八条规定，患者在诊疗活动中受到损害，医疗机构或者其医务人员有过错的，由医疗机构承担赔偿责任。

（二）过错推定原则

《民法典》第一千二百二十二条规定，患者在诊疗活动中受到损害，有下列情形之一的，推定医疗机构有过错：

1.违反法律、行政法规、规章以及其他有关诊疗规范的规定。

2.隐匿或者拒绝提供与纠纷有关的病历资料。

3.伪造、篡改或者销毁病历资料。

（三）无过错责任原则

《民法典》第一千二百二十三条规定，因药品、消毒产品、医疗器械的缺陷，或者输入不合格的血液造成患者损害的，患者可以向药品上市许可持有人、生产者、血液提供机构请求赔偿，也可以向医疗机构请求赔偿。患者向医疗机构请求赔偿的，医疗机构赔偿后，有权向负有责任的药品上市许可持有人、生产者、血液提供机构追偿。因此，在医疗行为中，只要医疗机构使用了不合格的医疗产品致使患者人身受到损害，不问过错，都应该承担赔偿责任，适用无过错责任原则。

五、医疗损害责任的内容

1.违反告知义务与侵害患者知情同意权　医疗告知是指作为医疗行为主体的医疗机构及其医务人员，在医疗活动中将患者罹患疾病的病情、医疗措施、医疗风险（并发症）等有关诊疗信息向患者或者其亲属如实告知的行为过程。通常，告知义务分为一般告知义务和特殊告知义务。《民法典》第一千二百一十九条规定，医务人员在诊疗活动中应当向患者说明病情和医疗措施。违反告知义务的侵权行为，是指医疗机构及医务人员从事各种医疗行为时，未对患者充分告知或者说明其病情，未对患者提供及时有用的医疗建议，或未取得患者或其近亲属同意即采取某种医疗措施或停止继续治疗等，医疗机构所应当承担的侵权赔偿责任。

2.违反诊疗义务的侵权行为　《民法典》第一千二百二十一条规定：医务人员在诊疗活动中未尽到与当时的医疗水平相应的诊疗义务，造成患者损害的，医疗机构应当承担赔偿责任。违反诊疗义务的侵权行为，是指医疗机构及医务人员从事病情检验、诊断、治疗方法的选择，治疗措施的执行，病情发展过程的追踪，以及术后照护等医疗行为中，存在不符合当时医疗水平的过失行为，医疗机构所应当承担的侵权赔偿责任。

3.使用缺陷、不合格医疗物品的侵权行为　因使用有缺陷医疗物品而导致的侵权行为，是指医疗机构在医疗过程中使用有缺陷的药品、消毒药剂、医疗器械等医疗物品，或者输入不合格的血液，因此，造成患者人身损害的，医疗机构或者医疗物品的生产者、血液提供机构所应当承担的侵权赔偿责任。

使用有缺陷的药品、消毒药剂、医疗器械等医疗物品，或者输入不合格的血液，造成患者人身损害的侵权责任归责原则采取无过错责任原则。在医疗物品责任领域适用无过错责任原则加重了医疗物品生产者和医疗机构的责任，使受害人的损害赔偿请求权更容易实现。

4. 违反保密义务的侵权行为 患者的隐私权是指在医疗活动中患者拥有保护自身的隐私部位、病史、身体缺陷、特殊经历、遭遇等隐私，不受任何形式的外来侵犯的权利。由于医疗活动的特殊性，医务人员掌握着患者的疾病情况以及其他的个人信息，这些都是患者的重大隐私信息，医疗机构及医务人员依法负有保密的义务。医疗机构及其医务人员违反保密义务，泄露患者隐私或者未经同意公开其病历资料造成损害的，构成侵权行为，应当承担侵害隐私权的民事责任。

侵犯隐私权主要包括：故意泄露、公开传播或直接侵扰患者的隐私；超出必要的范围刺探患者隐私；侵犯患者身体隐私；未经同意公开病历资料及有关资料。

5. 过度医疗导致的侵权行为 过度医疗是指医疗机构及其医务人员在医疗活动中，违反法定及约定义务，提供了超过患者实际需求的医疗服务，造成患者人身伤害及财产损失的行为。《民法典》第一千二百二十七条规定：医疗机构及其医务人员不得违反诊疗规范实施不必要的检查。过度医疗包括过度检查、过度治疗、过度康复三个方面。

六、医疗损害责任免责事由

根据《民法典》第一千二百二十四条规定，医疗机构不承担医疗损害责任的主要情形：

1. 患者或者其近亲属不配合医疗机构进行符合诊疗规范的诊疗。

2. 医务人员在抢救生命垂危的患者等紧急情况下已经尽到合理诊疗义务。

3. 限于当时的医疗水平难以诊疗。

4. 其他法定理由。主要包括：不可抗力、正当防卫、紧急避险、受害人同意、受害人故意、第三人过错等免责事由。

七、医疗损害的赔偿

损害赔偿是指当事人一方因侵权行为或不履行债务而对他方造成损害时应承担的补偿对方损失的民事责任。在司法实践中，医疗损害赔偿（compensation for medical damage）多作为侵权案件来处理。基于此原因，对医疗损害赔偿的论述主要围绕医疗侵权责任展开。

（一）医疗损害赔偿标准

1. 医疗费 按照医疗事故对患者造成的人身损害进行治疗所发生的医疗费用计算，凭据支付，但不包括原发病医疗费用。结案后确实需要继续治疗的，按照基本医疗费用支付。

2. 误工费 患者有固定收入的，按照本人因误工减少的固定收入计算，对收入高于医疗事故发生地上一年度职工年平均工资3倍以上的，按照3倍计算；无固定收入的，按照医疗事故发生地上一年度职工年平均工资计算。

3. 住院伙食补助费 按照医疗事故发生地国家机关一般工作人员的出差伙食补助标准计算。

4. 陪护费 患者住院期间需要专人陪护的，按照医疗事故发生地上一年度职工年平均工资计算。

5. 残疾生活补助费 根据伤残等级，按照医疗事故发生地居民年平均生活费计算，自定残之月起最长赔偿 30 年；但是，60 周岁以上的，不超过 15 年；70 周岁以上的，不超过 5 年。

6. 残疾用具费　因残疾需要配置补偿功能器具的，凭医疗机构证明，按照普及型器具的费用计算。

7. 丧葬费　按照医疗事故发生地规定的丧葬费补助标准计算。

8. 被扶养人生活费　以死者生前或者残疾者丧失劳动能力前实际扶养且没有劳动能力的人为限，按照其户籍所在地或者居所地居民最低生活保障标准计算。对不满 16 周岁的，扶养到 16 周岁。对年满 16 周岁但无劳动能力的，扶养 20 年，但是，60 周岁以上的，不超过 15 年，70 周岁以上的，不超过 5 年。

9. 交通费　按照患者实际必需的交通费用计算，凭据支付。

10. 住宿费　按照医疗事故发生地国家机关一般工作人员的出差住宿补助标准计算，凭据支付。

11. 精神损害抚慰金　按照医疗事故发生地居民年平均生活费计算。造成患者死亡的，赔偿年限最长不超过 6 年；造成患者残疾的，赔偿年限最长不超过 3 年。

（二）医疗损害中的患者举证

1. 患者应当举证在医疗机构接受过治疗或医疗机构的医务人员对其实施过诊疗行为，予以证明双方之间医患关系的成立。挂号单、门诊手册、病历、缴费凭证等均可以作为证据。

2. 患者应当举证证明其受到的损害后果，包括人身损害、财产损害、精神损害。

3. 医疗机构存在过错。患者在立案前可以委托具有资质的司法鉴定机构进行过错鉴定，也可以向法院申请过错鉴定。

第四节　医院危机管理

一、医院危机

（一）相关概念

危机（crisis）是指突然发生或可能发生的危及组织形象、利益、生存的突发性或灾难性事故、事件等。这些事故、事件等一般都能引起广泛报道和关注，对组织正常的工作造成了极大的干扰和破坏，使组织陷入舆论压力和困境之中。处理和化解危机事件，将危机转化为塑造组织形象的契机是对组织公共关系工作水平最具挑战性的考验。

医院危机管理（hospital crisis management，HC）就是针对医院可能或正在面临的危机，制订针对性的措施加以预防、控制和危机后处理进行管理，最大限度地避免和减少危机事件对医院产生的负面影响，最终从危机中获利，从而不断提高医疗工作社会效益与经济效益的管理活动。

医院在日常运行和管理中会遇到各种各样的危机，如自然灾害、人为灾害、医疗事故、医疗纠纷、后勤保障系统瘫痪、核心员工背叛或犯罪、公共形象危机、财务问题等。无论医院遭遇哪一种危机，如果处理不当，都会使医院蒙受巨大损失。

危机管理的目的就是在危机未发生时预防危机的发生，而在危机发生时，采取措施避免或减少危机损害，并尽早从危机中恢复过来，力争将危机转化为发展提高的机会。由此可见，危机管理是个系统概念，它涵盖了危机发生前的预防，危机发生时的处理，危机发生后的善后、总结与改进。

医院危机的预防是指危机爆发前所进行的一切预防工作。其目的是避免危机爆发。危机处理是指危机爆发后处理危机所进行的一切工作。其目的主要是减少危机损害。实施危机处理意味着危机已经爆发，医院或个人已经受到了一定的损害。显然，医院危机的预防更为重要。做好医院危机预防，可以减少医院危机发生，有利于医院稳步发展。但是，由于医院受各种因素的影响，危机的爆发有时难以避免，如果医院没有应急处理能力，就会失去自我保护能力，其生存和发展将受到威胁。因此，医院危机预防和危机的处理构成了医院危机管理的完整体系。

（二）医院危机的主要特点

医院危机的产生已经成为一种不可避免的现象，其特点如下：

第一，突发性和紧迫性。医院危机事件具有突发性，它是在人们意想不到的时间、地点发生的。在爆发之前毫无征兆可言，通常是从一些细小而不为人所注意的事件迅速演变而来的。危机爆发之后，由于其有巨大破坏性，要求管理者在没有经验性知识可供指导的情况下，能够迅速地利用当前的有限资源来应对危机事件，以降低危机对医院所造成的损害，具有时间的紧迫性。

第二，不确定性和未知性。由于医院危机事件演变迅速以及周围环境的复杂多变，导致事件变化的影响因素具有高度的不确定性，再加上人类的有限理性以及信息的不对称，决定了事态发展的趋势无法用常规性规则进行判断，所以危机的发展过程难以控制，结果也难以预测。

第三，危害性和破坏性。这是医院危机的最根本特征。危机的产生会导致医院脱离正常轨道而陷入危机的非均衡状态，对医院的发展具有一定的破坏性。

（三）医院危机的主要原因

1. 社会原因　①国际环境的改变：随着改革开放的不断深入，我国的医疗机构已不再拥有垄断地位，国外医院日益充斥着国内市场，使医疗服务行业的竞争加剧，医院的生存面临着严峻的考验。②制度环境的改变：在新形势下，国家出台的各项新的医疗法规及医疗保险制度，要求医院要迅速转变角色，以适应新制度下社会的需求，但在转变的过程中，医院会因应对不当而产生危机。③自然灾害，突发公共卫生事件等造成的医院危机。④与外界沟通渠道不畅通或信息不对称，而造成外界对医院的误解，对医院的运营造成困扰。

2. 医院自身原因　①医院内部的医务人员道德水准下降，未树立正确的服务意识，态度冷漠，价值观失衡，造成医患关系紧张，而产生信任危机。②在提供医疗服务过程中，医院员工技术水平有限以及医疗设备陈旧而造成的差错、事故等而引发的医疗纠纷。③医院管理的失当而造成的运营危机等。

（四）医院危机的发展过程

医院危机的发生发展一般可分为危机的潜伏期、危机爆发期和危机恢复期三个阶段。

1. 医院危机潜伏期　是指危机发生的前期，在此阶段危机已表现出某种前兆和迹象，但尚未形成损害。潜伏期是危险与机会共同存在的时期，危机管理的重点是做好预测和监测、采取措施预防危机、转化危机，并为处理好危机做好准备。

2. 医院危机爆发期　如果在危机潜伏期，医院没有及时转化和控制危机隐患，或潜伏期没有表现出明显的迹象，危机就进入了爆发期。爆发期的特点是进展快、强度大，一般持续时间较短。在危机的爆发期，医院管理的重点是紧急控制或减少危机造成的危害和损失，使其向好的方面转化。

3. 医院危机恢复期 在急风暴雨的爆发期之后，危机进入恢复期。在这一时期，危机已基本得到控制，不再造成明显的损害，潜在的危害也逐步被认识。此时工作的重点应转向危机恢复工作，使医院工作尽早从危机中恢复过来，并利用危机改进工作、发展医院。

二、医院危机的预防

（一）树立危机意识

一般来说，意识到危机的潜伏期并做出反应是非常困难的事情，只有拥有敏锐的意识，管理者才能发现危机可能即将来临，才能积极采取有效措施，防止危机爆发。如果医院没有危机意识，缺乏制度性的防范措施，当危机到来时，则很难做到未雨绸缪，防患于未然。

强化医院危机的宣传教育是增强医务人员危机意识的关键。医院可定期向员工分析医院的内外形势，讲解医院可能面临的危机，提醒员工树立危机意识，可以通过各种形式，强化员工的危机意识，做到警钟长鸣。

（二）医院危机监测与预警

医院危机监测是应用信息和预测技术对危机发生的可能性及其危害程度进行评价和估计。危机预警则要根据监测的结果而定。因此，灵敏准确的信息系统是医院危机监测与预警的重要工具。

1. 掌握信息，发现危机前兆 通过对信息的收集、筛选、统计分析使之系统化和条理化，从而发现危机的前兆和导致危机的因素，并对此进行连续监视，以便能在危机爆发前采取措施制止爆发或避开危机的爆发。下面几种情况可能是医院危机前的一些征兆。

（1）医疗业务量下降 如医院门诊就诊患者递减、病床利用率下降、医院手术数量和种类减少等。医院业务量下降未必会使医院立即倒闭，但如果这种状况持续较长时间，医院将有可能处于危险境地。所以，医院必须分析这种状况是暂时的，还是由内部原因造成的持续渐进的变化。

（2）医疗质量滑坡 如医院感染率增加、医院误诊率增加、医疗投诉及索赔增加、医疗事故增加等。医疗质量出现问题，如果不及时处理解决，最终会导致医院的声誉受损而失去患者。

（3）媒体的负面报道和宣传 当今社会，媒体给予医疗卫生工作越来越多的关注，正面的报道会起到比广告宣传更有效的作用。而负面的报道，会破坏医院的公众形象，给医院的声誉造成极坏的影响。如果医院不重视媒体的宣传，忽视媒体的报道，不与媒体及时有效地沟通，医院很可能会陷入尴尬的境地，甚至引发医院危机。

（4）医务人员满意率下降明显 医务人员满意率下降表现为人才流失、人心涣散、医务人员工作没有积极性甚至消极怠工，医院管理者与员工沟通困难等。实际上许多医院可能或多或少会遇到这些问题，故很少有管理者能意识到这些问题会引起危机，但如果问题严重到影响医院的服务能力和医疗服务质量时，就可能引发危机。

（5）其他问题 如医院人才结构不合理，包括年龄结构、知识结构、技术结构不合理等，都是医院发展的障碍。再如医院贷款投资过大，如果投资的可行性论证不充分，过大的资金亏空可能导致医院进入危机状态。

2. 医院危机的预测与预警 管理预测的一些方法可用于危机的预测和评估，主要有定量预测方法和定性预测方法。

定量预测法（quantitative prediction method）即统计预测法，就是根据一定数据，运用数学模型来确定各变量之间的数量关系，根据数学运算和分析结果来预测危机的未来。定量预测法分为时间序列法和回归分析预测法。

定性预测法（qualitative prediction method）是一种经验推断方法，主要依据人们的经验和主观判断进行预测。由于统计方法的局限性，很多危机无法通过统计调查的方法进行预测，而需要通过定性预测的方法评估危机发生的可能性，特别是那些无法使用确定概率表示的危机。定性预测方法主要有德尔菲法、头脑风暴法。

根据危机预测的结果，医院管理者要果断决定是否发出危机警报，以便使医院进入紧急状态。这是考验医院危机管理水平的关键。所以，准确、及时地进行危机预警，是医院抓住机遇、化险为夷的关键。

（三）制订医院危机管理预案

医院危机管理预案是指医院在没有爆发危机前，事先制订的在紧急情况下，进行危机预报和处理危机的组织指挥、行动方案、资源配置、培训演练等方面的工作安排。医院在制订预案时既要考虑医院所处的环境，又要结合医院自身实际情况，其内容可包括以下几个方面：

1. 明确危机管理的目标。

2. 列出危机管理组织的成员名单及联系方式。

3. 列出医院未来可能出现的危机及处理方案和培训计划。

4. 明确紧急情况下的工作程序、各部门和员工的工作职责及物资准备。如危机发生时需要立即采取哪些具体步骤，如何与卫生行政部门、急救中心、各专科医院、各类专家、公安消防等部门联系。

5. 明确异常情况或危机征兆报告制度和报告程序。

6. 明确紧急情况下需要接触的新闻媒体及与媒体沟通联系的负责人。

三、医院危机的处理

医院危机处理（hospital crisis handling）是指医院危机爆发后，为减少危机损害，按照危机管理预案和应急决策对危机采取的直接处理措施。

医院危机处理是医院在危机爆发后被迫进行的紧急管理办法。经营管理不善通常是医院陷入危机的主要原因，即使有些危机是由外部原因引起，并非管理不善所致，但是通过科学管理可以使医院摆脱危机，并使医院获得新的发展。

危机爆发后，应迅速启动医院危机管理预案，使医院在应对危机反应中做到统一指挥、各行其职、相互协调、全面行动。医院的管理者必须快速反应，坚持"三个第一"：第一时间、第一责任人和第一线。管理者必须第一时间亲临第一线，做出决定，明确事故的第一责任人。积极引导患者家属通过法院或行政协调制度来解决问题，才会避免危机事件扩散到整个医院。在此阶段，必须及时向社会大众公布事件的进展结果，澄清真相，赢得舆论的支持。

四、医院危机恢复期管理

爆发性危机被基本控制后，危机进入恢复阶段。此时危机管理的主要工作是恢复和维持医院工作正常运营、总结医院危机、争取医院新的发展。

（一）维持医院工作正常运营

危机造成的损失一般会影响医院的正常运营，危机恢复工作。首先是将医院各项工作恢复到危机前的状态，维持诊疗工作的正常进行，保证医疗服务质量和医院的信誉。

（二）医院危机总结

危机经历会给医院带来经验和教训，总结经验教训是危机管理不可忽视的。危机总结包括两个方面：第一是针对所发生的危机本身的总结，即调查医院危机造成的损失、危机是怎样发生的，查明问题的原因，提出整改措施，以防类似事件发生；第二是对医院危机管理的总结，即反思、检查医院应对处理整个危机的全过程，检查医院在应对危机中所做的决策与采取的行动，从中发现医院危机管理的不足之处，以便完善医院的危机管理程序与制度。

（三）争取医院获得新的发展

危机给医院造成损失的同时，也会为医院带来一些新的发展机会。医院管理者能否把握住这些机会是医院发展的关键。这些机会表现为以下几个方面：

1. 医院改革创新的机会 医院危机可能充分暴露了医院所存在的问题，这正是医院改革创新的契机。医院在没有经受危机前进行改革一般会遇到很多阻力，而危机之后员工会充分认识医院经营管理中的问题，此时的改革往往会得到员工的理解和支持。

2. 医院增强凝聚力的机会 医院危机使医院遭受损失的同时，员工的利益也受到影响。此时员工通常会团结一致应对危机，维护医院的利益。医院员工空前的团结和凝聚力为医院的发展提供了机会。

3. 重新认识和反省的机会 医院在正常运营时，管理者常常不会认真思考潜在的问题和细小问题，而危机的巨大冲击迫使人们认真反思，并重新认识所存在的问题，以便改进工作。

4. 展示医院形象的机会 经受危机的医院会得到公众、媒体及利益相关群体的关注。医院在危机中的良好表现会给人们留下深刻的印象，也会消除人们对医院原有的偏见。此时多宣传危机爆发期间医务人员尽职尽责、无私奉献的工作精神，能提高医务人员和医院的声誉，改善医院的形象。良好的医院形象有利于医院危机的恢复和医院的发展。

【思考题】

1. 解释概念：医疗风险、医患纠纷、医疗事故、医院危机管理。
2. 什么是医疗侵权责任？医疗侵权责任的构成要件有哪些？
3. 医疗伦理损害的种类有哪些？
4. 如何防范医患纠纷？
5. 怎样进行医院危机的监测与预警？

【名人名言】

天下难事，必作于易；天下大事，必作于细。

——老子《道德经》

【案例导读】

北京J医院：健全业财融合成本体系，赋能公立医院精益管理

北京J医院作为全国知名的北京市市属三甲医院，在2019年实施政府会计准则制度后，医院结合会计科目和支出经济分类规范，重新梳理设置成本项目，优化成本分摊方案。全院多部门联合部署，成功搭建院内统一的科室成本核算单元体系，打通各业务系统底层科室设置，并形成科室变更联动机制。目前三个院区共计设置最小成本核算单元586余个，其中，临床服务类277个，医疗技术类118个，医疗辅助类90个，行政后勤类101个。2019年，J医院在北京市属医院范围内首次成功上线成本一体化信息系统，将科室、项目、病种、DRG成本核算系统有效整合，实现了真正的核算数据一次提取、项目精细、互联互通。

同时，J医院深化业财融合管理理念，推行"走动式"服务新模式。成本、物价、运营与绩效、医保等多个经济管理部门组合发力，将医院发展规划、运营管理相关政策文件、科室人财物资源配置、医疗服务项目及DRG成本、专科专病等数据资料带到临床科室身边，通过深入沟通调研，制订逻辑简单、针对性强的运营指标，科学运用波士顿矩阵、本量利等分析方法，综合评价科室的投入、产出及资源使用效率，逐渐形成了一套适合自身发展的、可复制的全面成本管控和运营管理模式。

资料来源：根据《北京积水潭医院：健全业财
融合成本体系，赋能公立医院精益管理》改编

第一节　医院财务管理概述

一、医院财务管理的概念

医院财务管理（hospital financial management）是医院管理的重要组成部分。是对医院的筹资、分配、资金使用、成本控制等财务活动进行的计划、组织、控制、协调、考核等工作的总

称。医院财务管理的对象是医院资金和资金运动规律。2017 年 10 月，财政部发布《关于印发〈政府会计制度——行政事业单位会计科目和报表〉的通知》，2019 年 1 月 1 日，在全国行政事业单位正式施行，标志着我国政府会计进入新的发展历程。公立医院实行《医院执行〈政府会计制度〉——行政事业单位会计科目和报表的补充规定和衔接规定》，要求财务会计数据与预算会计数据能够准确反映医院的运营情况，为医院管理者做出合理财务决策提供准确数据支撑，这些都对新政府会计制度下公立医院财务精细化管理水平提出了更深层次的要求。

二、医院财务管理的目标

医院财务管理目标是医院财务管理活动所希望实现的结果，科学设置医院财务管理目标，对优化理财行为，实现财务管理的良性循环具有重要意义。公立医院不同于企业，它不以出资人意志运行，不以盈利为主要目的，而是以向社会提供医疗卫生服务为主。行业的特殊性，使其所从事的业务活动内容多样，包括医疗、科研、教育、人才培养等诸多内容。公立医院作为差额拨款的事业单位，经费来源包含医疗收入、财政拨款、专项项目经费、横纵向课题经费和自有经费等多种形式。但公立医院又兼具市场性，公立医院运行规模大、成本高，要想适应医疗市场环节，就需要把医疗服务水平和成本效益兼顾起来。当前，我国医院存在资源投入不足和浪费并存的问题。因此，合理有效地使用现有的卫生资源，提升单位内部管理水平和运营效率，满足医疗服务消费者的需求，推动资金使用效率最大化是医院财务管理的最终目标。

【知识链接】

"控本、增效"力促公立医院高质量发展

党的二十大报告提出"深化以公益性为导向的公立医院改革"，为公立医院建设、改革与发展指明了方向，提供了根本遵循。公立医院是医疗服务的主体力量，要加快从高速增长转向高质量发展。强化公立医院公益性，要坚持把医疗服务作为公共产品面向公众提供，落实公立医院公益性，在推动外部环境改革的同时，还要深化医院内部经济运营改革。不断优化经济运营模式，摒弃从"扩张、创收"中索取效益的粗放模式，建立从"控本、增效"中争取效益的集约模式。

资料来源：2022 年 11 月 30 日人民政协报

三、医院财务管理的内容

（一）预算管理

预算是事业单位根据事业发展计划和任务编制的年度财务收支计划。政府会计制度要求行政事业单位会计核算应当具备财务会计与预算会计双重功能，实现财务会计与预算会计适度分离并相互衔接，全面、清晰反映单位财务信息和预算执行信息。全面预算管理，是指医院对所有经济活动实行全面管理，全部纳入预算管理范围。包含两方面内容：一是业务主管部门对医院预算和财务实行全面管理，医院作为预算单位，所有收支全部纳入预算范围；二是医院内部建立健全全面预算管理制度，以医院战略发展规划和年度计划目标为依据，充分运用预算手段开展医院内部

各类经济资源的分配、使用、控制和考核等各项管理活动。医院编制的财务预算，包括业务预算、收入费用预算、筹资投资预算及年度预算报告等。

1. 业务预算　主要反映医院开展日常运营活动的预算，包括医疗业务工作量预算、财政专项预算、科研教学项目预算等，是收入费用预算、筹资投资预算编制的主要基础和依据。

2. 收入费用预算　主要反映预算期内与医院业务活动直接相关的预算，包括收入费用总预算、医疗收入和医疗费用预算（包括管理费用预算）、财政补助收入费用预算、科教项目收入费用预算和其他收入费用预算。

3. 筹资投资预算　主要反映预算期内医院进行投资活动和筹资活动的预算。筹资预算主要指借款预算、融资租赁预算和引入第三方合作预算。投资预算主要包括设备、车辆和无形资产购置预算、基本建设和大型修缮预算、对外投资预算等。医院对外投资主要包括认购国债、全资或与第三方合作举办独立法人的非营利性医疗卫生机构等。

4. 年度预算报告　包括全部预算报表及预算编制说明。

（二）融资决策管理

融资是指资金的筹资来源和筹资渠道。医疗卫生体制改革以来，为了体现政府公共财政的职能，保障政府办公立医院的公益性，政府财政部门对卫生领域投入大量的资金。但是，医疗机构是差额拨款单位，不可能完全靠财政投入，财政拨款只是其资金来源的一部分。因此，如何解决资金来源的问题，从哪里筹资，如何筹资，筹集多少基金才能保证医院的发展和使用等，这些问题成为管理者首先需要考虑的重要问题。筹资管理成为财务管理的一个重要内容。

（三）投资决策管理

投资是以收回现金并取得收益为目的而发生的现金流量。在资金有限的前提下，如何选择、如何投资才能发挥资金最大效益。例如，医院的一笔资金可以购买设备，兴建医院，开办特色门诊，增加新的服务项目等，同样的一笔资金，投入到哪种项目中，才能更好地发挥作用。同样的现金流出，医院希望取得更多的现金流入。因此，医院需要研究投资决策的可行性、合理性和实用性。

（四）成本管理

医院成本管理是医院财务管理的重要部分，关系到国家有关方针、政策及财税规章制度的落实，开展医院成本管理，能有效控制医院的成本，使医院资源配置更加合理，对于提高医院的经营管理水平、提升社会效益和经济效益都具有重要意义。

（五）资产管理

医院的资产体现了一个医院的经济实力和发展潜力，医院的固定资产体现了医院的规模，流动资产体现了医院的运行规模。医院拥有一定的资产，要合理规划固定资产和流动资产的比例，同时还要对流动资产和非流动资产进行分类管理。具体包括现金预算管理，应收账款及存货的功能与成本管理等。资产管理的好坏，决定着医院发展的规模和效果。

（六）负债管理

医院为了自身的发展，也会采取负债的方法和手段开展一定数量的筹资。但是负债经营必须以偿还能力为前提。如果不能按时偿还债务，医院的经营就会受到影响，医院的发展就会陷入困境。因此，对于管理者来说，测定偿债能力，有利于做出正确的筹资决策和投资决策；而对于债权人来说，偿债能力的强弱是他们做出贷款决策的基本决定性依据。适当负债是可以的，但由于负债具有一定的风险性，负债到什么程度会对医院发展产生负面影响，是医院管理者进行理财或资本融资必须认真思考的问题。

（七）结余分配管理

取得一定的结余也是医院发展中的一个重要内容，制订合理的结余分配政策是医院财务管理中的一项重要内容。科学合理的核算和分配结余，不仅有利于调动医务人员的积极性，也关系到医院的发展规模和方向。因此，医院需要正确核算收支结余，真实准确地计算和反映医院收支结余的形成，以及结余的分配或结余的缺口弥补，向决策者提供管理信息。

四、医院财务管理的原则

（一）合法性原则

执行国家有关法律、法规和财务规章制度，这是医院财务管理必须遵循的基本原则。医院的财务管理要牢固树立法律意识，严格参照法律、法规和财务制度，保证财务管理工作在法治轨道上运行。对于违反财经纪律的行为，必须及时纠正，坚决制止。

（二）效率性原则

坚持厉行节约、勤俭办事业的方针。这是医院财务管理工作必须长期坚持的基本方针。随着政府财政对医院投入的增加，合理使用资金，最大限度地满足卫生事业发展的需要，就必须大力提高资金使用效率，使有限的资源得到充分合理地使用。因此，医院要积极采取措施，开展成本管理，厉行节约，反对资金浪费的现象。充分提高资金的使用效率，是开展财务管理的一贯原则和方法。

（三）公益性原则

医院是公益性事业单位，不是营利性企业，不应该以营利为目的。医院财务管理应兼顾国家、单位和个人之间的利益，但一切活动都应以有益于卫生服务需求者、有利于卫生事业发展为基本原则，保持医院的公益性。因此，医院要摆正社会效益和经济效益的关系，经济效益服从于社会效益。

（四）统分结合原则

统分结合原则即"统一领导，分级管理"。医院财务管理工作应在主管领导或总会计师领导下，由财务部门统一管理，促进医院财务管理的规范化。同时，由于医院财务涉及面广，环节多，关系复杂，因而还需实行分级管理。

五、医院财务管理的环节

医院财务管理的特点是以医疗服务为重点，由此，围绕医疗服务的主体所形成的财务管理环节主要有：积极组织医院收入；科学编制收支预算；规范医疗项目收费；合理控制成本费用；加强固定资产管理；做好会计报表决算；开展经济活动分析；进行财务监督检查等。这些管理环节相互配合，紧密联系，形成周而复始的财务管理循环过程，构成了完整的医院财务管理工作体系。

第二节　医院资产、负债与净资产管理

一、医院资产管理

（一）医院资产的概念

医院资产（hospital assets）是指医院拥有或者控制的能以货币计量并能为医院未来带来一定经济效益的经济资源。医院资产包括各种财产、债权和其他权利。

拥有一定数额的资产是保证医院经营活动正常进行的前提条件，有利于资产的有效配置，提高经营效益，扩大医院规模。加强医院的资产管理对于保证医院认真执行国家有关规定、促进人民身体健康、实现社会保障都具有重要作用。

（二）医院资产的分类

医院资产按其流动性一般分为流动资产、固定资产和无形资产。

1. 流动资产　医院流动资产是指医院可以在 1 年内或者超过 1 年的一个经营周期内变现或者耗用的资产，包括货币资金、短期投资、应收及预付款项、药品、低值易耗品、卫生材料、在加工材料和其他材料等。流动资产是医院进行医疗劳务生产经营活动的必备条件，其数额大小及构成情况，在一定程度上制约着医院的财务状况，反映着医院的支付能力与短期偿债能力。因此，流动资产的管理，在医院财务管理中占据着重要地位。

在现金管理方面，医院每天要对收取的现金严格监管，防止收费员挪用侵占现金；对于应收款项的管理，财务部门应及时催款。对于单位短期资金的出借，首先要对借款单位资信严格审查，其次要严格手续并签订借款合同，最后要有担保单位，并一律要通过银行办理转账；在医用材料、低值易耗品管理上，一般都是领用后逐渐消耗的，这使得本该属于医院资产的物资，在未使用前就过早地脱离了管理范围。所以，要实行定额管理杜绝以公充私、浪费损失的现象；在药品管理上，要做到采购有计划，保管环节要做到防潮防霉，防止药品变质；发货环节要按照先进先出的顺序发货，防止先购进的药品积压过期。

2. 固定资产　是指一般设备单位价值在 1000 元以上，专业设备单位价值在 1500 元以上，使用期限在 1 年以上，并在使用过程中基本保持原有物质形态的资产。单位价值虽未达到规定标准，但耐用时间在 1 年以上的大批同类物资，应作为固定资产管理。包括房屋及建筑物、专业设备、一般设备、图书、其他固定资产等。

固定资产是开展医疗业务活动必不可少的物质基础，也是医院资金的重要组成部分。医院领导要像重视医疗技术、医疗服务一样，从各方面给予大力支持；资产管理部门也要对医院固定资产的分布、使用率、完好度、维修等方面定期进行考核，防止国有资产流失。由于医院固定资产种类多、分布广、价值差别大、使用部门散，因此，必须从医院实际出发，建立财会部门、财产管理部门，使用科室"三账一卡"制度，做到财务部门有账、财产管理部门有账有卡，使用科室有卡有物，保证账账、账卡、账实相符。

此外，加强医院固定资产管理队伍建设，提高固定资产管理队伍整体素质，是提高医院固定资产使用频率、确保资产保值增值、防止国有资产流失的保证。将固定资产管理列入医院对使用科室考核的内容。科室作为固定资产使用单位，必须将各项固定资产管理落实到人，由科室经济核算员负责资产卡片、执行物资管理核算制度；由设备科负责考核使用情况及设备定期保养维修，协助科室提高设备使用率；定期检查考核，将考核结果以科室顺序依次排列，发现问题及时处理。通过考核强化科室增值意识，促进增收节支。

3. 无形资产　是指可长期使用而不具备实物形态，但能为医院提供某种权利的资产，包括专利权、专营权、非专利技术、商誉、著作权、土地使用权等。医院是科技密集型行业，其无形资产占总资产的比例非常高，在我国医疗卫生体制改革，特别是医院产权制度和经营模式改革日趋深入的今天，认识和重视医院无形资产的存在和价值，对医院无形资产进行科学管理、开发经营，对于提升医院整体实力和综合竞争力至关重要。

医院无形资产的管理可从以下几个方面开展：①加大资金投入和智力支持。许多医院在长期经营活动中对医务人员的智慧进行发掘，形成自己独具特色的医疗技术、服务项目等，并随着时间的推移而不断地更新、充实。医院要保持这些无形资产的经济寿命，就必须不断地对其增加资金投入和智力支持，不断开发创造新的无形资产。②加强保密，防盗防泄。医疗市场有竞争。对于受法律保护的技术秘密或专有技术，医院经营者必须提高警惕，加强保密教育，以免造成不必要的损失。③加强信息、管理类无形资产的管理，建立完善的信息收集、利用系统。可以利用计算机网络建立信息库，并对信息进行分类、编码、融合和储存，以便有效开发利用信息资源。④建立健全各项规章制度。制度文化是医院管理的基础，医院应制定一套完整、系统、具体的包括管理规章、工作制度、岗位细则在内的管理软件。可先由各岗位根据实际情况自下而上地编制各岗位细则，并汇总到编制小组，再由编制小组结合全院实际情况，制定各岗位人员的工作细则及量化考核标准。同时将考核结果与职务聘任、奖金挂钩，做到有章可循，有章必循。⑤加强形象、信誉类无形资产的管理，要加强宣传，注重打造品牌。既要重视整体宣传，也要注重名医、重点专科和现代治疗设备的宣传。⑥要珍惜荣誉、保持实力。医院的优良信誉、整体形象等，都具有很高的价值，是医院的宝贵财富，能够给医院带来利益。但是，这些无形资产也都很脆弱，稍有不慎就会对其造成巨大损害。因此，医院应从长远的发展战略考虑，在无形资产的取得、积累、保持、发展及使用等环节投入资金，促其保值增值。

二、医院负债管理

负债，是指债务人依法应对债权人履行的某种偿付义务，具体是指债务人所承担的、能以货币计量，须以资产或劳务偿付债权人的债务。医院负债是指医院所承担的能以货币计量，需要以资产或者劳务偿还的债务，包括流动负债和长期负债。流动负债是指偿还期在1年以内的短期借款、应付账款、医疗预收款、预提费用和应付社会保障费、应交超收款等。长期负债是指偿还期在1年以上的长期借款、长期应付款等。

为了生存与发展的需要，医院的业务消耗需要获得相应的补偿。当正常的业务收入及其他渠道资金来源，如上级拨款、财政补助收入等，满足不了医院生存与发展的需要时，便产生了负债。合理的负债对于医院的发展有重要的作用。

1. 负债经营有利于医院缓解资金紧张的局面，扩大医院经营规模，增强医院的市场竞争实力。资金规模是体现医院竞争实力的一个重要方面。医院通过举债可在较短时间内筹集足够的资金，把握发展机遇，实现资金流动的良性循环，从而增强其市场竞争能力。

2. 负债经营可减少由于货币贬值而造成的损失。在通货膨胀时，利用举债扩大经营规模比自我积累资产更有利，因为医院实际偿还的负债以账面价值为准，此时债务人偿还资金的实际价值比未发生通货膨胀时的账面价值小，实际上债务人已将货币贬值的风险转嫁到债权人身上。

3. 负债经营有利于加强医院管理，提高经济效益。负债经营一方面可以使医院筹足资金，增强竞争能力；另一方面，医院还要承担一定的债务责任，承担能否所"获"大于所"偿"，这就具有一定的风险性。这种风险是迫使医院管理者做好经营管理工作的动力源泉之一，它要求管理者主动自觉地加强资金使用和管理，提高资金利用率，实现国有资产的保值和增值。

4. 负债经营可使医院获得财务杠杆效应，提高医院的收益。由于医院支付的债务利息是一项与医院收益无关的固定支出，当医院总资产收益率发生变动时，会给净资产收益率带来更大幅度的变动，这就是财务杠杆效应。由于这种杠杆效应的存在，当总资产收益率增长时，净资产收益的增长幅度比总资产收益率的增长幅度大。因此，在总资产收益率大于债务利息率的情况下，负债越多，越有利于提高医院收益。

医院负债经营必然会带来一定的风险，在医院负债经营过程中，外因环境因素与内部条件的变化，相互联系、相互作用，共同导致财务风险。尤其是在我国市场经济体制尚不健全的条件下更是不可避免。因此，积极监控和防范医院负债经营产生的财务风险势在必行。财务风险的监控与防范应在多层面同时进行，以便行之有效地控制财务风险的发生。

医院还可以开拓其他融资渠道应对财务风险。医院负债融资主要来源于财政部门借款、金融机构贷款和单位自筹款等。但如果急需引入关键技术和项目，通过租赁融资和寻求政府贴息贷款、采取信用融资等策略也是较好的办法。医院管理者应该提高科学决策水平，进行项目投资论证。进行负债项目投资时，医院管理者应从实际出发，实事求是，充分考虑影响决策的各种风险因素，综合考虑资金的时间成本、项目的投入与产出、市场前景的预测、投资的回收期等因素，注重经济效益分析，运用科学的决策模型对各种可行方案进行分析和评价，从中选择最优的决策方案，切忌主观臆断。

三、医院净资产管理

医院净资产是指医院资产减去负债后的余额。主要包括以下几个方面。

1. 累计盈余　即医院历年实现的盈余扣除盈余分配后滚存的金额，以及因无偿调入调出资产产生的净资产变动额。

2. 本期盈余　即医院本期各项收入、费用相抵后的余额。

3. 专用基金　即医院按照规定提取或者设置的有专门用途的资金，包括修购基金，即医院按固定资产一定比率提取的用于固定资产更新、大型修缮的资金。职工福利基金，即医院按规定提取的和结余分配形成的用于职工福利的基金。其他基金，即医院按照有关规定提取或设置的住房基金、留存基金等其他专用资金。专用基金要专款专用，不得擅自改变用途。专项基金使用形成的固定资产价值转入固定基金。

医院应加强对累计盈余的管理，统筹安排，合理使用。对于累计盈余滚存较多的医院，在编制年度预算时应安排一定数量的累计盈余；对于专用基金，要专款专用，不得擅自改变用途；应加强对职工福利基金和医疗风险基金的管理，统筹安排，合理使用。对于职工福利基金和医疗风险基金滚存较多的医院，可以适当降低提取比例或者暂停提取。

第三节　医院成本管理

一、医院成本管理的概念

医院成本是指医院特定的成本核算对象所发生的资源耗费，包括人力资源耗费，房屋及建筑物、设备、材料、产品等有形资产耗费，知识产权等无形资产耗费等。进行精细化的成本管理是医院提升单位内部管理水平和运营效率，优化资源配置，发挥其在医疗服务定价、公立医院成本控制和绩效评价中的作用，健全现代医院管理制度，推进医院高质量发展的前提。

二、医院成本的构成

医院成本是指医院在预防、医疗、康复等医务服务过程中所消耗的物质资料价值和必要劳动价值的货币表现。

医院的成本项目主要分为七大类：人员经费、卫生材料费、药品费、固定资产折旧费和无形资产摊销费、提取的医疗风险基金、其他费用。

1. 人员经费　主要包括：①工资福利支出：基本工资、津贴补贴、奖金、社会保障缴费、伙食补助费、绩效工资、其他工资福利支出。②对个人和家庭的补助：抚恤金、生活补助、医疗费、助学金、住房公积金、提租补贴、购房补贴、其他对个人和家庭的补助支出。

2. 卫生材料费　包括血费、氧气费、放射材料费、化验材料费、其他卫生材料费。

3. 药品费　包括西药费和中药费。

4. 固定资产折旧费　指开展医疗活动及其辅助活动所使用的固定资产计提的折旧费。

5. 无形资产摊销费　指开展医疗活动及其辅助活动所使用的无形资产计提的摊销费。

6. 提取的医疗风险基金　用于支付医院购买医疗风险保险发生过国内的支出或实际发生的医疗事故赔偿的资金。

7. 其他费用　主要包括办公费、印刷费、咨询费、手续费、水费、电费、邮电费、取暖费、物业管理费、差旅费、因公出国（境）费、维修（护）费、租赁费、会议费、培训费、公务接待费、其他材料费、低值易耗品、专用燃料费、劳务费、委托业务费、工会经费、福利费、公务用车运行维护费、其他交通费用、其他商品和服务支出、科教项目支出。

为了正确反映医院正常业务活动的成本和管理水平，在进行医院成本核算时，凡属下列业务所发生的支出，一般不应计入成本范围：①不属于医院成本核算范围的其他核算主体及其经济活动所发生的支出。②为购置和建造固定资产、购入无形资产和其他资产的资本性支出。③对外投资的支出。④各种罚款、赞助和捐赠支出。⑤有经费来源的科研、教学等项目支出。⑥在各类基金中列支的费用。⑦国家规定的不得列入成本的其他支出。

三、医院成本的分类

（一）按成本与服务量的关系分类

按照成本与服务量的关系，可分为固定成本和变动成本。

1. 固定成本　是指在医疗服务中，某些在一定时期、一定服务量范围内，不受服务量增减变化的影响而保持固定不变的成本，包括借入资金的利息、租用房屋或设备的租金、固定资产折旧费等。

虽然固定成本在一定时期、一定服务量范围内不变，但在计算单位服务量的固定成本时，它随服务量的变化呈反向变化，即服务人次越多，每人次服务摊派的固定成本就越低，反之则越高。

2. 变动成本　是指在医疗服务中，某些随服务量的变化而变化的成本。随医疗服务量增加，成本随之增加，反之，则成本随之减少。这类成本包括药品、材料和燃料的费用，水电费和维修费，计量服务工资等。

（二）按成本的计入方式分类

按照成本的计入方式，分为直接成本和间接成本。

1. 直接成本　是指确定由某一成本核算对象负担的费用，包括直接计入和计算计入的成本。如医疗科室和药品部门开支的基本工资、补助工资、卫生材料费、药品费、修缮费、购置费等。

2. 间接成本　是指不能直接计入成本核算对象的费用，应当由医院根据医疗服务业务特点，选择合理的分配标准或方法分配计入各个成本核算对象。包括医院行政管理部门和后勤部门发生的各项支出，以及职工教育费、咨询诉讼费、坏账准备、报刊杂志费、无形资产摊销、利息支出、银行手续费等。间接成本分配标准或方法一般遵循因果关系和受益原则，将资源耗费根据动因（工作量占比、耗用资源占比、收入占比等）分项目追溯或分配至相关的成本核算对象。

（三）按资本流动性分类

按资本流动性分类，分为资本性成本和非资本性成本。

1. 资本性成本　是指医院长期使用的，其经济寿命将经历多个会计年度的固定资产和无形资产的成本，包括固定资产折旧和无形资产摊销费用。

2. 非资本性成本　是指某一会计年度内医院运营中发生的人员经费、卫生材料费、药品费、提取医疗风险基金和其他运行费用。

（四）按成本核算的不同目的分类

按照成本核算的不同目的，医院的成本可分为医疗业务成本、医疗成本、医疗全成本和医院全成本。

1. 医疗业务成本　医疗业务成本是指医院业务科室开展医疗服务业务活动发生的各种耗费，不包括医院行政后勤类科室的耗费及财政项目拨款经费、非同级财政拨款项目经费和科教经费形成的各项费用。

医疗业务成本=临床服务类科室直接成本+医疗技术类科室直接成本+医疗辅助类科室直接成本

2. 医疗成本　医疗成本是指为开展医疗服务业务活动，医院各业务科室、行政后勤类科室发生的各种耗费，不包括财政项目拨款经费、非同级财政拨款项目经费和科教经费形成的各项费用。

医疗成本=医疗业务成本+行政后勤类科室成本

3. 医疗全成本　医疗全成本是指医院为开展医疗服务活动，医院各部门发生的各种耗费，以及财政项目拨款经费、非同级财政拨款项目经费形成的各项费用。

4. 医院全成本　医院全成本是指医疗全成本的各种耗费，以及科教经费形成的各项费用、资产处置费用、上缴上级费用、对附属单位补助费用、其他费用等各项费用。

四、医院成本核算

根据核算对象的不同，医院成本核算可分为科室成本核算、医疗服务项目成本核算、病种成本核算、诊次和床日成本核算。成本核算一般应以科室、诊次和床日为核算对象，三级医院及其他有条件的医院还应以医疗服务项目、病种等为核算对象进行成本核算。

（一）科室成本核算

科室成本核算，指将医院业务活动中所发生的各种耗费，按照科室分类，以医院最末级科室作为成本核算单元进行归集和分配，计算出科室成本的过程（表 12-1）。

表 12-1　医院科室核算单元

核算单元	科　室
临床服务类	某内科（某内科门诊、某内科病区）、某外科（某外科门诊、某外科病区）、妇科（妇科门诊、妇科病区）、儿科（儿科门诊、儿科病区）、肿瘤科（肿瘤科门诊、肿瘤科病区）、神经科（神经科门诊、神经科病区）等
医疗技术类	放射科、超声科、检验科、血库、手术室、麻醉科、药剂科、医技实验室、临床营养科等
医疗辅助类	物业管理科、消毒供应室、病案室、材料库房、门诊挂号收费处、住院结算处、营养食堂等
行政后勤类	院办公室、党务处、人事处（科）、医务处（科）、护理部、科教处（科）、总务处（科）、信息处（科）、财务处（科）、离退休办公室等

（二）医疗服务项目成本核算

医疗服务项目成本核算是指以各科室开展的医疗服务项目为对象，归集和分配各项费用，计算出各项目单位成本的过程。医疗服务项目成本核算对象是指各地医疗服务价格主管部门和卫生健康行政部门、中医药主管部门印发的医疗服务收费项目，不包括药品和可以单独收费的卫生材料。医疗服务项目应当执行国家规范的医疗服务项目名称和编码。

（三）病种成本核算

病种成本核算是指以病种为核算对象，按照一定流程和方法归集相关费用，计算病种成本的过程。医院开展的病种可参照临床路径和国家推荐病种的有关规定执行。计算病种成本既有利于医院的经济管理，又有利于制定长期、中期、短期的卫生规划，有利于建立按病种付费的医疗保险制度。病种成本也是评价医院技术水平高低、运营管理优劣的重要指标，也可以用来考核每个医院对某一病种治疗的消耗水平。

（四）诊次和床日成本核算

诊次和床日成本核算，指以诊次、床日为核算对象，将科室成本进一步分摊到门、急诊人次和住院床日，计算出诊次成本和床日成本的过程。根据医院对患者的服务，分门诊和住院两大部分，以床日和门诊人次计算医疗服务费用的耗费。这种计算成本的方法是把各医疗项目进行综合反映，用来考核医疗完成单位医疗任务量的耗费，也可以为医院预算提供依据，还有利于加强成本的计划管理和控制。

（五）DRG/DIP 成本核算

DRG/DIP 成本核算是指以 DRG/DIP 病组为核算对象，按照一定流程和方法归集相关费用，计算 DRG/DIP 病组成本的过程。包括药材费用核算、药耗成本核算、直接成本核算、医疗业务成本核算、医疗全成本核算"五步法"核算，为医院成本管理决策提供更加精准的信息。

五、医院成本控制

医院成本控制是医院经济管理工作的重要手段，它以成本会计为主制定各种控制方法，预定标准成本和成本限额，按照标准成本和限额开支成本费用，并将实际成本与成本限额比较，衡量医院经济管理活动的成绩和效果，并以"例外管理原则"纠正不利差异，达到降低成本、提高效益的目的。

（一）医院成本控制原则

1. 经济原则　是指成本控制的代价不应超过成本控制取得的收益，否则成本控制不可能持续。成本控制要有全面性，要覆盖诊疗护理工作的全过程，从物资材料计划、采购、储存、保管、使用的全部环节，从临床、医技、行政工勤的各个部门，都重视节约费用、降低成本的目标管理工作。

2. 因地制宜原则　成本控制系统必须区别设计。医院成本控制绝不是单纯的经济活动，而应将技术和经济相结合，将经济寓于技术活动之中，重视技术经济效益分析，这样才能获得降低成本的最佳方案。

3. 全员参与原则　全院、全员、全过程的成本控制，改变仅重视实际成本和诊疗成本的片面性，而要从医院、科室、班组各个层次，诊疗、技术、经营、后勤服务等各个环节都实现成本管理，通过计划、决策、控制、核算、分析、考核等方法，计算每个环节的物化劳动和活劳动消耗，做到人人参与。

（二）医院成本控制方法

1. 标准成本法　是医院成本控制中应用最为广泛和有效的一种方法，是以指定的标准成本为基础，将实际发生的成本与标准成本进行对比，揭示成本差异形成的原因和责任，采取相应措施，实现对成本的有效控制。

2. 定额成本法　是医院为了及时反映和监督支出与医疗服务项目成本脱离定额的差异，加强定额管理和成本控制而采用的一种成本计算方法。在成本计算方法中，医疗业务支出和管理费用的日常核算，都是按照支出的实际发生额进行的，业务成本也都是按照实际医疗支出和管理费用计算的实际成本。这样，医疗支出管理费用和医疗服务脱离定额的差异及其发生的原因，只有在月末时通过实际资料与定额资料的对比、分析才能得到反映，而不能在费用发生的当时反映出来，因而不能很好地加强成本控制。定额成本法正是针对以上方法的不足所采用的一种成本计算辅助方法，将事后控制转变为事中控制。

第四节　医院财务分析与评价

一、医院财务分析的概念

医院财务分析是以医院财务报告等会计资料为基础，采用一定的技术和方法，对医院的财务状况和经营成果进行评价和剖析的一项财务活动，以反映医院在运营过程中的利弊得失、财务状况及发展趋势。

二、医院财务活动分析的内容

1. 收入分析 重点分析收入增减变化情况是否正常，收入结构是否合理，分析影响收入增减变化的因素，分析收入实现与年度预算的差距，检验预算编制准确率并为下年度预算编制提供依据。

2. 支出分析 重点分析支出增减变化是否正常，支出结构是否合理，与收入是否配比，节约状况是否良好，分析实际支出与预算的差距，从中发现问题，为领导决策提供依据。

3. 效率、效益分析 对比相关各项指标，及时掌握医院运营状况，发现不足，不断改进医院的各项工作，提高管理效率。

4. 风险分析 计算医院资产负债率、流动比率和速动比率，估量医院对债务资金的利用程度，揭示医院抵抗风险的能力，为提高医院资金使用效益提供依据。

5. 管理分析 通过对床位利用率、各项资产周转率、资产的增长率、药品等消耗指标的分析，评价医院日常运营是否健康，是否存在资源浪费，医院发展能力如何，为加强成本管理及挖掘发展潜力提供依据。

三、医院财务分析与评价方法

1. 比较分析法 将报表中的各项数据与预算、前期、其他等同类数据进行比较，从数量上确定差异并找出产生差异的主要原因的一种分析方法。

2. 比率分析法 通过两个相互联系指标的对比，确定比率，分析评价医院的财务状况和业务状况的一种方法。常用的具体方法有构成比率分析、效益比率分析和相关比率分析等。

3. 趋势分析法 将两期或连续数期的相同指标或比率进行对比，求出它们增减变动的方向、数额和幅度的一种方法。

4. 因素分析法 依据分析指标与其影响因素之间的关系，从数值上测定各个相互联系的因素变动对有关经济指标影响程度的一种方法。采用因素分析法可以分析各因素对指标影响程度的大小，为控制和决策提供依据。

四、医院财务分析与评价指标

（一）偿债能力指标分析

1. 资产负债率

$$资产负债率=负债总额/资产总额$$

资产负债率是国际上公认的衡量企业长期负债偿还能力和经营风险的主要指标，反映了企业资产与负债的依存关系。从经营的角度看，资产负债率不是越低越好，比率过低说明医院运用外部资金的能力差；而比率过高则说明医院资金不足，经营风险较大，偿债能力较差。

2. 流动比率

$$流动比率=流动资产/流动负债$$

流动比率在于揭示医院流动资产在短期债务到期之前，可以变现用于偿还流动负债的能力。应收医疗款和药品周转速度是影响流动比率的主要因素。由于医院事业单位的性质，应当贯彻适度负债的原则，以免影响正常的医疗业务活动。流动比率是正指标，但是比率过高有可能是存货过多或应收账款增多，以及待摊费用增加所致。因此，需要进一步考察现金流量。一般认为，流动比率为 2 : 1 较为合理，表明医院的财务状况稳定可靠。

（二）营运能力指标分析

1. 应收账款周转率

$$应收账款周转率=业务收入/平均应收账款余额$$

该比率反映了医院应收账款变现的速度。及时收回应收账款，不仅可以增强短期偿债能力，还可以体现医院管理应收账款的效率。医院的应收账款住院包括应收在院患者医药费、应收医疗款和其他应收款。

2. 流动资产周转率

$$流动资产周转率=业务收入/平均流动资产总额$$

该比率反映一定时期内医院的流动资产的周转次数。周转次数越多，表明以相同的流动资产完成的周转额越多，流动资产利用的效果越好。

3. 总资产周转率

$$总资产周转率=业务收入/平均资产总额$$

医院的资产主要包括货币资金、应收账款、药品、库存物资、固定资产等。总资产周转率越高，表明全部资产的使用效率越高，并且最终会影响医院的赢利能力。

4. 百元固定资产业务收入

$$百元固定资产业务收入=业务收入/固定资产总额 \times 100$$

这个指标通过对取得的收入与投入的资源相比较，评价医院对物力资源的运用效率，即在医院管理中不能盲目扩张，一味求大求全，而应当重视资源配置的有效性。

（三）发展能力指标分析

1. 业务收入增长率

$$业务收入增长率=本年业务收入增长额/上年业务收入$$

该指标是衡量医院发展趋势的重要指标，不断增加的业务收入是医院生存和发展的基础。

2. 总资产增长率

$$总资产增长率=本年总资产增长额/年初总资产$$

该指标反映医院本期资产规模的增长情况，从医院资产总量扩张方面衡量医院的发展能力。在实际分析中，应当重视资产扩张的结构与质量及医院的后续发展能力，避免资产的盲目扩张。

3. 净资产增长率

$$净资产增长率=本年净资产增长额/年初净资产$$

医院的净资产主要包括事业基金、固定基金、专用基金等。净资产增长率体现了医院净资产的增值情况，揭示了医院应对风险、持续发展的能力。若为负值，表明净资产受到侵蚀，应引起重视。

（四）成本控制指标分析

1. 管理费用率

$$管理费用率=管理费用/业务支出$$

医院的管理费用被分摊到医疗支出和药品支出，在财务报表上没有显示。该比率能够反映管理费用占总支出的比率。

2. 人员经费支出比率

$$人员经费支出比率=人员经费支出/业务支出$$

人员经费支出一般是医院的主要支出，该比率反映医院人员支出是否合理，提示管理者应当结合医院的发展特点和技术状况，合理配置人力资源。

（五）工作效率指标分析

1. 病床使用率

$$病床使用率=实际占用总床日/实际开放总床日$$

该指标反映医院病床的使用效率和资源利用的有效性。病床使用率过高，说明床位比较紧张；若过低，则会浪费医院的资源。

2. 病床周转率

$$病床周转率=出院人数/平均开放床位数$$

该比率反映医院资源的使用效率。病床周转率越高，资源的利用效果越好，工作效率越高。

3. 出院者平均住院天数

$$出院者平均住院天数=出院者实际占用床日数/出院人数$$

该指标是反映医院工作效率的重要指标，在保证医疗质量的前提下，越低越好。

（六）社会效益指标分析

1. 药品收入比率

$$药品收入比率=药品收入/业务收入$$

由于医疗机构特殊性，不仅要追求经济利益，还要顾及社会效益，充分体现医院的公益性。医院应当不断提高医疗技术水平，减少对药品收入的过度依赖，切实减轻患者的就医负担。

2. 每门诊人次收费水平

$$每门诊人次收费水平=门诊业务收入/门诊人次$$

对医院而言，应当寻求一个适当的标准，既可以减少门诊患者的就医费用，又能维持正常的经营。

3. 出院者平均收费水平

$$出院者平均收费水平=住院收入/出院人数$$

该指标是一个平均数，应当注意区分病种。

这些指标全面而系统地涉及医院管理的各个方面，在进行财务分析时，应当注重分析一系列指标间的内在关系，将错综复杂的问题变得易于研究和分析。财务分析的目的是让医院管理者了解各项资产的配置是否合理，是否有良好的偿债能力、收益能力和发展能力，从而采取有力的措施，加强成本控制，优化资源配置，提高管理和运行效率，使医院走上良性发展轨道。

【思考题】

1. 医院财务管理的目标是什么？
2. 医院财务管理包括哪些内容？
3. 医院负债经营有什么利弊？
4. 医院的净资产包括哪些内容？
5. 医院成本核算的方法有哪些？

第十三章
医院医疗保险管理

扫一扫，查阅本章数字资源，含PPT、音视频、图片等

【名人名言】

如果我办得到，我一定要把保险这两个字写在家家户户的门上，以及每一位公务员的手册上，因为我深信，透过保险，每一个家庭只要付出微不足道的代价，就可免除遭受永劫不复的灾难。

——丘吉尔

【案例导读】

国家医疗保障局：全国统一的医保信息平台全面建成

截至 2022 年 3 月，国家医保信息平台已在全国 31 个省份和新疆生产建设兵团上线。这标志着全国统一的医保信息平台全面建成。该平台已接入约 40 万家定点医疗机构和 40 万家定点零售药店，有效覆盖全国 13.6 亿参保人。该信息平台的建成将对未来的医疗保障事业发挥四个方面的优势：一是提升基础能力。依托全国统一的医保信息平台可以记录、收集，汇总医保全流程数据，实现同数同源，提高医保信息的真实性、准确性、全面性，为政策制定、科学决策、应用分析等提供基础支撑，形成医保大数据"金矿"。二是提升管理能力。医保是三分政策、七分管理，依托全国的医保信息平台建设，可以全面梳理政策、分析政策，科学评估政策、调整政策，促进医保科学管理、精细治理。三是提升改革能力。该信息平台为医保支付方式改革、医保药品目录调整、药品和医用耗材集中带量采购等医保领域重点改革提供全方位信息化支撑。四是提升服务能力。依托该平台，可以为群众提供更便捷更优质的医保服务。医保电子凭证目前已累计激活用户超过 11.7 亿，推进医保服务迈进"码时代"。持续优化完善医保服务网厅和 APP，大幅度提高了办事效率，改善了群众医保服务体验。

资料来源：根据人民日报健康客户端《全国统一的医保信息平台全面建成，住院结算平均响应时间约 0.8 秒》改编

医疗保险事业的发展与改革，对医院的经营管理产生了重要的影响，尤其是在医疗费用的支付与控制、医疗服务质量的评价、合理使用药品和医学检查检验等方面。本章通过对医疗保险制度相关知识的学习，明确医疗保险制度对医院管理的影响，掌握在医疗保险制度背景下医院应该如何加强管理。

第一节 医疗保险概述

一、医疗保险的概念和分类

（一）医疗保险的概念

医疗保险是由特定的经办组织或机构，在一定区域或参保人群中，通过强制性的政策法规或自愿缔结契约筹集医疗保险基金，在参保人因疾病导致健康或经济损失时，实施经济补偿的一系列政策、制度和办法。医疗保险是保险的一种，是补偿因疾病造成经济损失的一种保险。医疗保险与养老保险、失业保险、工伤保险和生育保险一起构成了我国社会保险体系的主体。

（二）医疗保险的分类

医疗保险按保险的范围分为广义医疗保险和狭义医疗保险。广义医疗保险又称健康保险（health insurance），不仅对参保人因疾病所致医药费用予以补偿，而且对疾病预防、保健、康复、健康教育、生育乃至伤病、残疾、死亡等服务的费用也予以补偿。狭义医疗保险（medical insurance）是指对参保人因病就医的医药费用予以补偿。医疗保险与健康保险在概念上并无严格界限，只是在保险范围和保险程度方面有所差异。从我国实际来看，医疗保险主要是狭义的概念，是指以社会保险形式建立的、为国民提供医疗费用补偿的一项制度安排。

医疗保险按经营的性质可分为社会医疗保险与商业医疗保险。社会医疗保险是指国家通过立法形式规定社会劳动者乃至全体公民因疾病需要治疗时，从国家或者社会获得应有的医疗服务，对因疾病造成的经济损失及医疗费用给予可能的补偿，以恢复和保障社会劳动者乃至全体公民身体健康。社会医疗保险具有福利性、公益性、普遍性、强制性、保障性、互助供给性和储蓄性等特点。商业医疗保险是指被保险人投保，在保险期内因疾病、生育或身体受到伤害时，由保险人负责给付保险金的一种保险。社会医疗保险与商业医疗保险尽管都是对被保险人因疾病带来经济损失的一种补偿，但两者之间在保险的性质、管理体制、补偿标准等方面有很大的区别。我国的医疗保险体系中，以社会医疗保险为主体，商业医疗保险为补充。

二、医疗保险的发展历程

（一）萌芽阶段

从 17 世纪开始，欧洲一些国家开始出现医疗费用互助形式。工人们自发地筹集资金，为患病工友提供医疗费用资助。这是一种大家集资、互相帮助的自发性医疗互助共济形式。为了确保资本主义再生产所必需的劳动力，获取更大的利润，资本家也逐渐意识到健康投资的重要性，加上工人们自身的要求，产生了企业主为雇员负担一部分医疗费用的筹资方式。这种医疗费用筹集方式也得到了医生的支持，因为医生希望患者能支付医疗费用，确保自己的经济收入。这就形成了雇主、雇员和医生共同参与的医疗保健。有时候还会得到政府的支持，有的则形成了由政府参与的官方或半官方医疗保险组织。

（二）发展阶段

西方国家社会保险制度的建立，大多是从医疗保险起步的。医疗保险始于1883年德国颁布的《劳工疾病保险法》，其中规定某些行业中工资少于限额的工人应强制加入医疗保险基金会，基金会强制性征收工人和雇主应缴纳的基金。这一法令标志着医疗保险作为一种强制性社会保险制度的产生。1929～1933年世界性经济危机后，国际上医疗保险立法进入全面发展时期，这个时期的立法，不仅规定了医疗保险的对象、范围、待遇项目，而且对与医疗保险相关的医疗服务也进行了立法规范。目前，所有发达国家和许多发展中国家都建立了医疗保险制度。总体来看，各国的医疗保险制度主要有四种实现模式，即国家卫生服务模式、社会医疗保险模式、储蓄医疗保险模式和商业健康保险模式，而且，绝大多数国家的医疗保险模式都不是采用单一的模式，常常采取"一种为主、多种补充"的混合模式。

我国的基本医疗保险制度主要包括1998年开始建立的城镇职工基本医疗保险、2003年开始建立的新型农村合作医疗保险和2007年开始建立的城镇居民基本医疗保险"三大支柱"，分别覆盖了城镇就业人口、农村居民和城镇非就业人口。从2016年开始，我国将新型农村合作医疗保险与城镇居民基本医疗保险逐步整合成为城乡居民基本医疗保险。我国的基本医疗保险以低水平、广覆盖、保基本、多层次、可持续、社会化服务为基本原则，主要通过建立国家、雇主、家庭和个人责任明确、合理分担的多渠道筹资机制，实行基本医疗保障基金和个人共同分担的医疗费用共付机制，实现社会互助共济，满足职工和城乡居民的基本医疗保障需求。

（三）改革阶段

20世纪70年代以后，各国的医疗保险制度不同程度地面临着一系列问题，表现在医疗保险费用的支出增长过快、医疗资源浪费严重和医疗服务质量低下等方面。20世纪80年代以来，各国普遍开始从筹资、基金管理、支付手段等方面对医疗保险制度进行改革与调整，公私合营、风险共担、效率优先等原则日益凸显。在筹资方面，以英国从20世纪70年代开展的公共部门改革最为典型，其鼓励私营保险公司参与社会保险的提供，同国家保险的运作展开竞争，以提高效率；美国在2010年通过了新的医改法案，主要目的是国家出资为没有医疗保险的美国公民提供医疗保障，直到今日，这些改革还在进行中。支付方式改革以诊疗相关组为基础的预付费制度最为典型。该制度从20世纪70年代在美国开始施行，到了90年代已经比较成熟，被美国社会广泛接受。从20世纪90年代开始，被引入到欧洲国家及澳大利亚、新西兰等国家。今天，因其在医疗保险费用控制、管理效率和服务质量保障等方面的积极作用，已成为世界上绝大多数国家医疗保障制度的核心付费制度。

医疗保险改革的主要特点是加强对医疗服务提供方的控制，具体表现：①加强医疗服务机构的管理和监督。表现在政府统一规定或限制药品使用范围和医疗价格；规定医院每年总支出的最高限额；成立专门的监督委员会，审查医院采取的医疗方案或医生开具的处方单。②改变对医院的偿付机制。各国的实践证明，按服务项目付费容易导致诱导需求和过度地提供卫生服务。实行预付制，通过制定预付标准和总量来约束医疗供方的行为，可以有效地控制过度的医疗费用。③医疗保险机构自办医院。南美一些国家的医疗保险机构采取了"自己设立医疗单位，为被保险人服务"的模式。这种保险机构与医院合二为一的方式，能够强化医院的自我控制，有效控制医疗费用的快速上涨。

在我国持续推进健康中国建设的过程中，按照促进医保、医疗、医药协同发展和治理的要求，医疗保障事业取得了重大进展和明显成效。在行政管理组织上，2018 年开始我国各级政府部门组建了医疗保障局，全面负责本辖区内的医疗保险制度的实施和监管。在政策文件上，2020年印发了《中共中央 国务院关于深化医疗保障制度改革的意见》，明晰了我国的医疗保障事业要坚持以人民健康为中心，加快建成覆盖全民、城乡统筹、权责清晰、保障适度、可持续的多层次医疗保障体系，通过统一制度、完善政策、健全机制、提升服务，增强医疗保障的公平性、协调性，推进医疗保障和医药服务高质量协同发展。在医疗保险实践上，我国正在全面完成以疾病诊断相关组付费（DRG）和按病种分值付费（DIP）为重点的支付方式改革，正在建立全国统一、上下联动、内外协同、标准规范、管用高效的医保支付新机制。

三、医疗保险发展趋势

1. 发达国家的发展趋势　主要表现：发展理念与目标更加强调有效性、安全性及连续性；以患者为中心，注重提高服务质量与满意度；继续改革支付机制，构建按绩效支付、战略性购买等综合性支付体系；控制医疗卫生费用与提高效率并行。

2. 发展中国家的发展趋势　主要表现：发展理念强调公平与效率并重；扩大覆盖面，增强医疗服务的可及性，响应全方位覆盖目标；发挥医疗保险的经济杠杆作用，重视基层医疗机构在医疗服务体系中的作用；提升医疗服务的可及性，整合医疗资源；重视医疗从业人员的激励与培训。

【知识链接】

我国的"医保医师"制度

　　我国的医保医师是在执业医师基础上为规范医师执业行为而构建的新身份，普遍指医疗机构中符合国家执业资格要求，通过医保管理机构的培训和考试，与医保部门签订服务协议，能够为参保人提供医疗服务的执业医师。目前，我国的医保医生管理制度可分为三类，分别是医保医生定岗管理制度、执业医师医保处方权制度及医保医生协议管理制度。医保医生定岗管理制度侧重医保医生的积分制管理，即经办机构对医疗机构的医务人员实行实名制信用记分；执业医师医保处方权制度侧重医师资质的认定，医生只有按文件规定取得医保处方权后，其医疗服务产生的费用方能进入医保基金支付范围；医保医生协议管理制度侧重医保医生的协议化管理，每一名医师必须签订《定点医疗机构医保医生服务协议》，医生必须定期签约，持证上岗。

　　医保医师制度的出台，正是以医保医师这个"小切口"实现医保、医疗、医药三医联动的关键之举。在一系列制度改革过程中，医师是核心，是制度践行者和医疗服务提供者，通过医师手中的"笔"，最终确定的不仅是诊疗手段和用药方案，而且是医保基金的有效支出与使用。医保医师制度的建立，将医保基金监管的关口前移至医师端，通过对医师开展相关医保政策的培训与考核，签订服务协议，引导医师自觉遵守医保规定，进一步规范诊疗行为与用药处方，实现医保基金有价值的购买，使医保医师成为三医联动的纽带。

　　　　　　　　资料来源：根据光明日报《建立医保医师制度势在必行》改编

第二节 医疗保险与医院管理的关系

一、医疗保险定点医院

（一）定点医院的概念

定点医院是指通过统筹地区医疗保障行政部门资格审定，经过基本医疗保险经办机构确定，且与之签订有关协议，为统筹地区基本医疗保险参保人员提供医疗服务的医疗机构，包括医疗保险定点的医院、卫生院、门诊部、诊所等。其中，各级各类医院是主要的医疗保险定点医疗机构，此类医院称为医疗保险定点医院。

（二）定点医院的特点

医院在医疗保险中担负着提供基本医疗和控制费用的双重任务。实行医疗保险制度后，医院作为独立核算、定额补偿的经济运行主体，面临着许多新的挑战。医疗保险中的定点医院不同于其他医疗机构，具有以下特点。

1. 医疗保险机构的费用结算方式影响定点医院医疗费用的发生 医疗保险管理的关键是保证保险基金平衡和参保人员的基本医疗。医疗保险支付方式改革后，"医、患、保"三方形成制约机制，促使定点医院有效控制医疗费用。

2. 定点医院受到卫生行政部门和医疗保险管理部门的双重监管 定点医院既受到卫生行政部门对医疗行为监管，又受医疗保险机构对医疗费用的严格监督。医疗保险制度对其保险的保障病种、用药范围和诊疗项目都做了明确规定，更重要的是医疗保险管理部门和定点医院没有任何隶属关系，故对定点医院的不良行为具有震慑力。医院的医疗行为既不能超范围，也不能超标准；既要符合医疗保险的要求，又要满足患者的需要，经营难度明显加大。

3. 定点医院需要及时把握医疗服务的需求 医疗保险实施后，医院应该了解保险对卫生服务的需要和影响，在调查研究基础上，确定人、财、物投资的重点，使医疗服务的提供和需求保持在均衡状态。基本医疗服务的范围也不是固定不变的，而是随着经济发展和人民生活水平提高及医疗技术进步进行调整的。

4. 定点医院服务对象增加 由于取得了定点资格，定点医院可以为参保人及非参保人提供医疗服务。与此相反，非定点医院不是医疗保险合同的缔约方，通常患者的就诊费用不会得到医保基金的补偿。因此，患者会向医保定点医院集中。

（三）定点医院的基本条件

不同统筹地区对定点医院的管理规定不同，一般来说，定点医院应具备以下基本条件：

1. 符合区域医疗机构设置规划。

2. 符合医疗机构设置标准。

3. 遵守国家卫生法律法规和行政部门的规章制度，有健全和完善的医疗服务管理制度，近1年内无违法、违规经营行为。

4. 严格执行价格管理部门规定的医疗服务和药品价格政策，并经价格管理部门监督检查合格。

5. 严格执行基本医疗保险制度的有关政策规定，接受社会保障部门的监督检查，认真履行与医疗保险经办机构的协议。

6.建立健全与基本医疗保险相适应的内部管理制度，配有必要的专（兼）职管理人员，并建立与医疗保障部门相配套的计算机管理系统。

（四）定点医院的申请审批

要成为医疗保险的定点医院，需要经过以下程序：

1.由愿意承担基本医疗保险定点服务的医院，向统筹地区医疗保障行政部门提出书面申请，并提供审查所需的各项证明材料。

2.医疗保障行政部门根据医院的申请及提供的各项材料对医院的定点资格进行审查，审查合格的发给定点医院资格证书，并向社会公布。

3.参保人员在获得定点资格的医院范围内，提出个人就医的定点医院选择意向，由所在单位汇总后，统一报送统筹地区社会医疗保险经办机构。

4.社会医疗保险经办机构根据参保人的选择意向统筹确定定点医院。

5.社会医疗保险经办机构与定点医院签订包括服务人群、服务范围、服务内容、服务质量、医疗费用结算办法、医疗费用支付标准及医疗费用审核与控制等内容的协议，明确双方的责任、权利和义务，协议的有效期一般为1年。

二、医疗保险运行系统

医疗保险系统是社会保障系统的一个子系统，是以维持医疗保险的正常运转和科学管理为目的，主要由医疗保险组织机构、参保人群、医疗服务的提供者和有关政府部门构成，以规范医疗保险费用的筹集、医疗服务的提供、医疗费用的支付为功能的有机整体。医疗保险系统结构如图13-1所示。

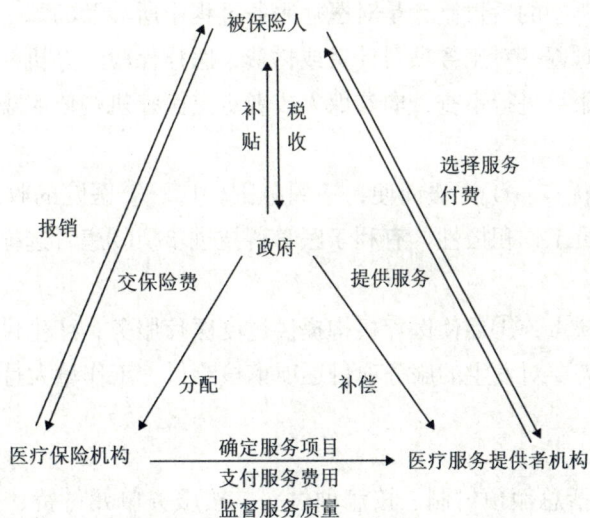

图13-1　医疗保险系统的构成

医疗保险系统中四个基本的构成要素密切关联、相辅相成，联系医疗保险系统的基本因素是医疗费用问题。系统中各方关系实质上是一种经济关系，表现在以下几个方面：

1.**"保、患"关系**　医疗保险方与被保险人之间是一种医疗保险服务供给与消费的关系，两者的联系主要表现在保险费的收取、组织医疗服务、给付医疗费用等。影响这一关系的主要因素是医保政策、参保方式、保费高低、保险方的费用补偿方式等。

2. "医、患"关系　参保人和医院的关系主要表现为提供服务、接受服务与支付服务费用等。影响两者联系的主要是参保人选择服务的自由度、需要支付的服务费用和医院的服务水平。

3. "医、保"关系　医疗保险机构作为付款人，通过一定的支付形式向医院支付被保险人的医疗费用。为了达到控制费用、保证基金收支平衡的目的，需要采取一些措施来约束医院的行为。将医疗保险服务提供者和医院直接联系起来的是支付环节。支付环节也成为二者发生经济关系的纽带，减弱了医疗服务系统中原有的医患双方之间直接的经济关系，使医疗保险提供方和医院之间的经济关系上升到主导地位。

4. 政府与医疗保险系统"三方"的关系　政府与医疗保险系统其他三方的关系主要表现为政府对医疗保险组织机构、参保人、医院的管理与控制。政府管理和控制医疗服务和医疗保险的政策方式及程度等，是政府影响这一关系的主要因素。

实行社会医疗保险的目的正是为了保障参保人的基本医疗需求，同时通过第三方付费的方式，由医疗保险机构监控医院的行为，确保其合理用药、合理施治，并且将医药费控制在合理范围内。政府需要明确各方的关系、责任和义务，规范各方的行为，这些将对社会医疗保险的运行起到重要作用。

三、医疗保险的供方支付方式

医疗保险支付是医疗保险机构和定点医院关系的直观体现，也是双方关系的出发点和落脚点。支付方式是指卫生服务支付方对规定服务消耗进行补偿的途径和方法，包括对医疗服务提供方的支付，即供方支付，也包括对参保者就诊人群的支付，即需方支付。支付方式主要由支付单元、支付标准和结算时间点三个核心要素构成。对服务提供方的补偿可分为后付制和预付制两种方式。

（一）后付制

按服务项目付费是典型的后付制，是对医疗服务过程中所涉及的每一服务项目制定价格，参保人员在享受医疗服务时逐一对服务项目计费或付费，医疗保险经办机构根据患者接受服务项目及各项收费标准的明细账目进行审查，向参保人或者定点医疗机构依照规定比例偿付发生的医疗费用。

按服务项目付费的优点：①方法简便，适用范围较广。②医院的收入与其提供的服务量相关，因而能调动医务人员工作积极性，有利于医学科技进步。③患者选择余地大，患者服务要求容易得到满足。

按服务项目付费的缺点：①促使医疗机构提供过度医疗服务，产生供方诱导需求行为，导致医疗费用过快增长。②需要对发生的服务项目逐项审核给付，工作量大且繁琐，管理成本高。

（二）预付制

预付费方式主要包括总额预付制、按病种付费、按服务单元付费、按人头付费及按绩效付费等。

1. 总额预付制　是指医疗保险机构根据被保险人数或医疗机构的规模、技术、上年医疗工作量等因素与医疗机构协商预测供方一年的年度总预算，以此作为支付的最高限额。

总额预付制的优点：①规范医疗服务供方的行为，鼓励医疗机构主动降低医疗服务成本，有效控制医疗费用。②预算费用的结算工作简单，可操作性强，节省管理费用。③能够预测支出，确保医保基金的收支平衡。

总额预付制的缺点：①合理确定预算比较困难。②当缺乏直接的医疗服务效率监督和鼓励体制时，容易导致医疗服务数量减少、服务强度和质量下降。③诱导医疗机构为追求经济效益而盲目节约成本，妨碍新医疗技术的发展。

2. 按病种付费　是指医疗保险机构预先和医疗机构协商确定每个疾病（或疾病组）的付费标准，然后根据这个标准向医疗机构支付费用。在具体实践中，按病种付费分为单病种付费、疾病相关诊断组（DRG）付费和病种分值付费（DIP）等方式。其中按病种分值付费是以疾病的一次治疗过程为研究单位，利用全样本数据中疾病诊断与治疗方式的共性特征进行挖掘，将疾病诊断类同、临床过程相近的病例聚类在一起测算付费标准的方式。

按病种付费的优点：①促使医院主动加强医疗服务质量，降低平均住院日，重视对服务成本的控制。②促进医疗机构进行精细化管理，挖掘优势专科。③可以成为医院运营绩效评价的科学工具。

按病种付费的缺点：①支付标准测算困难，信息系统要求高，管理成本高。②当诊断界限不明确时，医疗服务提供者往往使诊断升级，以获取更多补偿。③医疗服务提供者为降低成本，可能减少服务，避免使用高新技术，不利医疗技术的进步。④无法匹配中医病证分类与代码和辨证施治的治疗方式，难以体现中医药的特色和优势。

3. 按服务单元付费　也被称为平均定额付费，是指预先制定每一服务单元的平均费用偿付标准，然后由医疗保险机构根据医疗机构实际提供的服务单元数量，按照每一服务单元的费用标准进行偿付。服务单元是依据特定的参数，将医疗服务过程分为若干个相同的部分，每一部分即为一个服务单元，如住院床日、住院人次或者门诊人次。较为常见的按服务单元付费为按床日付费。

按服务单元付费的优点：①操作简单易行，管理成本低。②医疗服务供方主动控制费用，节约医疗资源。

按服务单元付费的缺点：医疗服务供方为减少成本，会降低服务质量和服务效率，如分解住院人次、延长住院天数等。

4. 按人头付费　是指医疗保险机构按照合同规定的时间，根据医疗服务提供者服务被保险人的人数和每个人的偿付定额标准，预先向医疗服务提供者偿付一笔固定的费用，在此期间医疗服务提供者必须提供合同规定范围内的所有医疗服务，不再另行收费。

按人头付费的优点：①主动为被保险人提供预付保健服务，减少未来费用的支出。②促使医疗服务提供者从自身经济利益角度控制医疗服务成本。③确保医疗机构有一定的业务量。

按人头付费的缺点：①服务质量不能保证，可能发生就医等待，服务效率降低等现象，同时医疗机构为控制成本而降低对高新医疗技术的使用。②容易导致医疗机构缺乏竞争意识，医务人员没有提高医疗技能的积极性。③医疗服务供方容易出现"风险选择"的行为，选择那些相对健康、病情轻的患者。

5. 按绩效付费　是指通过卫生服务提供者实施经济激励的方式，将其提供服务的质量与收入挂钩，以实现特定健康管理或疾病防控目标的一种支付方式。

按绩效付费的优点：①有效弥补预付制下服务质量下降的问题。②激励医疗提供者提供更多公共卫生服务。

按绩效付费的缺点：①难以建立科学、可操作的绩效考核指标。②依赖完善的绩效考核机制和信息系统。③操作复杂，管理成本较高。

综上所述，无论是后付制还是预付制，都各有利弊，需要根据具体的医疗服务特点和追求目标进行选择。医保支付方式的核心是其独特的激励机制，通过不同的激励方式使医务工作者改变工作时间、单位时间就诊量、工作地点甚至治疗方案。支付方式的激励也影响医疗机构改变服务对象类型、调整机构内部资源配置，通过改变中间支出（如改变门诊量、住院时间、住院率），从而影响卫生服务的成本、效率和质量。因此，支付方式的选择，核心是在费用控制、服务效率、医疗质量等多个目标之间需求一个平衡点。可见，不同的医疗保险支付方式反映了医疗保险和医院的不同博弈地位。

【案例导读】

广西探索适合中医药特点的医保支付方式改革取得新突破

广西按照国家关于医保支持中医药发展的改革要求，积极探索中医优势病种支付方式改革。广西柳州市先行先试，以中医疾病证型、中医辨证施治和中医药民族医药适宜技术临床使用为切入点，探索具有中医药治疗优势特点的医保支付，走出了支持中医药传承创新发展的改革新路子。广西探索中医优势病种支付方式改革，主要是对基于西医理论的 DRG 评价与医保支付体系进行中医化再造，进而推动中医药事业传承创新发展。该项改革在全国属先例。

目前广西已总结出一套中医病种医保支付方式改革经验：一是创建了中医病种医保支付制度的雏形，建立了医保部门、定点中医医疗机构及其相关部门、中医专家共同参与的协商谈判机制；二是初步形成了依据中医病种结算数据制定的医保支付标准，克服了既往以西医病组临床数据和基准确定中医病种付费基准和点数的先天性缺陷；三是规范了中医病案管理和服务质量，推动中医病种管理和循证研究；四是调动了中医服务积极性、推动了中医医联体建设，中医服务在定点中医医疗机构的占比正在增加，中医医联体加速发展，街道和乡镇医院的中医服务能力快速提升。

资料来源：根据广西医疗保障局《广西探索适合中医药特点的医保支付方式改革取得新突破》改编

第三节　医院医疗保险管理的运行

一、机构设置

（一）专门的医疗保险机构

在我国，医院医疗保险机构（以下简称医保办或医保科）是医院管理医疗保险的主要职能部门。医保办或医保科在传达医疗保险政策、建立院内医疗保险管理制度、落实医疗保险工作、监督检查涉保医疗行为、沟通协调各个相关科室等方面起着举足轻重的作用。

医保办或医保科的具体职责包括以下几个方面：

1. 在分管副院长的领导下，负责医院医保工作。

2. 负责与院外医保机构衔接，制定医院基本医疗保险管理计划，并组织实施。

3. 经常深入科室，监督检查全院各科室有关医保及合作医疗政策、制度的执行情况，发现问题及时予以纠正。

4. 负责医保患者的确认、住院明细审核及结算，与临床其他科室密切配合，以患者为中心，做好医疗保险各项工作。

5. 负责临床科室与财务、计算机室及结算处的协调工作。

6. 按照基本医疗保险规定向住院处提供患者住院押金，并监督使用情况。

7. 定期召开医疗保险工作会议，及时反馈临床及医技科室在用药检查及治疗、收费等方面存在的问题。

8. 及时准确地向医务人员介绍基本医疗保险相关政策，反馈医保信息，通报医保的有关注意事项和规范要求。

9. 深入了解参保人员的医疗服务需求，进行沟通，发现问题及时纠正。同时做好宣传工作，加强与基本医疗保险管理部门的关系营销，争取相关部门的支持。

10. 完成医院领导交办的其他医疗保险工作。

（二）导医服务台

医保定点医院应当在门诊大厅设立医保患者导医服务台，公布就诊和住院流程，为医保患者提供咨询服务，方便患者就医。

（三）医疗保险专用窗口

医保定点医院应当在门诊的挂号、收费、取药、住院登记及住院结算等处设立医疗保险专用窗口，并设置明显标志，以方便医保患者。

二、人员配置

作为基本医疗保险定点医院，应当有一位医院领导主管医疗保险工作，并且设立专门的医疗保险管理机构，配备专（兼）职人员具体负责医疗保险工作。

（一）医保办主任或医保科科长岗位职责

1. 组织制定医保办的相关制度、发展规划和工作计划。
2. 全面负责贯彻执行医疗保险政策规定。
3. 开展医保办的内部管理工作。
4. 开展医保办的日常业务工作。
5. 负责协调本科室与其他科室、单位的工作及信息沟通。
6. 完成上级交办的其他工作。

（二）医保办或医保科干事岗位职责

1. 协助主任贯彻执行医疗保险政策规定。
2. 负责对参保人员就医账务的审核和结算工作。
3. 负责医疗政策的宣传、咨询工作。
4. 负责协调本科室与其他科室、单位的工作及信息沟通。
5. 完成上级交办的其他工作。

三、运作流程

（一）门诊就医管理流程

在门诊就医过程中，医保患者除了在挂号、就诊、收费环节与自费患者有所区别外，其他环节无特殊差异。

1. 挂号 医保患者出示医疗保险卡或由医疗保险管理中心统一印制的医疗保险证明，由持上岗证的医院操作人员核实并进行刷卡登记，并且根据计算机读取的卡内个人信息进行挂号。

2. 就诊 医保患者在门诊科室就诊时，需出示医疗保险卡及门诊挂号单，医生必须根据照片和挂号单对患者进行身份核实，然后才可开具处方及其他诊疗单，并在病历本上记录。医生应当根据患者的情况，就拟采取的治疗方案征求患者意见，特别是药品的选择及患者自付费用的诊疗措施，以免事后产生误解和纠纷。

3. 收费 医保患者持医疗保险卡及医生开具的处方等，到指定的收费窗口，由持上岗证的医院操作人员进行刷卡收费，并开具医疗保险收费发票。门诊费用一般应由个人账户支付，账户内资金不足时由患者交付现金补足。

（二）住院就医管理流程

住院治疗是涉保医疗的主要形式，也是医院医疗保险管理的重要组成部分。在住院就医过程中，医保患者在入院登记、住院治疗、出院结算等方面与自费患者有区别。

1. 入院登记 医保患者出示医疗保险卡，由持上岗证的医院操作人员进行刷卡登记，并根据卡面上照片及计算机读取的卡内个人信息核实患者身份，进行住院登记。在住院登记环节中，根据医保属性确定医疗保险支付方式及报销比例，帮助患者区分其付费属性，以免医保属性的误选对患者造成损失。

2. 住院治疗 医保患者入院后，应当对其进行过程管理。对于不同的险种及付费方式应有专项的管理措施，对医保患者的转院、转诊、超量用药、超适应证用药等特殊情况，应根据具体情况采取适当的服务方式。

定点医院应根据基本医疗保险药品目录、诊疗项目目录、医疗服务设施目录和支付标准，为参保患者提供相应的医疗服务。定点医院应严格执行基本医疗保险有关就医、转诊和转院等规定。定点医院应对住院参保人员治疗费用每日开具清单，向参保人出具的医疗收费凭证要按规定项目如实填写。

3. 出院结算 医保患者出示医疗保险卡，由持上岗证的医院操作人员进行刷卡，将患者住院期间所有的医疗费用输入电脑，并按照医疗保险管理中心要求的结算表和结算清单进行打印，结算表和结算清单经相关人员签字、盖章后方为有效。

随着医疗保险报销政策的完善，现在一般患者出院时只需付医疗费用的自付部分，由医院垫付患者自付以外的部分，事后医院再与医疗保险机构结算，由医疗保险机构通过适当方式将报销金额支付给医院。

（三）医院内部诊疗行为监管流程

目前，各地医保较多地实行了总额付费或按人次付费等支付方式，医疗保险机构或医保部门按照一定的额度标准与医院进行结算。在当前形势下，医院对医保支付的额度制定没有太多的发言权，只能在既定的额度下，加强对医院内部诊疗行为的监管。

1. 根据医疗保险机构下达的支付标准、医保政策，结合医院和科室的实际情况，细化制定本院各个科室的医保额度标准，并且制定考核指标。在制定内部标准时，既要把医保经办机构的支付额度和规定作为刚性条件，又要照顾到各个科室的合理要求，可以采取协商、谈判的方法，在医院内部事先达成一致意见，达成共识，保证监管工作的顺利进行。

2. 在一定的时间节点（一般以月或季度为单位），统计各个科室的医疗费用、处方等情况，对照指标进行考核，及时发现问题。

3. 及时将发现的问题向相关科室反馈，各部门配合相关科室查找原因，在后续的诊疗过程中加以改进。

4. 对于问题较为严重的情况，应当在医院内部做出处理或处分，起到警示作用。

【案例导读】

国家医疗保障局2021年度医保基金飞行检查发现的主要问题

2021年国家医疗保障局联合国家卫生健康委员会和国家中医药管理局对全国29个省份的68家定点医疗机构医保基金使用情况开展飞行检查工作。此次飞行检查发现涉嫌违法违规使用医保基金达5.03亿元，发现的主要问题有：①定点医疗机构医保管理问题。一是住院管理不规范。主要表现为医保卡管理混乱，如住院处存放已出院患者医保卡等；二是制度管理落实不到位。主要表现为医疗机构对依法依规使用医保基金认识不足，内部管理制度不健全、不严密、常态化自查自纠不深入，违规使用医保基金时有发生；三是病案管理不规范。主要表现为医院为参保人员建立的治疗档案不完整，无临时医嘱单，部分记录单没有医师签名等。②医保基金使用违法违规问题。一是重复收费、超标准收费、分解项目收费；二是串换药品、医用耗材、诊疗项目；三是违反诊疗规范过度诊疗、过度检查、超量开药、重复开药；四是将不属于医保基金支付范围的医药费用纳入医保基金结算；五是分解住院、挂床住院；六是其他违法违规问题。

资料来源：根据国家医疗保障局《国家医疗保障局
2021年度医保基金飞行检查情况公告》改编

第四节 医疗保险对医院管理的挑战与医院对策

一、医疗保险对中医医院管理的挑战

随着医疗保险制度的进一步完善，既给医院的发展增添了动力，也给医院的管理带来挑战。

1. 市场竞争加剧 随着医疗保险定点医院范围的扩大，患者在医保支持下的就医自由度会进一步提高，可以选择包括外资、民营医院在内的定点医院。这使医疗市场的竞争更加公开、公平和激烈，给已有的定点医院尤其是公立医院带来巨大的竞争压力。同时，基本医疗保险是从"保障基本医疗需求"的原则出发，在一定程度上限制了新技术、新设备的使用，要求医院必须提供质优价廉的服务，在基本医疗中确立竞争优势，才能满足各方的需求，获得成本补偿。

2. 监督控制增强 随着医疗保险制度改革的深入，处于医院—保险机构—患者三方关系核心地位的医院，将面临来自政府和社会各方的监督控制，主要是医疗保险管理机构和参保人员的监督。医疗保障局作为行政管理部门，围绕合理检查、合理用药和合理收费等方面，对医院进行定期和不定期的监督检查，约束定点医院经营行为，规范医师服务行为；而参保人作为医疗服务的缴费群体，由于个人经济责任意识和自我权利意识的增强，对医疗服务价格和质量更加关注，对医院的制约力也会不断增强。

3. 经营难度加大 随着医疗保险支付方式改革的推进，全国所有公立医院都将采取DRG/DIP的付费方式。但在DRG/DIP医疗保险支付方式改革中，并未加入中医病证和中医治疗元素，未合理体现疾病治疗中中医药的参与度以及相容性，导致中医药治疗的补贴少于应有数额，进而造成中医医院使用中医药治疗患者可能出现亏损。医疗保险支付制度对医院的医疗费用实行总量控制，制定了不同病例组合的支付上限，使医院不得不控制成本治疗。同时，医疗保险制度对保障病种、用药范围和诊疗项目、特殊检查治疗项目的给付范围、给付标准等都做了明确规定，医院需要进行精细化管理，经营难度也越来越高。

4. 医患矛盾更加复杂　医院在医疗保险体系的各方关系中处于"核心"地位。由于医疗保险政策的种种规定与限制，医院与患者之间除了以往的诊疗纠纷外，在医疗保险方面又出现了新的矛盾。例如，患者对医院的医疗保险管理行为不熟悉、不清楚、不理解，会对所承担的部分医疗费用产生质疑等。此外，由于医院是医疗服务的提供者，是医疗保险费用实时结算的场所，患者与医疗保险机构之间的矛盾也往往会在医院显现，这些有可能加重医院与患者之间的不信任。

5. 信息系统要求提高　医院信息系统不仅是加强医院管理、改善医院服务的重要手段，也是实施医疗保险制度的必要技术支撑。作为医疗保险定点医院，必须将医院的医疗保险信息系统与当地医疗保障局的信息平台进行对接，统一标准、统一编码、统一管理。随着医疗保险政策的不断变化和参保人员的范围扩大，医疗相关工作对医院信息系统提出更高的要求，必须及时予以调整、改造和完善。医务人员也要不断提高信息化操作水平，能及时从系统中获得医疗保险的药品目录等相关信息，作为诊疗的参考，进行恰当的操作，否则会造成新的矛盾，影响医疗工作的正常进行。

6. 中医药诊疗创新受阻　中医 DRG 的支付标准，目前还没有成熟和统一，这在很大程度上阻碍了中医按病种付费的进一步发展。现有的 DRG 版本强调成本核算，超出的费用由医院自担，这将促使中医医院更侧重于控制医疗成本，对中药药品、中医制剂的研发形成阻碍，中医医院院内制剂和中医特色疗法将被迫放弃，从而失去竞争优势，长期以往将不利于中医药特色的传承和创新。

二、医院的管理对策

在新的形势下，为了应对医疗保险制度对医院管理产生的影响，医院应该采取积极的对策主动适应现代环境的变化。医院可以从以下几个方面出发，提高自身的管理水平。

1. 加强医保政策学习宣传　全面了解各项医疗保险政策，使医务人员对医院面临的形势和激烈的医疗市场竞争建立充分的心理和思想准备，增强适应能力。医院应当利用各种形式组织医务人员学习、理解、把握医疗保险的政策和文件并学会自觉运用，通过对政策的把握，学会协调医、患、保三方关系，维护三方的共同利益，寻求三方的平衡点。

2. 提升医院精细化管理水平　在医保支付方式改革的大背景下，医院需要加强经营管理，改善管理流程、医疗流程，在住院中需要评估治疗流程是否合理、是否会导致费用超支、医疗行为是否规范、效率能否保证这些方面提升。医院必须积极主动关注医疗行为，在医务人员中牢固树立医疗保险的控费意识，在控制不合理医疗费用增长的同时追求质量提升。根据医院整体医疗服务能力指标和管理能力（时间和费用效率指数）对费率进行动态调整，引导医院发展医疗技术水平，提高医疗核心竞争力，促进医院运营精细化。

3. 提高医疗技术水平　医疗质量是医院生存发展的根本和生命线。医院如果医疗技术差，医疗质量滑坡，医疗差错、事故频繁发生，必然会影响患者对医院的评价，医疗保险管理部门会减少支付总额，甚至因此取消医院的医保定点资格。医院应该结合自身实际，明确自身定位，充分发挥自身独特的人才优势、技术优势、专业优势和重点学科优势，加大资源投入，不断提高医疗质量，用高质量的技术水平吸引医保患者。

4. 探索中医药特色的医疗保险支付方式　中医医院在适应 DRG 付费实施的过程中，应积极探索中医医学专家参与 DRG 方案的设计，统一中西医病名对照编码，明确中医优势病种的临床路径。遴选中医优势病种开展价值付费，根据中医药服务特点，以同病同效同价为原则，遴选适宜病种开展中医 DRG 付费。尽快开发适应中医病证和中医诊疗操作的医疗保险支付方式，使得中医医院在医疗保险改革中获得更大发展。

【思考题】

1. 我国医疗保险在哪些方面进行了改革发展？
2. 医疗保险的按病种付费有哪些优缺点？
3. 医院医保办干事有哪些岗位职责？
4. 你如何理解医疗保险支付方式改革给中医院医院带来的挑战？

第十四章
医院预防保健管理

扫一扫，查阅本章数字资源，含PPT、音视频、图片等

【名人名言】

上医治未病，中医治欲病，下医治已病。

——《黄帝内经》

【案例导读】

呼吸科开展中医预防保健服务的思考

呼吸科作为临床医学主要学科之一，在保障呼吸系统健康以及预防各种呼吸科疾病等方面发挥着重要作用。呼吸科常见疾病包括呼吸系统感染、呼吸系统出血、气道阻塞或高反应及常见的各种恶性肿瘤疾病等，发病后患者多以发热、咳嗽及胸闷等症状常见，部分患者在治疗期间还可能会发生睡眠障碍、厌食以及腹泻等不良反应，降低患者生存质量的同时还会在一定程度上影响其心理健康。在多种呼吸科疾病防治中，中医具有其独特应用优势，其中中医预防保健服务在临床管理应用中主要是通过以"治未病"理念为指导，对患者的整体功能状态以及健康水平予以系统维护，来实现"未病先防、既病早治、已病防变、瘥后防复"的健康目标。中医在预防保健方面涉及多个方面，如情志调摄、膳食调护及节气养生等，对保障人们身体健康，预防疾病发生发展具有积极作用。从古至今，人们对呼吸系统患者的预防保健都极为重视，穴位按摩、起居调控以及药茶药膳等中医预防保健方法在呼吸系统患者健康管理中均有广泛应用，其无论是在帮助人们提高各种呼吸系统疾病的预防效果方面，还是在帮助临床提高呼吸系统疾病治疗效果方面，均发挥着重要作用。在呼吸科中积极实施中医预防保健服务对提高临床管理质量具有积极作用，可以有效改善患者心理状态，促进其临床恢复，降低肺部并发症发生率。

资料来源：李莉芸，沈燕燕. 新医改背景下有效实施中医预防保健服务的思考［J］. 中医药管理杂志，2022，30（21）：225-227.

随着现代医学模式（生物－心理－社会医学模式）的确立，人们健康观、卫生观与生命观的改变，以及人类对健康需求的变化，医院预防保健服务的社会功能得到了进一步的扩展。"十四五"时期，我国公共卫生安全形势仍然复杂严峻，突发急性传染病传播速度快、波及范围广、影响和危害大，慢性病负担日益沉重且发病呈现年轻化趋势，职业健康、心理健康问题不容忽视。为实现"以人民健康为中心，加快提高卫生健康供给质量和服务水平，更加注重早期预防和医防协同"，这就要求医院由单纯的传统医疗模式逐步转变为医疗、预防、康复、健康教育一体化的新型医疗模式。

第一节　医院预防保健管理概述

一、现代医学模式的来源与演变

1946 年，世界卫生组织（WHO）将健康定义为一种身体、心理及社会适应三个方面的全部良好状况，而不仅仅是指没有疾病或者虚弱。在此基础上，经过 30 多年对健康和致病因素的探讨，1977 年美国学者恩格尔在《科学》杂志上发表了《需要一种新的医学模式——对生物医学模式的挑战》一文，首次提出了生物－心理－社会医学模式。作为人类对疾病和健康的全新认识，西医学模式认识到现代社会中直接由理化生物因素所导致的疾病发病率及死亡率已居次要地位，而高血压、冠心病、癌症、脑血管疾病、溃疡病和精神病的发病却较前有明显增加，这些疾病的发生、发展、转归与个体的心理社会因素及个人的行为方式关系密切。

自 20 世纪中期以来，人类的科学实践与科学认识有了长足的发展和进步，特别是关于环境、生态和人与自然协调发展的认识达到了前所未有的高度。人们注意到，生物－心理－社会医学模式也逐步暴露其局限性，特别是其无法体现环境与生态研究的新认识和新成果。客观地说，将生态纳入现代医学模式的问题早就有人提出过，可以说在宣传生物－心理－社会医学模式的过程中，会不时听到关注生态因素与健康关系的声音，只是未成为主流认识。国医大师、中国中医科学院首席研究员陆广莘教授认为，人体内部有一种内生性的卫生资源，中医学通过医疗这样一种外援性手段去寻找、激发人体内的健康资源，从而达到恢复健康、保持健康的目的。这是中医药学理论结合现代科学发展的一种全新的认识，指出了未来中医药学的发展与现代医学走向某些方面的一致性，同时反映出古老的中医药学之中的科学思想，对我们研究现代医学发展模式具有重要的启示作用。

二、预防保健体系

（一）三级预防

三级预防是疾病预防的核心，体现了对于个体和群体在疾病发生的前后阶段所采取的全方位的预防措施。

1. 一级预防　又称病因预防，这是最积极、最有效的预防措施。主要是针对致病因子（或危险因子）所采取的预防措施，如进行社会健康教育，提倡保护环境、合理营养、注重体育锻炼，以及政策性干预。其目的是清除病因、减少致病因素、保护高危人群。

2. 二级预防　又称"三早"预防，即早发现、早诊断、早治疗。它是在疾病潜伏期，为防止或延缓疾病发展而采取的措施。而对于传染病，要做好"五早"（"三早"加疫情早报告及患者早隔离）工作。而目前很多慢性非传染性疾病的病因常常是多方面的，而且病因不明者居多，因此，要完全做到一级预防是不可能的。由于慢性病的发生与发展时间较长，所以做好早期发现、早期诊断并加以早期治疗是必要的。

3. 三级预防　又称康复治疗，是对疾病进入后期阶段的预防措施。此时机体对疾病已失去调节代偿能力，将出现伤残或死亡的结局。应采取对症治疗，减少痛苦，延长生命，并实施各种康复工作，力求病而不残，残而不废，促进康复。需要特别指出的是，康复医学不仅用于伤残者，也用于老年病患者及一些急、慢性疾病恢复期患者。

（二）中医预防保健体系

1. 中医"治未病"　中医学在长期的发展过程中，形成了较为完整的预防思想和有效的防治原则。《黄帝内经》中提出了上工"不治已病治未病"的理念，为中医预防保健体系的确立奠定了理论基础。中医"治未病"思想主要包含以下几层意思：①未病先防。强调人在无病时，要注重养生之道，保持健康的机体状态。主要通过各种内养外防的综合调摄措施，补养体内的精气，保持正气，抵御病邪侵害，从而起到防患于未然的作用。②既病防变。是在疾病发展进程中，不仅要对症治疗，还要先行一步遏制病势蔓延，防止疾病传变，避免疾病的深化和复杂化。③瘥后防复。指疾病初愈至完全恢复到正常健康状态这段时间所采取的预防措施。一般患者初愈时，正气与邪气进行了剧烈斗争，正胜邪退，但同时正气已伤、十分微弱，这个时候稍有不注意，邪气就会死灰复燃，导致病情出现反复。

2. 中医体质与预防保健　中医学认为，人体发病与否取决于机体正气的强弱盛衰，而正气的强弱和个体体质状况密切相关。体质就其生理基础及表现特征和功能活动而言，是正气强弱盛衰的内在基础。外界致病因素是否侵入人体、个体是否发病以及发病的程度等，在很大程度上取决于人体体质。将中医体质与三级预防相对应，一级预防是尽可能地改善和纠正体质偏颇，使机体正气强盛；二级预防则是通过中医体质量表进行筛检，将平和质（健康人群）与患者及可疑患者（偏颇体质）区别开来，并通过现代诊断技术进一步区分可疑患病但实际无病的人和真正的患者；三级预防则是通过辨体论治，即将体质融入辨证论治中，结合患者的体质制订治疗方案，患者在疾病痊愈的同时，病理性体质也能得到改善。

三、医院预防保健管理的概念

随着社会的进步，人们对健康的认识和需求都发生了显著变化。同时，医学模式的转变、预防保健体系建设的进步，医疗服务内容已从疾病的治疗扩大到预防保健。在我国，《"十四五"国民健康规划》突出了以"预防为主"的基本原则，明确提出："把预防摆在更加突出的位置，聚焦重大疾病、主要健康危险因素和重点人群健康，强化防治结合和医防融合。"医院预防保健管理（prevention and care management）是指相关医疗机构或者卫生行政部门为防止疾病的产生、传染或恶化，保护易感人群，提高人群的健康水平而采取的系统、科学的预防保健管理措施与制度。医院，尤其综合医院，是我国医疗卫生机构的主力军，不仅承担着治疗疾病的重任，而且是公共卫生与疾病预防控制体系的重要组成部分。医院预防保健管理对控制疾病传播、突发公共卫生事件危机处理、提高人群整体的健康水平都有着重要意义。

第二节　医院预防保健管理的内容

开展医院预防保健管理已逐渐成为全社会的共识。医院在发现传染病及突发公共卫生事件、控制急性传染病扩散、收集疾病预防控制信息及慢性病干预等方面，均能发挥不可替代的重要作用。

一、新时期医院预防保健的任务

全球经历突如其来的新型冠状病毒感染疫情，这对医院预防保健服务提出了新的要求。为实现三级预防，医院需要通过科学的组织与管理预防保健服务，具体包括以下工作任务。

（一）传染病监测与报告

新型冠状病毒感染以来，我国法定传染病病种增加至40种，按照《中华人民共和国传染病防治法》规定，传染病分为甲类、乙类和丙类，进行分类管理。甲类传染病为强制管理传染病，乙类传染病为严格管理传染病，丙类传染病为监测管理传染病，均应按国家卫生行政部门规定的时限和方法予以报告。当前，为全面推进健康中国建设，须健全公共卫生体系，提高重大疫情早发现能力，加强重大疫情防控救治体系和应急能力建设，有效遏制重大传染性疾病传播。在我国，综合性公立医院是监测、预警传染病的前线阵地，是传染病预防和控制的支柱力量，是传染病相关信息的主要来源，也是遏止传染病持续传播扩散的重要场所，在传染病的监测和早期预警方面发挥着不可替代的作用。医院更应对传染病给予特别的重视，积极配合卫生防疫相关部门，按照传染病防治法及其实施细则的有关规定，及时做好传染病疫情监测与报告工作。

（二）健康检查

社会因素是导致疾病和影响健康的主要因素。健康检查可以及早发现疾病及造成疾病的危险因素，以调节、完善有关社会因素，并实施健康咨询，从而增进广大人群的健康。健康检查可按检查目的与对象的不同，分为预防性检查、定期检查、集体检查和个人检查。

1. 预防性检查 是对就业、入学、入托、参军、出国及从事食品与餐饮等人员所进行的身体健康状况的检查。其目的是发现相关传染病，保证正常出行和工作，防止由于被检查者健康状况的原因造成对他人的危害；早发现潜伏在体内的疾病，达到早治疗的目的；防止接触劳动环境中的有害因素使原有疾病加重或发生职业病。

2. 定期检查 是指医院按规定时间间隔，定期对某人群进行的身体健康状况的检查。其目的是早发现患者和了解病情，监测原有疾病的转归和有无新病例发生，发现某些作业的禁忌者等，以便采取必要措施。目前我国群众定期体检一般为一年一次。

3. 集体检查 是指对某集体人群进行的身体健康状况的检查。其目的是早期发现某些疾病及其危险因素。集体检查需要统一技术标准，掌握检查方法，对检查发现的问题应组织讨论与分析，并确定是否需要复查或进一步检查，最后做出健康状况总结并给出处理意见。

4. 个人检查 是指对某个人的身体所进行的全面检查。其目的是了解其健康状况。此种检查可在门诊或短期住院进行。检查者要对被检查者的身体状况做出结论，同时提出必要的处理意见或忠告。

（三）健康教育和健康咨询

医院承担着对患者及家属进行宣传教育和咨询的职责，以增加患者对疾病知识的了解，提高依从性和自我健康管理能力。医院健康教育与健康咨询的形式有：①声像教育，包括电影、幻灯、录像、投影、录音、电视、广播等，这种形式可在患者集中的候诊大厅、候诊室、病房中进行。②科普丛书与知识手册，供患者或家属阅读、学习。③专题科普讲座、宣传和科普游园。④健康咨询可采用科普报刊、讲演、报告、座谈、建议、专家义诊等方式进行，医院还可设立咨询服务台或门诊等。⑤随诊，针对就诊患者或陪护人员进行健康教育与健康咨询。

（四）慢性病筛查与综合防控

指在特定时间内对某一高危人群或重点人群进行一种或几种重点慢性病的筛查，并对检查出的慢性病制订并实施综合防治方案。

1. 慢性病筛查与综合防控的目的　早期发现、诊断与治疗疾病；找出人群的主要致病危险因素，发现和证实病因，了解常见慢性病的分布，并因地制宜地采取必要的预防措施；了解健康水平，建立生理标准；收集全部病例；为科研工作提供线索和依据；为慢性病管理提供决策依据。

2. 慢性病筛查的工作方法与流程　与流程明确筛查的目的、任务、范围，制订筛查的计划；拟定筛查的项目和表格，培训人员，统一诊断标准、检查操作常规；做好各种物质准备，如准备各种仪器、器械、药品等；对筛查的人群做好宣传教育工作，提高受检率；筛查在基层或社区集中进行，也可在医院门诊进行；做好总结和随访工作，以研究发病原因、验证诊断、追踪病情。

3. 慢性病综合防治的工作方法　建立慢性病患者健康档案；确立医院–社区一体化的综合防治模式；建立医院专科医师（专家）、社区医生和护士的综合防治医护团队；制订并执行个性化的治疗方案，做到常规治疗管理在社区，病情恶化、突发并发症及时送医院；指导社区医护进行常规管理，包括慢性病常规治疗，慢性病的危害、常见症状、检测方法、并发症康复等健康教育，倡导文明健康生活方式，积极开展自我健康管理指导，以及常规指标检测与随访等；做好总结和随访工作，总结疗效，探索疾病防治规律，提高防治效果。

（五）家庭病床

家庭病床是指医务人员为更好地进行医疗保健服务而在患者家庭中建立的病床，它能够较好地把预防、治疗、康复结合起来。随着我国医疗卫生体制的不断改革及医疗卫生事业的快速发展，各级医院先后创建了家庭病床科，以提供家庭病床服务。家庭病床的服务对象主要包括老年患者、残疾人、康复期患者、精神病患者、晚期肿瘤患者及各种慢性病患者。家庭病床的服务内容包括建立家庭病床病历、制订具体治疗和护理方案；定时巡诊、查房、送医送药，提供必要的检查、治疗；指导患者建立合理的营养、行为等生活方式；指导有关隔离、消毒等措施；宣传卫生防病知识。当前，医院家庭病床直接延伸到社区家庭，能充分利用大医院医疗资源，使社区卫生服务质量得到有效保障，有利于双向转诊的开展。

二、医院妇幼保健服务的主要内容

妇幼保健管理工作的开展，主要为了提高人口素质，对此针对促进妇幼事业发展。近年来，在妇幼保健工作获得快速发展的条件下，也针对妇幼保健工作标准以及内容更新提出了更高的要求，2021年6月26日，《中共中央 国务院关于优化生育政策促进人口长期均衡发展的决定》正式发布，做出关于实施三孩计划生育政策以及配套支持措施的重大改革决策。促进妇幼保健服务体系建设，健全以妇幼保健机构为核心、以基层医疗卫生机构为基础、以大中型医院和教学科研机构为支撑的妇幼健康服务网络，成为新时期妇幼保健工作的重点。当前，医院妇幼保健服务主要包括：①孕产妇保健服务。妊娠风险筛查与评估、高危孕产妇专案管理、危急重症救治、孕产妇死亡个案报告和约谈通报等。实施妇幼健康保障工程，加强危重孕产妇救治能力建设；促进生殖健康服务融入妇女健康管理全过程。具体服务包括：妇女五期保健，妇女病普查普治，婚前卫生保健及优生优育指导，孕产妇系统管理，孕情跟踪及高危孕产妇的跟踪管理，育龄妇女生命监测，产后访视和产后42天体检工作。②儿童保健服务。做好儿童基本医疗保障工作，加强儿童保健门诊标准化、规范化建设，加强新生儿救治能力建设，加强对儿童青少年近视、营养不均衡、龋齿等风险因素和疾病的筛查、诊断、干预。具体服务包括：儿童体格检查及评价，营养咨询、科学育儿喂养与指导，母乳喂养指导，心理卫生指导，儿童常见病、多发病的防治，5岁以下儿童生命监测，新生儿疾病筛查，高危儿干预。托幼卫生保健的管理与指导，托幼人员体检、培训，卫生宣教等。

三、医院预防保健科管理

预防保健科是医院实施公共卫生服务的主要载体，也是连接医疗机构和疾控中心的桥梁。在《综合医院分级管理标准》中，预防保健科被定位为职能科室和业务科室，具有管理和业务的双重职能。医疗机构预防保健科主要承担传染病疫情管理、慢病管理、死亡管理、健康教育、突发公共卫生事件报告等工作，与疾控中心的传染病防治科、慢病防治科、性病艾滋病科、公共卫生科等部门职责相对接。在常规工作中，预防保健科依据国家法律法规及本地区卫生行政部相关规定保障医院公共卫生服务的实施与运行，保证传染病疫情、慢病、死亡病例等及时上报，做好有关档案材料的形成、收集、保管、整理、立卷、归档等，同时接受疾控中心等卫生行政机构的督察。在发生突发公共卫生事件时，预防保健科还需要协调医疗机构与疾控中心采样、送检、流行病学调查等相关工作。预防保健科及时、准确、有效的信息网络直报是监测疾病发病情况、预测疾病流行趋势、及时处置重大疫情和突发公共卫生事件的前提和保障，是评价疾病预防控制效果和探讨疾病流行规律的信息来源。

【案例导读】

《预防保健科在慢性非传染性疾病管理中的影响》内容摘选

当前，我国居民的生活与工作压力逐渐加大，增加了疾病的发病率，所以健康管理与疾病管理对疾病的积极防治非常重要。预防保健科室在医院中担任着重要职能，在管理慢性非传染性疾病方面，主要通过医生把疾病报告提交到科室，再由科室进行疾病的概率和分类统计，上报到上级疾控中心，从而完成疾病的统计和调查。在医疗领域，预防保健功能依据优先程度可以分为三个等级，而在慢性疾病的发现和管理方面可以分为多个项目。其中，一级项目主要包含糖尿病、高血压的筛查与管理工作，高血压及糖尿病的预防指导管控与精神类疾病防治宣教，以及慢性非传染性疾病的健康教育和防治工作等。二级项目则包含了恶性肿瘤类疾病患者的筛查与管理，以及冠心病脑卒中、精神疾病的管理、访视等。三级项目包含了精神类疾病的防治与社区管理等内容。

资料来源：赵小慧，蒋薇薇，朱晓峰等. 预防保健科在慢性非传染性疾病管理中的影响[J]. 名医，2022（12）：192-194.

第三节　社区卫生机构预防保健管理

社区预防与保健是社区卫生服务工作中的重要内容。其中，预防是指对常见传染病进行控制，以及计划免疫等服务。而保健主要是针对妇女、儿童及老年人等重点对象开展的相关工作，同时也包括家庭保健等。

一、分级诊疗与社区预防保健服务

分级诊疗是按照疾病的轻、重、缓、急及治疗的难易程度进行分级，不同级别的医疗机构承担不同疾病的治疗，其目标是建立"小病在社区、大病进医院、康复回社区"的就医新格局。合理的分级诊疗体系及顺畅的双向转诊制度是优化卫生资源配置与利用的关键。双向转诊是根据病情和人群健康的需要而进行的上下级医院间、专科医院间或综合医院与专科医院间的转院诊治过程。

分级诊疗制度下社区医疗卫生机构主要提供预防、保健、健康教育、疾病管理，为居民建立健康档案，常见病、多发病的诊疗以及部分疾病的康复、护理，接收医院转诊患者，向医院转诊超出自身服务能力的患者等基本公共卫生服务。社区医疗卫生机构将广大居民的基本健康问题解决在基层，方便了群众，减少了疾病，减轻了群众负担，也节省了国家资源，稳定社会，促进经济发展。这也是"小病在社区"的意义所在。

二、社区卫生服务的基本内容与管理

（一）社区卫生服务的特点

1. 以健康为中心　社区卫生服务必须是以人为中心，以健康为中心，而不是以患者为中心，更不是以疾病为中心。这种变化需要大幅度地改变我们的工作方式，仅靠治疗个体疾病的医疗工作是远远不够的，要求社区卫生服务走进社区和家庭，动员每个人主动地改变社会环境，建立健康的生活方式，预防疾病和残疾，促进健康。

2. 以人群为对象　医院的服务是以就诊的每个患者作为服务对象，而社区卫生服务是维护社区内所有人群的健康，如改善社区的卫生环境、居住条件、消除不安全因素，改变不健康的生活方式等，是以社区所有人群的利益和健康为出发点。例如，在对每个儿童预防接种和系统保健时，不只限于这个孩子的健康问题，而是通过每个个体的预防接种发现整个社区儿童预防接种的覆盖率和营养状况、健康状况，制订个体和整体的干预计划。

3. 以家庭为单位　家庭是社区组成的最基本单元，一个家庭内的成员之间有密切的血缘和经济关系，以及相似的行为、生活方式、居住环境、卫生习惯等。因此，在健康问题上存在着相同的危险因素。例如，婴儿的喂养，必须考虑父母的社会、文化背景，并且从他们的文化角度考虑如何让产妇进行母乳喂养等内容的健康教育。

4. 提供综合服务　健康已经被赋予了新的内涵，因此，社区卫生服务必须是综合的、全方位的，并且是多部门参与的。如要保证儿童健康，就需为母亲提供孕产期保健和产后保健，提供新生儿访视，并教育父母如何喂养孩子，帮助父母对儿童进行早期教育，改善社区内卫生环境，减少污染等。只有提供这一系列服务，才可能保证儿童身心健康。

（二）社区卫生服务的基本内容

社区卫生服务是指在一定社区中，由卫生及有关部门向居民提供的预防、医疗、康复和健康促进为内容的卫生保健活动的总称。社区卫生服务是社区建设的重要组成部分，是在政府领导、社区参与、上级卫生机构指导下，以基层卫生机构为主体，社区全科医师（又称为家庭医生）为骨干，合理使用社区资源和适宜技术，以人的健康为中心、家庭为单位、社区为范围、需求为导向，以妇女、儿童、老年人、慢性病患者、残疾人等为重点，以解决社区主要卫生问题、满足基本卫生服务需求为目的，融预防、医疗、保健、康复、健康教育、计划生育技术服务等为一体的有效、经济、方便、综合、连续的基层卫生服务。在当前家庭医生签约服务模式下，居民选择家庭医生、注册登记，根据自身健康需求选择个性化的服务项目，最后签订服务合同。家庭医生对签约的家庭成员提供常见病、多发病的医疗诊断服务，对家庭重点成员提供签约范围内的预防保健服务。例如，提供常规体检服务、用药咨询、健康咨询等健康服务，并对重点人群（孕产妇、老人、慢性病患者、残疾人）进行上门家访服务。此外，家庭医生还会为签约家庭成员提供医学专科的各级专家的转介、转诊服务。

（三）社区卫生服务管理

社区卫生服务管理是指运用现代管理学理论、方法及技术，预测、监督、组织、计划、指挥、控制、挖潜、创新和协调卫生资源的开发、分配和利用，对开展社区卫生服务的主体、客体进行科学的管理，即对人、财、物、信息、时间和空间等资源进行管理，并通过社区卫生服务向个人、家庭和社区提供各类公共卫生保健服务，为社区居民营造有利的健康环境，并对社区人群日益增长的基本综合卫生服务需求起到了调和的作用，也提高人群的健康水平。其管理的主体是地方各级政府，管理的对象是医疗、卫生、保健、康复以及社区建设等所涉及的各个方面。社区卫生服务体现以人为本，以人的健康为中心，并不是以患者或者疾病为中心。这种变化需要极大地转变陈旧观念，改变我们以往的工作方式。故医疗工作当然不能只是针对治疗个体疾病，社区卫生服务需要的是进入社区和家庭，改变社会环境是需要每个人能够主动地参与进去，养成健康、良好的生活方式，预防疾病和残疾，促进全民的健康水平上一个新台阶。政府在推进社会管理、施展公共服务职能过程中，发展社区卫生服务管理是不可逾越的一步。社区卫生服务管理所涉及的内容有预防、保健、医疗、康复、健康教育和计划生育技术六个方面，对象涉及社区的所有人群。同样，社区卫生服务管理也可以分以上六个方面的管理。

【案例导读】

深圳市罗湖区推进社区预防保健服务的思考

深圳市罗湖区各类社区卫生服务中心所提供的预防保健服务主要包括居民健康档案管理、卫生计生监督协管、健康教育、中医药服务健康管理、高血压患者健康管理、免费避孕药具服务、糖尿病患者健康管理、健康素养促进行动、严重精神障碍患者健康管理、0～6岁儿童健康管理、肺结核患者健康管理、孕产妇健康管理、传染病及突发公共卫生事件报告、老年人健康管理、预防接种等15种服务，各社区卫生服务中心所提供的预防保健服务类别不同。以深圳市罗湖区的桂园街道社区健康服务中心为例，桂园街道社区卫生服务中心是深圳市罗湖医院集团下设的一类社区卫生服务中心，该中心成立于2018年9月，中心面积约1800平方米，目前工作人员30名，其中全科医生15人，全科护士8人，医技辅助人员7人。科室设置有全科医疗科、中医科、儿科、妇科、检验科、康复科、妇女保健科、预防接种科、儿童保健科、口腔科诊疗（筹备中）等，并开设有专科服务。罗湖医院集团根据社区需求，成立专科专家工作室，每周定期派出临床各科专家教授出诊。其提供的预约保健服务有儿童预防接种（筹备中）、周期性儿童生长发育体检、孕产妇健康管理、慢性病患者健康管理、家庭医生签约式健康管理、健康教育及健康促进、心理健康管理等。

资料来源：深圳市政府在线网站

三、中医药在社区预防保健服务中的作用

中医预防保健服务是指根据个人的健康状况，以中医药为理论指导，整合基本公共卫生服务项目，形成的一系列预防保健技术和方法，系统地维护和提升个体的功能状态，以达到防病治病、健康长寿的最终目标。中医预防保健服务主要包括预防和保健两方面的内容，预防方面主要

包括以中医健康问卷、健康档案、体质辨识等为主的健康调查和以经络调理（针灸）、推拿、拔罐等为主的调理服务，保健方面包括慢性病保健、重大疾病保健、康复保健、老年保健等内容。社区中医预防保健服务即社区范围内提供的中医预防保健服务，主要针对全体社区居民的主要健康问题开展的一系列中医疾病预防知识、中医养生保健方法和技术，以增强居民的健康意识，提高社区整体的健康水平。中医预防保健服务是社区卫生服务工作的重要内容，应当坚持以社区需求为导向，合理配置中医药资源，在预防、保健、医疗、康复、健康教育及计划生育六大部分中充分发挥中医药的优势和作用。

当前，将中医药服务社区"六位一体"为主的服务相结合，针对社区居民尤其是重点人群的主要健康问题，促进中医药传承创新发展，应用中医药的理念、适宜技术和方法进行社区疾病预防、治疗和康复，是我国基本公共卫生服务项目在社区推广的重要任务。社区中医预防保健服务在我国发达地区已经有较好的发展，居民对中医预防保健服务的认知度和信任度较高，但是支付意愿偏低，在此方面还需进一步增强。因此，应当在社区创新中医预防保健服务宣传方式、优化中医预防保健服务资源、重视中医预防保健服务人才培养。同时，政府应强化社区中医预防保健服务扶持政策，完善社区中医预防保健服务医保制度。

【思考题】

1. 社区卫生服务的特点有哪些？
2. 医院预防保健服务的内容是什么？
3. 如何认识中医药在社区健康保健服务中发挥的作用？

【名人名言】

互联网将改变每一种行业的市场结构，因为每个行业的市场结构都取决于你获取信息的能力。因此，每个行业都终将被互联网重构和改变，不管是音乐行业、电影行业，还是水泥行业。

——巴斯卡尔·恰克亚维奇

【案例导读】

5G赋能中医健康管理

深圳某医院建立了全国首个5G智慧中医健康管理平台，以5G、智能穿戴、大数据与智能AI等技术为核心，打造创新型的中医治未病健康管理服务体系。医院成立了互联网健康运营部，实时监测服务群众的临床数据、生理特征数据、环境数据、心理数据，结合健康知识库、大数据AI平台为居民开展更精准的健康服务，实现一体化流程转变。此外，医院依托物联网，围绕临床管理为中心、以患者为中心、以设备管理为中心，对医院的人和物进行精细化管理；通过智能物联设备电子手环、床旁平板、移动医疗推车结合病患监护平台，构建医患互动新平台；建立医院智能装备管理及冷链温湿度监控等平台，实现对全院资产设备的安全防护、自动盘点、定位追踪、效益分析、能耗监测等全生命周期精细化管理。未来，平台将逐步把优势医疗资源以联盟的方式进行整合，利用5G、全景VR及4K高清视频手段，打造名院、名医、名方的中医远程服务架构体系，实现机构之间、医生之间、医生与患者之间的健康业务互动，让市民足不出户享受国家级专家诊疗服务。

资料来源：根据《全国首个5G智慧中医健康管理
平台在北京中医药大学深圳医院运行》改编

"十四五"时期是以数字化、网络化、智能化转型推动卫生健康工作实现质量变革、效率变革、动力变革的关键窗口期。公立医院是我国医疗卫生服务体系的主体，是全面推进健康中国建设的重要力量，而推动公立医院信息化建设高质量发展是推动全民健康信息化实现的有力抓手。医院是一个复杂的充满数据信息的系统，这些信息必须经过有序收集、标准化的分类处理和准确、及时、可靠的信息反馈，才能为医疗、教学、科研和医院管理服务。医院信息管理在为医院管理提供决策依据、对管理环节进行实时监控、优化医院流程、提高医疗工作效率和工作质量等方面都发挥着重要作用，是医院科学化和精细化管理的基础和保障。

第一节 医院信息管理概述

一、医院信息管理的相关概念

（一）医院信息

医院信息是指在医院运行和管理过程中产生和收集到的各种关于医疗、教学、科研、后勤等对于接收者具有某种使用价值的数据、消息和情报的总和。其中，最主要的是医疗业务信息。医院信息具有客观性、普遍性、无限性、抽象性、依附性、时效性、共享性、传递性等特点。医院的一切活动都离不开信息的支持。医院信息既是医院管理的对象，也是医院日常管理的基础。

（二）医院信息管理

医院信息管理是指通过科学地处理信息，建立管理信息系统和情报资料管理系统，以开发信息资源，使信息为医疗及管理服务。医院信息管理是医院现代化管理的客观要求，其过程就是利用现代信息和通信技术改造医院业务流程中的主要环节，提高管理效率，达到信息共享、协调和合作的过程。

二、医院信息的分类

（一）外源信息

外源信息即来自医院外部的各种信息。

1. 社会信息 如社会经济发展政策、人口控制政策、社会需求趋势、科学技术发展动态、环境卫生状况及其改造策略、城市发展规划等。这些信息面很广，并可直接或间接地影响医院的建设与发展。

2. 卫生事业发展信息 如国家和地方卫生事业发展规划、卫生政策、卫生资源状况、卫生事业经费概算、疾病谱、死亡谱等信息。这些信息可以对医院产生直接的影响。

3. 有关科学理论信息 如人口理论、社会经济理论、环境保护、科学管理，以及医学理论、医学法律、医学心理、医学统计等理论信息。这些信息对医院制订发展目标具有重要的指导作用。

4. 上级指令和方针政策 如上级对医院的任务安排、职权范围、目标要求、考核指标，以及卫生工作方针政策文件、具体指示等。

（二）内源信息

内源信息即来自医院内部的各种信息。

1. 医院业务信息 即各业务科室（包括药房）围绕患者所发生的有关诊断、治疗和护理等业务所必需的各种信息，是医院各项业务活动的原始记录，也是医院管理信息的基础信息。主要包括：①临床医疗信息、仪器医疗信息、医护协同诊疗信息（病历、医嘱、医疗常规）等。②临床科室与医技科室协同诊疗信息，如检验、放射、病理、血库、申请单、报告单、手术通知单、会诊单、处方等。③患者与病床动态信息，如患者入院通知单、患者住院天数、病床周转次数、病床使用率、病床开放数、门急诊人次数等。④为临床服务的各项业务信息，如膳食服务信息等。

2. 医院科教信息　指医院开展医学科学研究和医学教育所必需的各种信息，包括科技教学成果、学术活动情报、科学情报研究、科教资料、科教能力、实验设备器械、师资人才的知识结构等。

3. 医院管理信息　是对医院全部工作及其社会活动总过程进行计划、组织、协调和控制等有关的一切信息，是面向医院各职能部门的信息，如患者的流动统计报告、当前危重患者、病案质控信息、收入统计、成本核算、药品和耗材进销统计等。

4. 分析决策信息　即医院宏观和深层次管理的信息，是在业务信息和管理信息的基础上，结合社会信息和上级的指令信息，经过深层次统计分析而形成的管理信息，为医院的管理决策服务。主要包括：①综合分析信息，包括组织管理信息、质量管理信息和经济管理信息等，如患者收治统计分析、医院运营发展趋势分析、单病种质量效益分析、医疗质量分析报告。②计划决策信息，如计划的制订、执行、控制、完成及修改等。

三、医院信息管理的作用

1. 医院决策依据　决策是在掌握大量信息之后对各项相关工作的方向、内容及方式的选择和调整过程。医院领导和管理部门可以依托信息挖掘和分析确定医院未来发展方向或调整相应管理措施，使医院在运营管理、学科建设、药品和耗材采购等方面的工作更科学合理。

2. 医院控制工具　控制是管理的重要职能之一，医院控制就是按照规定的任务和目标，使医院医疗、科研、教学等各项工作按照规定的标准、规章制度、常规程序等有控制地运转。医院信息系统是对医院医疗、护理、经费、人员、设备、物资等方面进行管理的物质基础，运用现代信息技术对这些信息进行自动统计和处理，可以使管理部门更好地对这些重点环节实施监控。

3. 助推医院精细化管理　各种应用系统和集成平台在医院的普遍应用，促进了现代医院精细化管理的持续改进，提高了工作效率，从而大大推动了医疗、教学、科研和医院管理工作的快速发展，有利于医院更好地履行社会责任和提升运营效益。

四、医院信息的处理

医院信息的处理是使信息在管理工作中发挥作用的过程。医院的部门基本上可分为两大类：一类是执行医疗信息处理的部门，如医院的临床部门和辅助诊疗部门；另一类是管理信息处理的部门，如职能科室、病案统计资料管理部门。

（一）医院信息的处理过程

医院信息的处理包括采集、加工、存储、传递、检索及利用六个步骤。

1. 采集　收集原始信息。医院信息的收集必须注重被收集的原始信息的全面性和可靠性，因为它直接决定了信息处理的质量。

2. 加工　指对被收集的信息进行校对、分类、排序、计算、比较、选择和分析的过程。经过加工的信息更容易被需要者利用。

3. 存储　将经过加工处理的信息按某些要求分门别类地存储起来，便于以后参考备查，如病案资料和档案等。

4. 传递　医院信息经过传输构成医院与外界及医院内部部门之间的信息传递，从而形成医院的信息流，包括口头传递、文书传递、图表图像传递、声像设备信息传递和计算机信息传递。

5. 检索　医院信息是大量的，为了便于寻找所需信息，需要建立一套信息检索方法，如病案索引、文献资料索引等。

6. 利用　即信息经过收集加工、处理和传递，到达接受者手中被利用。

（二）医院信息的处理要求

1. 及时　执行信息处理的工作人员必须有严格的时间观念。对于现代化医院建设，这一点尤为重要。

2. 准确　反映了信息的质量要素。医院信息系统的数据准确性是医院信息处理质量的关键，要从源头上对医院信息进行完整准确的表达。

3. 适用　信息要有用，要符合实际需要和各项政策、标准及规范的要求。

4. 通畅　信息流通要不受阻挡。因此，必须有健全的规章制度、工作程序，以保证信息的收集、加工、传输、反馈都能按常规运行。

5. 安全　医院信息安全对于确保医院工作顺利开展、提升医疗质量和医院运营效率具有重要意义。

第二节　医院信息系统

一、医院信息系统的概念

根据原卫生部于 2002 年 2 月发布的《医院信息系统基本功能规范》对医院信息系统（hospital information system，HIS）的定义，医院信息系统是指利用计算机软硬件技术、网络通信技术等现代化手段，对医院及其所属各部门的人流、物流、财流进行综合管理，对在医疗活动各阶段中产生的数据进行采集、存储、处理、提取、传输、汇总、加工生成各种信息，从而为医院的整体运行提供全面的、自动化的管理及各种服务的信息系统。

作为现代医院管理工作重要基础设施与支撑环境，医院信息系统对提高医疗服务质量、工作效率和管理水平产生积极的作用，并能为医院带来一定的经济效益和社会效益。随着国家医药卫生体制改革政策和公立医院改革实践的不断深入，以及现代信息技术的发展和运用，医院信息系统进一步朝着标准化、规范化、集成化和智能化的方向发展。

二、医院信息系统的构成

医院信息系统是一个综合性的信息系统，包括医疗、教育、科研、财务、会计、审计、统计、病案、人事、药品、医保、物资、设备等。各子系统既相互关联，又各成体系，功能规范、编排格式统一，可以分为以下四类（图 15-1）。

1. 医院管理信息系统（hospital management information system，HMIS）　主要涉及医院人、财、物方面的管理，支持医院的行政管理与事务处理，以提高医院管理效率。包括人事管理系统、财务管理系统、后勤管理系统、药库管理系统、医疗设备管理系统、门诊和手术及住院预约系统等。

2. 临床信息系统（clinical information system，CIS）　主要以患者为中心，以医护人员和医技科室为服务对象，涉及医院医疗业务方面的信息处理，以提高医护人员的工作效率，提高医疗质量。包括门诊、急诊、住院管理系统，病案管理系统，医疗统计查询系统，血库管理系统等。

3. 决策支持系统（decision-making support system，DSS）　主要包括有关医疗业务质量等方面的处理，如医疗质量评价系统、医疗质量控制系统等。

4. 其他各种辅助系统 如医疗情报检索系统、医疗数据库系统等。

此外，为使医院信息系统适应各项新技术的发展及改革的需要，医院信息系统增设与远程医疗系统、医保系统、社区医疗系统及各级卫生行政主管部门的外部接口，为融入整个社会信息系统的发展奠定基础。

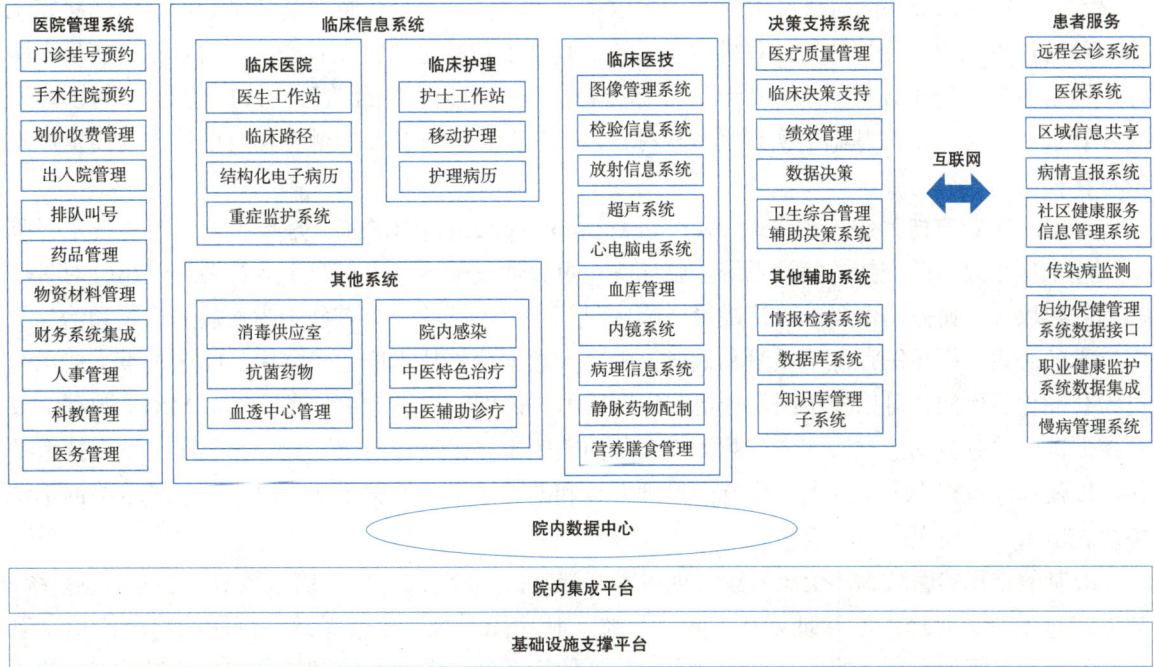

医院管理系统	临床信息系统			决策支持系统	患者服务
门诊挂号预约				医疗质量管理	远程会诊系统

图 15-1 医院信息系统示意图

其中，临床信息系统是医院信息系统的核心，比较重要的子系统包括：

1. 电子病历系统（electronic medical record，EMR） 是指医院内全面记录关于患者的健康状态、检查结果、治疗过程、诊断结果等信息的电子化系统。它覆盖了整个医疗过程，集成病患所有医疗信息，并可以通过为临床决策提供智能化、知识化的支持，实现对医疗服务全过程的控制，是医院信息化建设的基本和核心。

2. 医生工作站系统（doctor workstation system，DWS） 是指协助临床医生获取信息，处理信息的系统。它以电子病历为中心，支持医院建立电子病历库，为医生提供高效的电子病历和电子处方管理平台，并为病历统计分析提供有效的手段。医生工作站可以分为门诊医生工作站和住院医生工作站两种形式。

3. 护理信息系统（nursing information system，NIS） 是指利用计算机软硬件技术、网络通信技术，帮助护士对患者信息进行采集、管理，为患者提供全方位护理服务的信息系统。护理信息系统一般包括临床护理子系统和护理管理子系统，临床护理信息子系统一般也称为护士工作站，主要完成护士工作的业务处理。由于各科室的护理业务工作的特殊性，临床护理子系统由通用的护士工作站和增加部分特殊功能的临床专科护士工作站组成，如急诊科护理信息系统等。

4. 检验信息系统（laboratory information system，LIS） 是指应用计算机网络和信息技术，实现临床实验室业务信息和管理信息的采集、存储、处理、传输、查询，并提供分析及诊断支持的信息管理系统，包括临床检验系统、微生物检验系统、试剂管理系统、实验室辅助管理系统等。

5. 医学图像管理系统（picture archiving and communications systems，PACS） 是指医学图像存储与传输的数字化处理系统，是应用数字成像技术、计算机技术和网络技术，对医学图像进行存储、传输、检索、显示、打印而设计的综合信息系统。PACS 主要分为医学图像获取、大容量数据存储、图像显示和处理、数据库管理和传输图像的网络五部分。

6. 放射科信息系统（radiology information system，RIS） 是指利用计算机技术，对放射学科室管理的数据信息，包括图片影像信息，实现输入、处理、传输、输出自动化的计算机软件系统。它与 PACS 系统共同构成医学影像学的信息化环境。放射科信息系统是基于医院影像科室工作流程的任务执行过程管理的计算机信息系统，其基本功能包括：患者登记、检查预约、患者跟踪、报告生成、账单计费、文字处理、数据分析、医疗档案、综合管理、接口功能、系统管理、胶片管理，还可以在此基础上实现远程医疗。PACS 与 RIS 和 HIS 的融合程度已经成为衡量医院信息化程度的重要内容。

7. 临床决策支持系统（clinical decision support system，CDSS） 是指用人工智能技术对临床医疗工作予以辅助支持的信息系统。临床医生可以通过输入患者信息来等待系统输出针对具体病例的建议，从而做出恰当的诊疗决策。临床决策支持系统的建立有利于为疾病的诊断和治疗提供科学的决策，提高医疗卫生质量和效率。随着大数据分析技术应用于临床，临床决策支持系统更为智能化。例如，可以使用图像分析和识别技术，识别医疗影像（X 光、CT、MRI）数据，或者挖掘医学文献数据建立医疗专家数据库，从而给医生提出诊疗建议。此外，临床决策支持系统还可以使医疗流程中大部分的工作流向护理人员和助理医生，使医生从耗时过长的简单咨询工作中解脱出来，从而提高治疗效率。

8. 其他常见的医院临床信息系统 如手术麻醉监护系统、ICU 监护信息系统、心电信息系统、脑电信息系统、血透中心管理系统、超声系统、肺功能系统、内镜系统、静脉药物配制信息系统、院内感染管理系统、抗菌药物管理系统等。随着医学的发展和信息技术的不断革新，新的子系统还将不断产生。

三、医院信息系统的运行与维护

（一）医院信息系统的运行

医院信息系统的开发形式主要有医院自主研发、外包购买产品和服务，或在外包产品的基础上进行二次开发或改造。自主研发不仅需要耗费更多的精力和时间成本，还需要较高的技术开发能力，以及承担更多的运行维护风险。因此，大多数医院采取与 IT 服务商合作的方式，如医院将全部或一部分的信息系统维护服务工作，按照规定的维护服务要求，外包委托给专业公司管理，即医院信息系统维护服务外包托管，可分为全面外包和选择性外包。

医院信息系统运行的基本要求包括：操作系统、数据库、网络系统的选择要求安全、稳定、可靠，开发单位应提供该方面的保证，并提供技术培训、技术支持与技术服务。

（二）医院信息系统的维护

系统在运行过程中，必须建立日志管理、各项管理制度及各种操作规程。系统维护应包括工作参数修改、数据字典维护、用户权限控制、操作口令或密码设置和修改、数据安全性操作、数据备份和恢复、故障排除等。

（三）系统安全

医院的信息安全包括保证信息的保密性、真实性、完整性和信息系统的安全性。系统安全是信息安全的基础，医院信息系统的安全直接关系到医院工作的正常运行。医院信息安全包括硬件安全、网络安全及数据库安全。

医院信息安全管理应遵守《中华人民共和国计算机信息系统安全保护条例》《中华人民共和国网络安全法》《中华人民共和国数据安全法》《中华人民共和国个人信息保护法》《信息安全技术网络安全等级保护基本要求（GB/T22239—2019）》等国家有关法律和标准规定，制订并落实医院信息安全制度，规范医院信息平台安全建设、数据共享应用和个人信息保护等方面的信息安全行为。医院的中心机房、服务器、工作站及网络设备等应有安全维护措施，以确保其稳定、可靠、高效地运行。医院数据的采集、传输、存储、处理、交换、销毁实施全周期管理，加强数据传输、存储加密，对数据进行分级分类管理，加强权限管控和审查管理，逐级授权开放。系统应具备保证数据安全的功能，对重要数据，系统只能提供有痕迹的更正功能，预防利用计算机犯罪。对存贮磁性介质或其他介质的文件和数据，系统必须提供相关的保护措施。利用数据库审计，加大审核分析力度，对可疑数据进行排查，加强数据溯源管理。借助大数据分析平台，实现威胁监测、预警、响应处置、可视化决策一体化管理。构建事前安全感知防御、事中威胁预警响应、事后追踪溯源的安全主动防御体系，实现威胁风险全流程闭环处置管理。

第三节　医院信息化建设

医院信息化建设是现代化医院建设的基础，是实现医院高质量发展的重要支撑。随着现代信息技术的迅速发展，移动互联网技术、物联网技术、云计算技术、人工智能技术和大数据技术在医院管理中的应用日渐深入，很大程度地提升了医疗服务质量和医院管理效率。

一、医院信息化建设发展历程

我国的医院信息化建设始于 20 世纪 80 年代，至今经历了四个发展阶段：以建立医院财务管理、收费管理系统为核心的医院管理信息化阶段（1983—2003 年）；以电子病历系统为核心的临床信息化建设阶段（2003—2009 年）；建立高效统一、资源整合、互联互通、信息共享的医院信息平台和数据中心建设阶段（2009—2016 年）；"互联网 +"和区域信息共享利用阶段（2016 年以来）。

二、医院信息化建设应用

我国医疗服务正在从"信息化"迈向"智慧化"，推进智慧医院建设是我国医院信息化建设的政策性目标。随着中医药信息化建设不断加强、水平不断提升，其对中医药振兴发展的支撑保障作用日益凸显。截至 2020 年，我国 81.96% 的中医医院建立了中医电子病历系统，94.08% 的建立了门（急）诊医生工作站，95.36% 的建立了住院医生工作站，门诊患者平均预约诊疗率达 46.53%，具有中医药特色的中医治未病、名老中医经验传承、中医辅助诊疗、中医临床研究分析等系统得到应用，互联网中医院、中医云诊间、智慧中药房、共享中药房以及中医远程医疗服务等不断发展。

2021 年，国家卫生健康委员会、国家中医药管理局联合印发的《公立医院高质量发展促进行动（2021—2025 年）》，明确要求将信息化作为医院基本建设的优先领域，将建设电子病历、智慧服务、智慧管理"三位一体"的智慧医院信息系统作为重点建设行动之一。根据标准《智慧医院建设指南》（DB34/T4011—2021）给出的定义，"智慧医院"是运用云计算、大数据、物联网、移动互联网和人工智能等技术，通过建立互联、物联、感知、智能的医疗服务环境，整合医疗资源，优化医疗服务流程，规范诊疗行为，提高诊疗效率，辅助临床决策和医院管理决策，实现患者就医便利化，医疗服务智慧化，医院管理精细化的一种创新型医院。

（一）面向医务人员的"智慧医疗"

智慧医疗即以电子病历为核心的智慧临床信息化建设，打通信息孤岛，实现院内信息互联互通、交互共享，为医务人员提供专业化的医疗信息交流平台及应用，通过智能化软硬件的应用，诊疗、护理、办公等多场景深度渗透，助力提高医疗效率、水平和质量。

1. 临床患者管理　医院信息系统支持医护人员随时随地查看患者诊断和治疗信息、监护患者的情况，对患者病程、医嘱、护理计划、体征数据进行访问和更新，并基于实时获得的患者请求和检查检验等医疗信息快速做出响应。医护人员之间也可以即时进行沟通。

2. 决策支持　包括临床决策支持系统、医学知识库、大数据分析和挖掘等。目前针对医院信息数据的应用主要有两个方面：一是用于医院管理，如对业务运行情况、流程、用药等进行挖掘和分析；二是用于支持临床诊疗工作，如临床科学研究或实时临床辅助支持。

3. 信息共享　建立区域医疗信息共享大数据库，制订信息共享接口标准，符合标准的医院可按要求使用共享信息，实现标准化、安全化、统一化。除诊疗信息共享外，区域医疗数据平台还可以共享病种费用、病种结构、耗材使用情况等数据，便于进行医院间的横向对比。

4. 专业能力培训　医护人员能以更加直观且互动性强的方式，学习和了解特定疾病领域的前沿知识和案例培训，并与相关领域专家进行互动、咨询，从而实现医护人员专业能力培训模式的多样化。

（二）面向患者的"智慧服务"

医院智慧服务是医院针对患者的医疗服务需要，应用信息技术改善患者就医体验，加强患者信息互联共享，提升医疗服务智慧化水平的新时代服务模式。其借助现有智能化设备，如医院挂号缴费一体机、自助报告打印机等，以及衍生的停车信息推送、提示等服务，使患者就医更加方便和快捷。

1. 线上线下一体化　依托医疗机构发展互联网医院，需要线上线下一体化云平台支撑。利用互联网技术不断优化医疗服务流程和服务模式，实现医院线上线下数据共享和业务协同，提供线上线下无缝衔接的连续服务，以及医疗服务的全面协同和同质化的医疗质量管理。

2. 远程医疗　远程医疗应用远程通信技术、全息影像技术、新电子技术和计算机多媒体等技术，发挥大型医学中心医疗技术和设备优势对医疗卫生条件较差及特殊环境提供远距离医学信息和服务。在医联（共）体内，远程医疗能促进上级医院优质医疗资源下沉，实现优化配置。

3. 院前急救　当发生突发性危及生命的急症创伤、中毒、灾难事故时，患者希望得到最为及时有效的抢救。借助信息化手段优化院前急救流程，可从患者数据和信息共享、远程急救指导、院内急救准备等方面，实现急救过程的前移，实现院前急救与院内救治的有效衔接。

4. 院外康复　在患者治愈出院及术后康复和持续干预环节，通过可穿戴及便携式医疗设备、移动健康医疗 APP、医护人员形式多样的远程服务等，建立出院患者和院内医护团队之间的紧密连接，帮助医护人员在患者出院后继续提供延展的监护、指导和干预服务。

（三）面向医院管理的"智慧管理"

智慧管理要求医院通过数字化应用打造各个流程的数据闭环，实现人财物信息衔接一致；规范流程、智能调度资源，实现智能化运营和保障服务；以数据支撑管理决策，实现科学有效的精细化管理，提升医院医疗质量和运营效率。

1. 医院管理决策支持　通过建立人机交互的决策支持系统，综合利用现有的数据、信息和模型，帮助管理者实现前期决策、中间监控和事后反馈，为医院管理者提供各种决策信息，以及管理问题的解决方案。

2. 运营管理　按照系统互联、数据共享、业务协同原则，医院运营管理信息化需做到：一是充分利用医院医疗服务与医疗管理信息化基础，盘活信息化资源存量；二是完善或构建人财物事等资源管理信息化基础，做好医院经济运行专业管理信息化增量；三是进一步推动核心业务工作与运营管理深度融合，利用信息化手段提升医院业务活动和经济活动的管理质量。

3. 科研管理　开展各种基础和临床研究是增强医院实力的有效途径。发表论文论著、参与课题项目、获得创新专利，是考核医务人员以及评定职称的重要指标。随着我国大力促进科技研究创新和信息技术应用，如何将信息技术高效合理地应用于科研管理，是值得深思的课题。

4. 药物供应链管理　药物供应链由药品研发制造商、药品批发商、药品零售商、医疗服务机构、药品购买及使用者等一系列环节连接而成，包括物流、信息流、资金流的流动。利用信息手段对药物供应链运作的全过程进行及时、有效的监控与追踪，可有效解决药品管理中伪造、过期、无法追溯以及盗窃的问题。

三、医院信息化建设评价

加强医院信息化建设已成为我国构建优质高效的医疗卫生服务体系和推进健康中国建设的必然要求，国家卫生健康委员会相继出台了系列标准规范和评价标准，以标准化引领医疗卫生服务高质量发展，指导医院科学、规范地开展信息化建设，提升医院管理精细化、智能化水平，助力远程医疗、智慧医院建设。

1. 电子病历系统应用水平分级评价　电子病历系统建设是医院信息化建设的关键环节，是智慧医院建设的核心和基础，是提升医院医疗服务能力和科学管理水平的重要支撑。医院电子病历系统分级年度评价已作为唯一的信息化指标纳入公立医院绩效考核核心指标范畴。

2018 年，国家卫生健康委员会发布《关于印发电子病历系统应用水平分级评价管理办法（试行）及评价标准（试行）的通知》，新版评价标准兼顾医疗、医技、医保、电子病历基础和信息利用等内容，从系统具备功能、系统有效应用范围、技术基础环境、数据质量四个维度建立评价体系。考察电子病历系统应用的每一个角色与项目指标，都以保障和提高医疗质量与安全为目标，如临床知识库的使用、医嘱闭环管理、检查检验结果自动筛查、危急值管理等。评价延续采用定量评分、整体分级的方法，将电子病历系统功能应用水平划分为 0～8 级共 9 个等级，等级指标反映了医院电子病历系统应用的完整性和平衡性。0～3 级是初级水平，主要目标是实现医疗数据的电子化采集和科室部门内部的数据共享；4～5 级是中级水平，主要目标是实现全院系统集成和统一数据管理；6～8 级是高级水平，主要目标是实现医院信息系统对医疗质量促进和健康医疗数据融合应用。

2. 互联互通标准化成熟度测评　互联互通标准化成熟度测评是对各医疗机构主导的基于电子病历的医院信息平台和各级卫生健康委员会主导的区域卫生信息化建设项目为对象，进行标准符合性测试，以及互联互通实际应用效果评价。其目的是通过建立起一套科学、系统的卫生信息标准测试评价管理机制，指导和促进卫生信息标准的采纳、应用和实施，以推进医疗卫生服务与管理系统标准化建设，达到医疗机构之间标准化互联互通和信息共享的效果。

《国家医疗健康信息医院信息互联互通标准化成熟度测评方案（2020 年版）》为互联互通成

熟度测试提供标准支持。测评从数据资源标准化建设情况、互联互通标准化建设情况、基础设施建设和互联互通应用效果四个方面建立多维度测评指标体系进行综合测评，通过定量和定性方式开展。测评结果分为七个等级，由低到高依次为一级、二级、三级、四级乙等、四级甲等、五级乙等、五级甲等。从一、二级对于医院信息管理系统中数据集标准化的要求，到三级医院信息平台对于共享文档标准化的要求以及基于平台的数据整合，再到四级甲等建成较完善的医院信息平台实现业务协同、信息共享，最终到五级乙等、五级甲等展现出互联互通的实际应用效果。

3. 医院智慧服务分级评估　医院智慧服务是"三位一体"的智慧医院建设的重要内容之一。为了逐步建立适合我国国情的医院智慧服务系统功能与应用水平评估和持续改进体系，指导医院科学、合理、有序地开发、应用智慧服务信息系统，2019 年 3 月，国家卫生健康委员会发布《医院智慧服务分级评估标准体系（试行）》，引导医院沿着功能实用、信息共享、服务智能的方向，建设完善智慧服务信息系统，使之成为改善患者就医体验、开展全生命周期健康管理的有效工具。评估从患者服务端的信息化应用水平来考察医院水平，设置的 17 个评估项目涉及诊前、诊中、诊后、全程和基础安全五个类别，按照对医院应用信息化为患者提供智慧服务的功能和患者感受到的效果两个方面进行评估，分为 0 ～ 5 级共 6 个等级。

4. 医院智慧管理分级评估　为指导医院加强"三位一体"智慧医院建设的顶层设计，建立医院智慧管理持续改进体系，提升医院管理精细化、智能化水平，2021 年 3 月，国家卫生健康委员会发布《医院智慧管理分级评估标准体系（试行）》，明确医院智慧管理各级别实现的功能，使之成为提升医院现代化管理水平的有效工具。《医院智慧管理分级评估标准体系（试行）》针对医院管理的核心内容，从智慧管理的功能和效果两个方面进行评估。评估项目划分为护理管理、人力资源管理、财务资产管理、设备设施管理、药品耗材管理、运营管理、运行保障管理、教学科研管理、办公管理和基础与安全 10 大类角色，33 个具体业务项目，评估结果分为 0 ～ 5 级共 6 个等级。

第四节　医院病案信息管理

一、医院病案信息管理的相关概念

（一）病案

根据 2013 年 11 月 20 日原国家卫生计生委、国家中医药管理局发布的《医疗机构病历管理规定》，病历是指医务人员在医疗活动过程中形成的文字、符号、图表、影像、切片等资料的总和，包括门（急）诊病历和住院病历。病历归档以后形成病案。病案客观、完整、连续地记录了患者的病情变化、诊疗经过、治疗效果及最终转归，是医疗、教学、科研的基础资料，也是医学科学的原始档案材料，由医疗机构的病案管理部门按相关规定保存。按照病历记录形式不同，可分为纸质病历和电子病历。电子病历与纸质病历具有同等效力。

另外，随着家庭医师制度、区域医疗保健体系的建立，通过家庭医师或社区卫生服务中心（站）的初步诊疗、健康检查、记录个人健康历史，补充了医院接诊前和医疗后患者的健康信息，形成了完整的个人健康档案，也属于病案的范畴。

（二）病案信息管理

病案信息管理是对病案记录的内容进行深加工，提炼出有价值的信息并进行科学的管理，建立索引系统，对病案中的有关资料分类加工、分析统计，并对病案资料的质量进行监控，向医院相关人员提供卫生信息服务。

二、病案信息管理的作用

1. 反映医院管理质量　医院管理者通过分析从病案信息中提取的反映医院工作效率和医疗效果的统计数据，发现医院管理的不足和各科疾病发展情况，以帮助医院更好地分配资源、改进医疗质量、完善医院管理。2022年公立医院绩效考核指标体系中有七个指标数据直接来源于病案首页。

2. 对医疗、教学、科研工作有促进作用　病案是检验医疗质量的重要标准，反映医院工作的规范化程度，反映医院的技术水平状况。病案信息是临床情况的真实记录，可以反映出整个病例的全貌，对医学教学来说就是一本活的教科书，尤其是一些有教育意义的典型病例和某些疑难或罕见病例的病案，更是生动的示教材料；积累的病案资料真实地反映了疾病的变化情况，可增强医疗结论的准确性，同时也是医院科研工作的研究资料。

3. 保护医护人员及患者的合法权益　病案是各类医疗纠纷、伤残处理、诉讼案件，以至某些个案的处理或归责的根据，具有法律效力。

4. 病案信息起到凭证作用　病案是医疗全过程的反映，是医保支付的凭证和各类保险理赔依据。

5. 历史档案作用　病历档案被保存的时间越长，其价值越大，是医学史研究、医学社会学研究和医院管理的重要研究资料。如北京协和医院自建院至今，保存了几百万份病历档案，其中许多名人的病历档案包含了许多有价值的基本社会信息。

三、病案组织管理

医院的医疗活动产生大量信息，这些分散在医院临床和医技科室的信息，必须有计划地收集、整理才能形成完整的病案。病案组织管理工作、病案技术管理和病案质量管理是相互依存、相互制约和相互促进的。病案资料积累越多，信息内容越丰富，信息流的作用越强，反馈的强度越大，反映出来的病案质量也就越高。只有周密地组织，才能达到以病案信息指导医教研实践、以管理贯穿医教研，在提高医教研质量的同时提高病案质量，形成循环往复、周而复始的良性循环。

（一）病案管理委员会

根据等级医院评审要求，二级以上医疗机构应当设立病案管理委员会，作为学术组织监督和指导病案书写与管理工作，提高医疗质量和医疗单位的学术水平。病案管理委员会由医院院长、临床科室、护理、医技、职能处室的专家及病案科主任组成，主任委员可由业务院长担任。一般情况下，病案管理委员会每季度召开一次会议，讨论有关病案书写和病案管理中存在的问题，形成的决议报院领导批准后成为医院工作的决定。

病案管理委员会的职责主要包括：调查了解病案书写、病案管理存在的问题，提出解决方案；定期听取病案科（室）对病案管理情况的报告；建议、制订有关病案管理的规章制度，监督病案管理制度及医院决议的实施情况；审核申报的新的病案记录内容、项目、格式的报告；组织病案书写及有关事项的教育培训，指导监督各科室执行病案书写及病案管理的相关规定；负责病案表格的管理，审核及批准新制订的病案表格；协调和加强病案科与各科间的联系，推进相互间的密切协作；定期向院领导汇报病案管理委员会的工作。

（二）病案科（室）

病案科（室）集中管理着整个医院的病案，与医院各个部门都有广泛的联系。原卫生部颁发的《全国医院工作条例》和《医院工作制度与医院工作人员职责》规定，医院必须建立病案科

（室），负责全院（门诊、住院）病案的收集、整理和保管工作。病案科（室）在医院管理中既承担业务管理职能，又承担行政管理职能。

病案科（室）的职责包括：贯彻执行病案管理工作的各级各项规章制度，制订岗位责任与工作流程；制订岗位工作描述，包括岗位名称、工作内容、主要的工作目标、工作标准和工作功能间的相互关系等；做好病案资料的收集、整理、归档、存储、借阅供应、分类编码、质量监控、索引登记、随访登记等工作；为医疗、科研、教学和满足社会需求提供信息服务；依法收集医院统计数据并进行统计分析，提供各级各类信息和统计报表；负责各种医疗记录表格的管理、审定；建立病案管理信息网络，开展病案管理的科学研究；负责病案管理人员的专业培训，提高病案管理人员素质和业务水平。

病案科人员编制的基数为 100 张病床的医院不应少于 3 人，病床与病案管理人员合理的配比应为 40∶1 ～ 50∶1。门诊病案管理人员的编制按日平均使用病历每 200 份，应设病案管理人员 3 名。每增加 100 份门诊病案使用量，增加 1 名病案管理员。

四、病案信息质量管理的内容

病案信息质量管理是医院医疗质量管理的重要组成部分，是医院管理工作的基础。病案信息质量管理主要是在标准化基础上的质量控制工作，具体而言，就是要制订病案信息质量管理的目标，建立质量标准，完善各项规章制度，进行全员病案质量教育，建立指标体系和评估体系，并且定期评价、总结工作，反馈意见。

病案信息质量管理的主要内容有以下几个方面。

1. 建立完善的四级病案质量监控组织（病案质量管理委员会、病案科、临床科室）。

2. 监督法律法规的落实。保证医疗信息资料的质量，保障患者的合法权益不受侵犯，尊重患者的知情权，保护患者的隐私权，保障医护人员的正常工作秩序和合法权益。

3. 监控病案书写质量，主要是病案书写的及时性、完整性和准确性。制订病历书写评分标准及单项缺陷等管理制度。

4. 监控病案管理质量，重点是病案管理环节质量，确保各个环节的及时、完整、准确和有效。包括检查监督临床科室对法律法规和医疗核心制度的落实，病案人员的资质等，对重点对象（新患者、危重患者、疑难患者、手术患者）、重点时段（节假日、夜间、手术前后等）、重点项目（入院记录、书写时限、三级医师查房记录、手术记录、会诊记录、知情同意书等）实时监控，及时纠正和预防不合格病案的产生。

5. 提供病案信息资料的完整与及时，保证病案的使用价值和信息的时效性。注意服务态度、语言、环境与措施等。

五、病案信息管理制度

（一）病历编号制度

1. 一号集中管理制度（简称"一号制"） 适用于采用整体制的病案系统，其做法是不论门诊或住院病案统一使用一个编号，患者第一次来院就诊时所编定的顺序号，称为"病案号"，这一号数的病案则为这一患者在该院就诊终身使用的唯一病案，如果条件允许，将放射、病理、心电图号等均以病案号为基础统一编号。这种制度的优点是可简化手续，避免号码交叉混淆，有利于最大限度地保持病案资料的整体性和连续性；缺点是门诊和住院病案统一排放，病案要经常倒架；门诊病案淘汰时，形成编号残缺。

2. 两号集中管理制度（简称"二号集中制"）　即门诊和住院病案分别编号，如果已有门诊病案的患者住院，则其门诊病案并入住院病案，以前所使用的门诊编号不再使用。这种制度的优点是把病案集中于一个编号内管理，保持了病案的完整性、连续性，且门诊和住院病案容易区分、便于存放；缺点是增添了许多改号手续，容易发生号数混乱。

3. 两号分开管理制度　即门诊、住院病案采用两个编号，分开管理。这种制度的优点是提供科研、教学使用的住院病案，不影响门诊使用的病案；缺点是破坏了病案资料的完整性。为了弥补这一缺点，可以采用互相摘要的方法。

（二）病案保存期限

根据《医疗机构管理条例实施细则》规定，医疗机构的门诊病历的保存期不得少于十五年，住院病历的保存期不得少于三十年。应长期保存的病案有：作为医学史珍贵资料的一些标志着医学进展的病案记录；有医疗、教学、科研价值的或某些伟人的病案；作为医疗教学资料的某些疑难病例、典型病例、罕见病例等。对于无参考实用价值的病案，做好登记后予以销毁，但在决定销毁之前，应采取滤过的办法，将近期又来复诊的病案挑选出来，暂不处理。

随着医院病案存储量的不断增加，场地日益紧张，目前已出现专业为医院代为保管病案的第三方，将病案电子化后通过计算机远程监控管理，也可以网上调阅病案。

六、电子病历

（一）电子病历的概念

电子病历（electronic medical record，EMR）也称计算机化的病案系统，或称基于计算机的患者记录（computer-based patient record，CPR）。根据美国医学计算机化委员会1991年的定义，计算机化的病历是指存在于一个系统中的电子病历，该系统提供用户访问完整准确的数据、警示、提示和临床决策支持系统的能力。

由原卫生部颁发的2010年4月1日起试行的《电子病历基本规范》对其定义为：电子病历是指医务人员在医疗活动过程中，使用医疗机构信息系统生成的文字、符号、图表、图形、数据、影像等数字化信息，并能实现存储、管理、传输和重现的医疗记录，是病历的一种记录形式。使用文字处理软件编辑、打印的病历文档，不属于本规范所称的电子病历。该规范还提出了电子病历相关的要求、条件和管理规定，使电子病历在各级医院的推行得到了保障。电子病历并不是将纸质病历简单地计算机化，它不仅包括了患者纸质病历的原有内容，还包含了病史、各种检验检查和影像资料等，反映了患者在医院诊断治疗全过程的医疗信息。

（二）电子病历的功能

1. 电子病历包括传统病历的所有功能，且通过医院信息管理系统和辅助检查系统将各个科室的信息汇集在一起。因此，病历内容更全面充分。电子病历不仅记录病史、病程和诊疗情况，还可以记录 CT、MRI、核医学、超声等影像图片和声像动态。

2. 电子病历的疾病名称、基本格式、医疗用语、传送方式、图像压缩等均制订为统一的规则，对病历中的各种基本情况设立统一编码，使病历书写实现标准化和规范化。

3. 电子病历克服了纸质病历可能遗失、缺损、发霉、浸水等问题，可靠性强。

4.电子病历提高了医疗质量，系统主动提示药品的常用剂量、用法，进行医嘱自动审查和提示，医嘱床旁执行校对等。

5.通过电子病历采集的信息可以反映医院工作的效率和质量，用于医院资源计划、风险管理和医院持续质量改进等。

6.电子病历存储量大，运用云计算和大数据技术，可用于辅助临床诊断治疗、支持临床试验和循证研究。

7.电子病历提供更高效的服务。电子病历诊间互传，使会诊时间大大缩短，节省医疗资源，助力医院间互联互通，实现分级诊疗；实现智能化服务，包括临床路径、临床指南、合理用药知识库、医保政策知识库、知识库遵从与否记录等。

（三）以电子病历为基础的临床路径系统与按疾病诊断组/按病种分值付费制

以电子病历系统为基础产生的临床诊疗数据为临床路径系统的执行提供了依据，实现了路径管理集成化、智能化。电子病历系统的自动化处理诊疗信息、结构化归档医嘱资料及智能化提供服务支持的功能可以对进入路径和离开路径进行规范管理，实现了诊疗计划程序化、标准化、规范化。病历书写任务自动提示功能，可以及时提醒和催促医务人员按时、按质、按量完成病历书写工作，以避免病历文档的缺写、漏写、延时书写，这对于临床路径在医嘱中可见、直观、可调、可记录和全程后台追踪，自动从电子病历系统中获取数据生成常用评估报表，加快临床路径评估、改进、调整速度等方面，扮演着重要角色。

电子病历系统的发展为按疾病诊断组（diagnosis related groups，DRGs）和基于大数据的按病种分值（big data diagnosis-intervention packet，DIP）付费提供了技术支撑。目前我国已全面推进公立医院医保支付的DRGs/DIP改革。通过电子病历系统可以自动采集患者的病历和费用信息等数据，结合疾病严重程度、地区平均费用水平及政府财政补助、药品价格指数等因素，建立付费计算公式，对各DRGs组付费和DIP病种点数测算支付金额，制订预付费标准。

（四）电子病历的主要技术

电子病历是随着医院计算机管理网络化、信息存储介质——光盘和IC卡等的应用、数字影像病案技术、录音听打技术、条形码技术及互联网的全球化而产生的。

1.病案管理系统　病案管理系统是对病案相关信息及病案室（科）工作进行管理的系统，其主要内容有：病案首页管理；"病案号"索引管理；病案的借阅；病案的追踪；病案质量控制和患者随诊管理。

2.电子病历的存储体系及备份方案　电子病历系统要实现患者信息的长期保存，而且在发生故障时，患者信息不能丢失。为此，要建立分级存储结构，实现海量存储和实时存取的统一。电子病历数据应当保存备份，并定期对备份数据进行恢复试验，对过期患者的病历，实现自动归档。此外，目前还不能电子化地植入材料条形码、知情同意书等医疗信息资料，可以采取措施使之信息数字化后纳入电子病历并留存原件。

3.数据交换标准与方法　为达到电子病历在院际间病历信息交换的目标，需要制订院际间病历信息交换格式。提供转换手段，可以将病历信息转换为标准的交换格式，在网络上传输或存入可移动媒体，反之亦然。因此，需要制订一系列标准和规范，引进HL7标准，进行本地化研究。

4.电子病历的安全保障技术

（1）公钥基础设施技术（public key infrastructure，PKI）　利用公钥理论和技术建立提供信息安全服务的基础设施，发送信息的人利用接收者的公钥发送加密信息，接收者再利用自己专有的私钥进行解密，从技术上既保证了信息的机密性、完整性，又保证了信息的不可依赖性。

（2）数字证书　网络上（或称数字化的）实体身份证，出示给对方来表明自己的真实身份。围绕着数字证书中所包含的公钥和保存在"数字证书载体"中的私钥，利用这两者之间可以互相加密解密的功能，来实现身份认证、保密性及完整性等一系列安全服务技术。

（3）可信时间戳　由权威可信时间戳服务中心签发的一个能证明数据电子文件在一个时间点是真实完整的、可验证的、具备法律效力的电子凭证。可信时间戳是医疗电子数据具有合法的原件形式的技术基础保障，使医疗机构的电子签名格式满足高级电子签名的要求，保障医疗机构的电子签名在签名证书失效后仍然有效。

（4）电子签名　把电子病历看作一组静态的医疗记录文档，通过对各份独立文档的电子签名（包含可信时间戳），实现电子病历的数字签名。在通信中，医生利用数字证书对自己的处方加密，患者也只有用自己的密钥才能有权限打开自己的病历，以保证医患双方的签名信息不被篡改，保证医疗文档的原始性。

（5）区块链技术　采用链式的存储结构，多个区块首尾相连形成一条数据链，同时每个区块都会记录上一个区块的 Hash 值，由不同区块之间相互验证真实性。区块链技术能够实现数据分布存储相对隔离、上链数据不可篡改和数字签名不可否认等优势，确保病历信息真实有效。

5. 执行国际标准的疾病分类法　医学信息的标准化是特指信息标准化在医学领域的具体应用。依据目前国际上通用的疾病分类方法，按照世界卫生组织的统一标准，将疾病名称转换成字母和数字形式的代码，来实现国际交流、医学科研检索、统计分析等功能。目前广泛使用的是国际疾病分类第 10 次修订版"疾病和有关健康问题国际统计分类"ICD-10 及"手术操作分类"ICD-9-CM-3。它做不到一病一码，而是一组病一码，因此，容易实现完整性并易于维护，具有实用性。

（五）电子病历管理要求

1. 电子病历真实完整　门（急）诊病历记录以接诊医师录入确认即为归档，归档后不得修改。住院电子病历随患者出院经上级医师于患者出院审核确认后归档，归档后的电子病历采用电子数据方式保存，必要时可打印纸质版本，打印的电子病历纸质版本应当统一规格、字体、格式等，归档后由电子病历管理部门统一管理。

2. 电子病历保密机制　医疗机构应当建立电子病历信息安全保密制度，设定医务人员和有关医院管理人员调阅、复制、打印电子病历的相应权限，建立电子病历使用日志，记录使用人员、操作时间和内容。未经授权，任何单位和个人不得擅自调阅、复制电子病历。

3. 电子病历的使用权限　医疗机构应当受理下列人员或机构复印或者复制电子病历资料的申请：①患者本人或其代理人。②死亡患者近亲属或其代理人。③为患者支付费用的基本医疗保障管理和经办机构。④患者授权委托的保险机构。⑤公安、司法机关。医疗机构可以为申请人复印或者复制电子病历资料的范围按照《医疗机构病历管理规定》执行。同时应当在医务人员按规定时限完成病历后方予提供。复印或者复制的病历资料经申请人核对无误后，医疗机构应当在电子病历纸质版本上加盖证明印记，或提供已锁定不可更改的病历电子版。发生医疗事故争议时，应当在医患双方在场的情况下锁定电子病历并制作完全相同的纸质版本供封存。封存的纸质病历资料由医疗机构保管。

4. 电子病历的数据质量要求　由于公立医院绩效考核的部分指标数据和 DIP/DRG 付费制用

于制订付费标准的主要数据都来源于病案首页，这就对病案数据质量提出了更高要求。只有加强病案数据质控，才能保证医院评价和管理的科学性、精准性和公平性。要提升病案数据质量，需要从录入源头进行质控，确保编码准确和数据上传准确。利用 AI 工具对病案首页进行多维度、自动化检测，对缺陷与问题进行事中干预，并提示医生及时修改。从医生书写端、环节、终末进行多级质控，提高质控人员工作效率，提升病案数据质量。

第五节 医院统计管理

一、医院统计的概念

医院统计是运用统计学的原理和方法，对医院各项工作信息进行观察和分析，准确、及时、系统、全面地反映医院工作数量、效率、质量和经济效益的活动。医院统计为医院管理者的决策行为和日常管理工作提供调查、分析、预测的数据资料。

二、医院统计工作的职能

数据支持是医院提高运营效率和精细化管理的基础，信息统计工作是医院精细化管理的必要手段。信息统计工作已从传统的单一型向精细化、多元化的信息统计工作转变，其主要具有以下职能。

1. 信息职能 医院进行综合管理的关键依据就是信息统计。通过分析统计信息，可以帮助领导者做出科学正确的决策，更好地规划医院的业务，为各临床科室制订合理的发展计划，科学分配医疗卫生资源，为医院内部管理获得良性发展提供支持；通过分析疾病结构和变化趋势，可以更科学地建设重点专科及重点科室，加大在高危、高发及疑难疾病等方面的资金投入，更好地满足患者的就诊需求，提高医院的经济效益和社会效益。

2. 预测职能 随着支付制度改革和公立医院绩效考核的推进，医院从追求规模收入增长转变为向提高内涵质量效益型转型。通过信息统计对数据进行挖掘建模，可以回观医院、专科、诊疗组的医疗服务能力、效率、质量，并进行一定时间的预测，以及时调整医疗资源的分配，提高医疗服务技术，加强精细化管理与内涵建设。

3. 考核职能 2020 年，国家卫生健康委员会同国家中医药管理局联合印发的《关于加强公立医院运营管理的指导意见》明确医院要建立内部综合绩效考核指标体系，从医疗、教学、科研、预防以及学科建设等方面全方位开展绩效评价工作。医院以统计工作为基础，从医院维度、科室维度和诊疗组维度等建立分层考核体系，指标精确度也越来越高，对提高医疗服务质量与提升医务人员的积极性有很大的作用。

4. 监督职能 医院管理者通过信息统计了解医院各科室的具体情况，对各科室的指标完成发挥一定的监督作用。

三、医院统计部门的设置

医院统计是医院信息系统的要素之一，应设置在医院信息部门内（如信息管理科）。原卫生部《关于贯彻执行国务院〈关于加强统计工作充实统计机构的决定〉的通知》中规定：300 张床位以上和设有研究所的 300 张床位以下的各类医院，配备专职统计人员 2～4 人；未设研究所的 300 张床位以下的各类医院应配备兼职统计人员 1～2 人（不包括病案管理人员）。

四、医院统计工作的程序

医院统计工作的程序大致可分为统计资料的收集、整理、分析和应用四个步骤。

（一）统计资料的收集

按照统计的任务和目的，运用科学的调查方法，有组织地收集资料，是统计工作的基础。统计资料的来源主要有：医疗工作原始记录的报告卡、统计报表和专题调查。无论采用何种形式，都要求确保原始资料的完整性和准确性。

1. 医疗工作原始记录和登记　包括病案（历）资料，门诊、急诊或住院工作日志，各种检查和治疗的原始登记资料等医疗工作数据信息，以及医疗设备、药品、财务、人事等各方面的原始数据，都是比较重要的统计信息来源。病案是收集医院统计资料的主要依据，尤其是住院病案首页。

2. 统计报表　在全院各科室建立月报（日报）制度，如各科门诊人次的登记和日报、手术人次的登记和日报等。除统计数字外，还应有相应文字说明，以利于了解情况和统计分析，如工作成绩、存在问题、患者反映、建议意见等。

3. 专题调查　由医院管理人员以定期或不定期的全面调查、抽样调查、重点调查、典型调查等方式进行，其调查表成为医院统计资料的又一个来源。

（二）统计资料的整理

运用科学的方法，对大量零星分散的原始资料进行加工整理，使之成为能反映医院各项工作总体特征的综合数字资料，从而得出正确的分析结论。统计资料整理按调查内容和研究任务的不同，可分为定期统计资料整理、专题统计资料整理和历史统计资料整理。

（三）统计资料的分析

统计人员可从以下几个方面开展统计分析：调查分析各事物之间相互联系、相互依存、相互影响和相互制约的关系，掌握其发展规律，争取工作的主动；调查分析事物的均值；调查分析事物的发展动态；调查分析计划指标执行情况；统计指标的综合分析。

（四）统计信息的应用

医院统计工作要为医院领导做好参谋，为决策提供科学依据，同时还要为全院各科室服务，将经过统计处理后的信息，及时反馈给医院各科室，充分发挥监督与指导作用。应用和反馈统计信息的常见形式有以下几种。

1. 定期分析　按照《医院统计报告制度》规定，统计人员在定期向领导提交常规报表之后，还应提交统计分析报告。要将《医院统计分析报告》尽快送交全院职能科（室）以上的领导参阅，使他们及时了解医院工作动态，研究解决工作中的问题。

2. 专题分析　针对医院管理中较为突出的问题，深入各部门调查，正确选择其中的主要矛盾进行集中分析，并提出解决矛盾的建议和方法。

3. 统计简报　根据全院人员和医疗工作中发生的重要情况，进行不定期的统计分析。统计简报的时间性强、发布面广，故要求文字简洁、印发迅速，同时又要注意内容及其影响。

4. 统计年报汇编　将医院各方面的全年统计数据汇编在一起，综合反映医院的医疗服务情况。年报汇编每年一次，坚持积累下去，既有现实参考意义，又是历史统计资料。汇编不能仅有统计表格和数据，还应该附有适当的统计图和文字分析，做到图文并茂。

（五）统计分析平台

随着 HIS、LIS、PACS、CIS 等医院信息系统的日益完善，以及医院信息平台和数据中心的建设发展，数字化使医院各类医疗业务信息、教学科研信息和管理业务信息都存储和流通在这些信息平台中。当前，顺应大数据等信息技术手段的发展，医院亟需搭建专门的数据统计分析平台，抓取并整合医院各个信息系统中包含各维度的有效的医疗数据，在平台中设置分析图形与数据建模工具，做到能够实时对医疗数据进行跟踪和分析，预测风险，合理调配医疗资源。反之，通过统计分析平台的建立，继续加强相关信息系统的支撑。如多院区互联网医院建设中深度整合与优化业务流程；逐步引入可穿戴智能设备，进一步拓展医疗服务的广度和深度；建立技师工作站，对医技科室的数据进行完整采集，将工作量数据精确到技师个人，对检查诊断准确率进行跟踪评价，有效进行医疗流程效率分析；建立一站式的门诊综合管理及门诊电子病历系统，全面覆盖门诊全流程管理等，对医院的信息孤岛进行连结与整合；统一医院统计指标口径，建立完善的医院信息统计系统。

（六）统计分析方法

在大数据分析方法不断更新的时代，医院统计分析方法已从传统的简单的 Excel、SAS、SPSS 等分析数据的工具应用，转变为更复杂的数据建模工具的应用，并且更多的是借助信息化手段对数据进行深度挖掘，以满足建立不同主题的医院管理模型。

1. 定量研究和定性研究 定量研究，如评价诊断和治疗质量、门急诊住院费用、床位利用效率等客观指标；定性研究，对不同利益相关者进行评价等。

2. 大数据技术应用 升级报表统计方法和公示技术，加强网络报表审核、主要医疗技术项目和临床各项指标与同期完成情况对比分析等，为医疗质量评价提供依据。

3. 数据挖掘技术 通过从数据源抽取所需数据，转换、清洗并加载数据，消除相关数据噪声，整合为数据文件并保存；利用建模工具对数据模型进行建立并归类，完成数据集多维结构的建立；由统计人员确定适合模型与算法，通过自由组合并分析的方式，获得动态报表。该技术以统计学理论与方法为依托，在回顾分析现有数据的基础上，通过前瞻预测的方式，确定发展规律和方向，为医院管理决策提出相应策略或措施。

4. 人工智能技术 应用于信息统计工作将逐渐成为发展趋势。

【思考题】

1. 医院信息的来源包括哪些？医院信息管理有什么作用？
2. 简述医院信息系统的分类并举例。
3. 医院信息化建设的主要评价标准有哪些？请分别从评价内容、主管机构、评价结果几个方面进行比较。
4. 什么是电子病历？病案质量的重要性体现在哪些方面？如何提升病案数据质量？

第十六章
医院科教管理

【名人名言】

学习并不等于就是模仿某种东西，而是掌握技巧的方法。

——高尔基

【案例导读】

某中医药大学附属医院科教管理系统的设计与实现

科教管理，顾名思义就是科研和教学管理。医院的科教管理是医院管理中的重要组成部分和核心内容之一。现代医院是由多功能、高科技、多学科组合而成的复杂的系统工程，如何提高医院的服务水平和服务质量，促进医院的快速及可持续发展是每个医院的重点发展目标。聊城市某医院原有的半手工模式的科教管理方式已经明显不能满足医院在新形势下的发展需求，不仅不利于科教管理人员对信息进行统计和汇总，繁重的工作任务还会导致较高的出错率和较低的执行效率。并且，随着医院工作事务增多，传统意义下的科教管理方式很难短时间内在大量的数据信息中提取核心数据。聊城市某医院为了提高医疗服务质量，培养高素质的医学人才，依据求实性、学术性、系统性的原则，对科教管理系统进行开发。该科教管理系统中实现的功能模块包括人员管理模块、科室管理模块、继续教育管理模块、学分管理模块、统计查询模块。医院采用创新管理系统对科教工作进行管理，不仅提高了医院的管理水平，提高了工作人员的工作积极性，也促进了医院更快、更好的发展。

资料来源：蔡啸.聊城市人民医院科教管理系统的设计与实现［D］.济南：山东大学，2017.

第一节　医院科教管理概述

一、医院科教管理的概念

医院科教管理（science and education management of hospital）是指各级医疗单位进行科研教学实践，发展具有优势的特色学科和培养高层次的医学专门人才，依靠科技进步和创新，研究和掌握高水平的科研成果。全国大学（学院）附属医院及省、市级医院多已成为高校的教学科研基地，包括各级的综合性医院、专科医院、一些县级医院、中医院也作为医药教学及科研基地，这些都为医院科教管理奠定了基础。

二、医院科教管理的内容

医院科教管理的内容包括医院科教组织管理、医院科教部门职责管理、医院科教业务管理、医院科教人才管理。

（一）医院科教组织管理

由于各级各类医院所承担的科教任务不同，科教组织的形式各异。对医院科教组织进行科学管理，有利于医院科教任务的完成，确保科教目标的实现。

1. 医院科研组织管理　主要是指对科研机构（研究所、研究室、研究组）的建设管理、经费管理、条件管理和实验室技术装备管理等相关的管理活动。只有科学地将科研工作中的人、财、物进行组织管理，才能有效发挥各自的作用，产生较大的效益。

2. 医院教学组织管理　包括教务管理、教师管理、学生管理。医学院校附属医院的教学工作是一个复杂的系统工程，为了不使基础医学和临床医学、理论医学和实践医学脱节，医学院校实行了院系合一的体制，加强了对附属医院教学观念、教学素质的强化，健全了教学管理机构，以加强对临床教学工作的领导。

（二）医院科教部门职责管理

医院的科研科、教务科、学生科和各教研室，是负责管理科教活动的主要部门，担负着组织管理医院科教工作的职责。科教工作进行如何，取得了怎样的成绩，是各职能部门职责完成情况的体现。医院科教部门的职责包括：建立科学的科教管理体制，制订各种科教工作条例和规章制度；拟订和实施科教计划，加强教研室建设；协调全院各职能科室做好有关科教的管理工作；完善科教质量保障机制，监督检查科研教学质量；加强科教人才队伍建设，保障合理的梯队结构；注重学科带头人和专业定向培养工作等。

（三）医院科教业务管理

医院科教业务管理是对贯穿整个医院科研、教学业务活动过程的规范化管理，也是医院管理中不可忽视的重要环节。

医院科研业务活动一般要围绕科研的选题、申请、实施、总结、鉴定、报奖、推广等基本程序进行，内容上分为计划管理、过程管理、成果管理及科技档案管理等方面。计划管理是指根据医学技术的进展情况对医学科学技术进行预测，根据国家和上级机关的科研规划，结合医院的条件和特点制订短期、中期规划，以及与科研实施计划有关的各项工作计划。过程管理是对科研工作的指导设计、审查评价，落实计划、明确职责，定期检查、掌握进度，按期结题、及时验收整个过程的管理。科技成果管理包括对科技成果的鉴定、申报、奖励，其类型有重大科技成就奖、自然科学奖、技术发明奖、科技进步奖、国际科学技术合作奖、人文社会科学奖等。科技档案管理主要内容包括课题的内容、意义、目标和预期结果；课题设计报告及评审记录；研究步骤和起止日期；研究进程中的主要问题和解决办法；研究阶段性结论与转归；科研成果文件（包括鉴定文件总结、论文）等。

医院教学业务管理是指教育单位以教育教学活动的全过程和各环节为对象，以完成教学计划为目标，以教育教学的主体（教学管理人员、教师、学生）为重点，通过对教育教学活动主体、过程的决策、计划、组织、协调和控制，以实现教学活动目标的过程，分为临床教学任务管理、临床教学条件管理、临床教学过程管理、临床教学评价管理。

（四）医院科教人才管理

医院科研和教学人员作为医学科教活动的主体，是医院创新和发展的根本动力。在医院管理活动中，科研和教学工作都必须依赖于科教人员的参与，故培养现有人才和引进外来优秀人才，拥有更多的成熟型人才，是医院科教人才管理工作的重点。引进外来优秀人才一般无须培养费用，且有科研起点高的优点。培养现有人才一般需要一定的培养费用，但本院科教人员具有熟悉医院科教情况、实践经验丰富等优点。同时，还可以在保证不增加医院人员编制的情况下，使医院科教队伍人数和质量得到提高，并降低人力资源成本支出。而且通过培养现有人才，可以提高现有在职人员科研和教学的积极性，增强他们的使命感和归属感，从而增强医院的凝聚力。因此，在具体工作中，应将两者有机结合、同时兼顾，根据医院的实际情况选择培养或引进人才，为医院的科教服务，为医院的发展服务。

三、医院科教管理的意义

（一）提高医疗水平和服务质量

日常医疗工作任务繁重，医务人员的主要时间和精力用于临床工作，他们的继续教育和外出进修、深造不能完全落实。教学师资力量比较薄弱，高质量的教学人才不多，科研意识不强，气氛不浓，科技成果少。医院开展科教工作，就要使医疗工作规范化、标准化和精细化，使各种临床资料更为完整。医生要进行科研教学，就要学习理论，将理论与实践相结合，不断提高医疗水平，并使医院加强学科建设、人才培养、设备更新、新技术引进，提高医院诊疗水平和服务水平。

（二）开展临床科研工作和培养医学人才

目前，医院开展科研教学工作，有利于临床科研工作的开展和医学人才的培养。医院在参与医学院校培养高级医疗人才和医院职工的继续教育工作中，可以不断优化自身的人才队伍。医院的医务人员参与临床教学和实习带教，可不断提高自身的专业素质和医德医风。医院的科教管理为医院的医务人员提高医疗水平提供了支点，为医院的人才建设搭建了必要的平台。

（三）增强医院综合竞争力

医院的科教水平是医院综合竞争力的重要影响因素。医院是典型的知识密集型服务行业，防治各种疾病，提高卫生服务质量，都离不开医学科技的发展和创新。实施科教兴院可以通过创新提高医院的管理能力，促进医院内涵建设，实现医院高质量发展，增强医院在新形势下的竞争优势。

（四）促进对外学术交流合作

科教管理的开展，使医务人员了解最新的医学动态、发展方向，及时获取最新的医学信息和医疗技术。通过这些交流合作，可以促进医院医疗水平的提高，在社会上扩大医院的知名度，为医院谋求更好的发展奠定基础。

第二节　医院科研管理

一、医院科研管理的内容

（一）医院科研组织管理

医院科研无论是医药科技人才的培养，还是医院科技水平的提高，都会对医疗质量的改进、社会效益和经济效益的增加、核心竞争力的提升都会产生重要影响。同时，医院科研也是国家科技创新和发展的重要方面，而完善的科研组织管理，则是医院科研的基本保障。

1. 医院科研的组织与领导

（1）确立医院科研领导体制　医院有一位副院长分管科研工作。根据医院规模大小，设立科研处（科教处）或科研科（科教科）为职能部门，主要职责是认真贯彻"科教兴国，科教兴院"的方针及国家有关发展科学技术的政策，除抓好医院日常的科研工作外，结合医院的实际，以学科建设和人才培养为宗旨，协助院长组织制订医院的科研规划计划，建立健全科研制度，创造科研条件，合理协调科研力量，组织科研协作，抓好人才培养和管理，充分调动科技人员积极性，采用先进的管理方法提高科研工作的效率和质量。

（2）成立学术委员会　学术委员会负责医院科研课题申报前的评审与咨询，提出改进的意见与建议，以及论证科研机构和各种科研活动方案。学术委员会由医院内学术造诣较高、才学出众、品德高尚的专家组成，人数为 9～11 人。

（3）设立伦理委员会　伦理委员会或伦理小组负责论证医学科研中有关涉及人体实验方面的伦理学问题。伦理委员会设主任委员 1 名，副主任委员 1～2 名，委员若干名，并设伦理秘书。伦理委员会全体委员人数不少于 7 名，应由多学科背景的人员组成，包括从事医药相关专业人员、非医药专业人员、法律专家，以及独立于研究/试验单位之外的人员。伦理委员会的工作以《赫尔辛基宣言》为指导原则，并受中国有关法律、法规的约束。在临床科研中，凡经过动物实验后应用于人体的新药物、新技术、新材料及有关基因工程和器官移植等方面涉及的伦理学问题都应经伦理委员会审定后，严格按照国际共同遵守的"人体试验准则"及其他有关规定，经受试者同意后，才能计划周密地进行必要的人体试验。

2. 医院科研机构的建设

（1）研究所　是医院的大型研究机构，需经上级主管部门审批同意方可建立。建立研究所条件是：必须有一支实力较雄厚的学术队伍，具有承担国家级或至少省市级科研项目的能力，有必备的科研设备和实验条件，研究方向必须符合医院学科发展方向。研究所规模一般 30～50 人，多数科研人员是专职或以科研为主，组织管理上设单独建制，但体制上由院长统一领导。

（2）研究室　是医院附设的小型研究机构，相当于专业科室。作为医院的研究室应具备研究的基本条件：一定的科研人员、专用的仪器设备、科研病床和经常性的科研经费。有明确主攻方向，既要完成当前的科研任务，又要符合长远的发展方向。

（3）研究组　是根据科研任务的需要而临时组织的，人员组成可以跨科室、跨单位，要求人员精干、结构合理，研究组完成课题后自行解散。这是各级医院一种主要的科研组织形式。

3. 医院科研条件　包括科研人才、科研基地与场所、实验室技术装备及科研经费。积极创造科研条件是完成科研任务的基本保证。只有将人、财、物这三个必不可少的要素有机结合起来，通过科学的组织管理才能有效发挥各自的作用，产生较大的效益。

（1）科技人员 科技人员的质量和数量关系到医院科研工作能否顺利开展并取得预期成果的首要条件，是衡量医院科研实力的重要标志。按照科技"以人为本"的原则建立一支老中青梯队合理的科研队伍，有利于发挥各自的最佳效能。学有所长的专家教授积极发挥他们的作用，指导并培养年轻的一代。医院通过实践与考核，对德才兼备的人才进行大胆选拔与培养，为他们创造条件重点扶植，使他们能脱颖而出。

（2）科研基地与场所 医院科研除了临床研究外，实验研究占有相当重要的地位。这就需要有科研实验室、动物实验室和科研病房：①科研实验室的设置应既要有利于科研工作，又要考虑临床医疗共用的可能性，做到布局合理，人力、物力集中，设备配套。规模较大的医院可以采取集中与分散相结合，以集中为主，设置中心实验室，大型通用仪器设备集中使用，个别专科根据需要增设专科实验室作为补充；而规模小的医院以只设中心实验室为宜。②动物实验室是医学科研工作必不可少的条件。新手术方法的建立、新药研究、疾病模型的建立等，都需先在动物身上进行，实验动物质量将直接影响研究结果的科学性和可靠性。医院动物实验室及动物饲养室设备条件和管理好坏，是反映一个医院科研质量的重要指标。③设置适当的科研病房和病床，收治符合要求的病种，建立详细的病例档案，以便进行系统观察和科学研究。

（3）实验技术装备 包括仪器设备、材料、药物、试剂、实验动物等。

（4）科研经费 是开展科研的基本保证。医院应有战略意识，充分发挥优势，组织科技人员联合起来协作攻关，提高竞争力。为此要多渠道争取科研经费，加大对科研的投入，同时每年拨出一定数量的专项经费保证科研与学科建设。

（二）医院科研业务管理

医院科研业务一般要围绕科研的选题、申请、实施、总结、鉴定、报奖、推广等基本程序进行，以保证科研顺利开展，达到出成果、出人才、出效益的目的。科研业务管理内容大体分为计划管理、过程管理、成果管理及科技档案管理等方面。

1. 科研计划管理

（1）医学科学技术预测 是搞好科研规划和计划的前提。主要预测的依据是：当前国内外医学技术的进展情况；不同国家医学技术发展的现状和趋势；跨部门、跨学科的综合性技术课题的发展状况。

（2）科研规划 医院根据国家和上级机关的科研规划，在做好预测的基础上，根据医院条件和特点制订出本院的短期、中期规划。主要有：①确定医院科研结构：确定拟承担国家计划、部级计划、省级计划、地级计划、单位级计划的比例和任务。②确定科研部类比例：确定拟承担课题中的医学基础理论研究、应用研究和发展研究的比例。③确定科研学科比重：确定哪些临床或基础学科参加科研工作，以及它们在科研任务中所占的比重。

（3）年度计划 医院科研年度计划就是每年全院年度科研项目的综合实施计划，以及与科研实施计划有关的各项工作计划。它要求以科研具体项目为中心，分别列出每个项目的管理级别、所属类别、年度目标、参加学科和单位、实际开展的研究课题、科研人员、所需条件和要求等。

2. 科研过程管理

（1）指导设计、审查评价 课题设计的评价是科研工作过程中的一个重要环节。通过同行专家对设计书或标书的评议，可以使科研设计更加完善、合理，也可以帮助行政部门在确定项目时减少片面性、盲目性和重复立题，以保证科研质量。为此，一般要组织课题设计或标书的报告评审会，必要时进行学术答辩。

开题报告：①研究者报告研究课题设计的全部内容及预试验的结果，对课题的理论价值、技术价值、实用价值、经济价值等进行论证。②对参加本课题工作的主要研究技术人员的配备及其业务能力做简要说明，内容包括：简要资历，过去工作成绩；业务专长，在研究过程中担负的任务；对仪器设备、实验技术掌握的程度。③已具备的科研基础和条件，说明与之相关课题的研究积累或成果情况，以及已具备的仪器设备等基本条件情况。

同行评议：①对该课题的目的性、先进性、实用性和可行性的论证是否充分。②研究方法、步骤是否得当。③研究条件是否具备。④经费、物资核算是否合理、可能。⑤预期结果能否实现。

有下列情况该课题不能或暂不能进行：①在理论上或实用上没有重要意义。②低水平重复性课题。③对国内外情况了解不够。④设计不周密、不合理，研究设想依据不足，研究方法及途径难以实现。⑤关键性的条件在预期内不能落实。

（2）落实计划、明确职责　课题负责人对课题的完成负有全责，要认真做好课题组织、指挥、协调工作，严格掌握课题进度，合理安排经费使用，负责对课题进行小结、总结和汇报，以及组内人员的指导与考核，建立一套共同遵守的规章制度，以保证研究工作有条不紊地开展。医院科研管理部门是课题完成的保证单位，应负责监督、检查课题执行情况及课题的验收工作，并协调解决课题执行过程中出现的各种矛盾与纠纷。

（3）定期检查、掌握进度　为了全面掌握课题执行情况必须建立研究工作检查制度，检查的目的在于及时了解情况、及时发现问题和解决问题，这是保证科研计划顺利进行的有效手段。对课题计划的执行情况进行检查，内容包括计划实施、条件落实、经费使用状况及遇到的困难等，以便及时协调解决。

（4）按期结题、及时验收　课题按规定时间结束后3个月内，管理部门应督促课题责任人认真撰写科研课题结题报告。报告内容包括结题简表（研究概况）、研究内容及研究简要经过、取得的主要成果及意义、达到的主要技术经济指标、对研究成果的评价和建议、完成论文论著目标、经费使用结算等。

3. 科研成果管理

（1）成果鉴定　指有关科技行政管理机关聘请同行专家，按照规定形式和程序，对成果进行客观公正的审查和评价，正确判断科技成果质量和水平，加速科技成果的推广应用。成果鉴定必须具备以下条件：①全面完成科研合同、任务书或计划的各项要求。②技术资料完备，符合科技档案要求。③应用性科研成果必须出具应用推广单位证明。④实验动物必须具有合格证书。⑤基础性研究成果一般需论文发表后方可申请鉴定。

成果鉴定形式包括专家鉴定和验收鉴定。

专家鉴定：有会议鉴定和函审鉴定两种方式。①会议鉴定是由同行采用会议形式对科技成果做出评价。由组织或主持鉴定单位聘请同行专家5～7人组成鉴定委员会，采用答辩、讨论、现场考察、演示或测试等方式。②函审鉴定是由组织鉴定单位确定函聘同行名单，专家人数一般控制在5～7人，并确认其中一位任专家组长，由组织鉴定单位将该项成果的有关证明、技术资料、文件及《专家评审意见书》函送所聘专家，并请其在一定时间内反馈具有专家亲笔签名的评审意见书。反馈的评审意见书不得少于5份，若少于此数时，应增聘评审专家。

验收鉴定：指由组织鉴定单位或委托下达任务的专业主管部门（或委托单位）主持，根据计划任务书（或委托合同书）或规定的验收标准和方法，对被鉴定的科技成果进行的全面验收。必要时可视具体情况邀请3～5名同行专家参加。

（2）成果申报和奖励

科技成果申报：是为了让国家和地方各级科技管理部门随时掌握和了解各类科技成果的数量和意义，及时交流和推广各类科技成果，最大限度地发挥科技成果在推动社会主义经济建设中的作用。报送的每一项科技成果均应附送下列材料：①《科学技术研究成果报告》，报告中主要内容有科技成果内容摘要，包括成果的主要用途、原理、技术关键、预定和达到的技术指标、经济价值、国内外水平比较鉴定或评审意见、主要研究人员及资料目录等，并加盖填报单位及其负责人的印章。②《技术鉴定证书》或《评审证书》。③研究试验报告或者调查考察报告、学术论文与科学论著等有关技术资料。④成果应用、推广方案。

成果奖励类型：①国家自然科学奖：国家自然科学奖授予在自然科学基础研究和应用基础研究领域取得优秀成果的研究集体和个人。②技术发明奖：发明是一种重大的科学技术新成就，是利用科学原理或自然规律对某一技术领域存在的问题做出的具有创造性的新的技术解决方案。③国家科技进步奖：科技进步奖是我国科技成果奖励体系中涉及面最广、层次最多、内容最丰富的一项奖励制度。科技进步奖按项目的科学技术水平、经济效益、社会效益和对科学技术进步的作用大小分为国家级、省部级和厅局级三个层次。④基层奖：国家独立的研究院、所、卫生健康委（局）或医学院校等，根据各自的条件和需要，对科技成果实施奖励。奖励等级、评审标准及评审、审批办法由各部门制订。

4. 科技档案管理　科学技术档案是科研工作的综合型技术文件。科研技术档案应分部门、分课题建立，其主要内容包括该课题的内容、意义、目标和预期结果、课题设计报告及评审记录、研究步骤和起止日期、研究进程中的主要问题和解决办法、研究阶段性结论与转归、科研成果文件（包括鉴定材料、论文）等。

二、医院科研管理的评价

医院科研管理关键绩效指标的选择应遵循以下原则：第一，目标导向。即必须根据医院总体发展目标、科室目标和岗位目标等来确定。第二，注重质量。医疗质量是保证医院发展的前提条件，故要在确保医疗质量的前提下制订。第三，可操作性。建立医院科研管理关键绩效指标必须从技术上保证指标的可操作性。第四，目标的平衡性。涉及需要多个部门配合完成的指标，要先确定一个主要负责部门，其他相关部门支持协助，共同商讨制订完成。第五，控制能力。被考核者应该对指标的达成具有控制能力，在制订目标时要考虑是否能控制该指标的结果，不能控制则不能作为绩效评价指标。

参照国家卫生健康委员会《三级医院评审标准（2022年版）实施细则》要求，制订医院科研管理关键绩效指标，包括科研项目管理、科技成果奖励、知识产权、论文发表、专著出版、成果推广、人才培养等方面内容。

1. 科研项目管理　包括申报和承担国家级科技计划、国家基金、省级科技计划、厅局级科技计划、院级课题。它可以直接反映科研投入的大小，也客观地反映了科研绩效产出的潜力。

2. 科技成果奖励　科技成果奖励由国家级奖励、省部级和厅局级奖励组成，可客观反映医务人员科研水平的高低。

3. 知识产权　由发明专利、实用新型专利、软件著作权等组成，是科技创新的实质内容，能体现技术含量的高低。

4. 论文发表　包括国外刊物发表论文、SCI收录论文，以及在中华级期刊、一级期刊、二级期刊等发表论文，是科研绩效最重要的表现形式，能客观反映医务人员对学术思想和科学实验的贡献，不同级别的论文具有不同的权重值。

5. 著作出版 包括专著、教材、译著、科普著作等出版，也能反映编者的学术水平。

6. 应用研究和技术开发研究成果 在转化和推广创造经济价值的同时，其社会价值也得到了体现，可以通过对创造的经济价值的大小划分等级，来进行定量评价。

7. 人才培养 包括各种高层次人才培养、博士（硕士）导师及培养博士（硕士）人数、国内外学术交流活动等，反映对科研理论和科研技能的培养能力。

第三节 医院临床医学教育管理

一、医院临床医学教育管理内容

（一）临床教学组织的管理

临床教学组织管理是依托临床教学基地实施的。临床教学基地的类型又分为附属医院、教学医院和实习医院三种类型。按照原国家教委、卫生部和国家中医药管理局联合颁布的《普通高等医学教育临床教学基地管理暂行规定》，对各基地教学管理、教学条件及教学实施都制订了相应的评审标准。临床教学管理的组织形式要适应完成教学任务的需要。由于各级各类医院所承担的教学任务不同，教学的组织形式也各异，但是完成一项教学工作所包括的教务管理、教师管理、学生管理工作的内容都是必需的。教学任务量小的医院上述职能都由主管教学的院长和科教科内部成员分工承担；教学任务量大的医院则分设相应管理机构分别承担并在工作中互相协调配合，共同对主管院长负责。医学院校的临床教学工作是一个复杂的系统工程，为了保证医学教育质量，国家现行公立医院编制标准文件是 1978 年卫生部《综合医院组织编制原则试行草案》（〔78〕卫医字第 1689 号），对医院承担的科研和教学任务增编 5% ～ 7%，对医学院校附属医院和教学医院另增 12% ～ 15%。医院床位数与医学专业在校学生数之比应达到 1∶1。为了提高学生的动手能力，不使基础医学和临床医学、理论医学和实践医学脱节，多数医学院校都实行院系合一的体制，加强对附属医院教学观念、教学素质的强化，健全教学管理机构，以加强对临床教学工作的领导。

（二）临床教学业务的管理

1. 临床教学任务的管理

（1）抓好课间见习教学 课间见习是把课堂所学理论逐步运用于临床实践的过程，是理论联系实际的纽带和桥梁。各教研室要根据本专业的特点，掌握好带教方法，采取多种形式，注意挑选典型病例，让学生多接触患者，多接触病种，加深和巩固学生在书本上所学的知识。掌握诊治疾病的技能和应变能力，了解现代医学诊治疾病的一般知识，培养学生正确分析问题、解决问题的能力，训练学生临床基本功，为今后学习临床课打下坚实的基础。

（2）抓好毕业实习教学 毕业实习是学生在校进行实践性教学的最后一个阶段，是整个教学布局中至关重要的部分。学生进入医院后，应在各科门诊及病房进行轮转实习，参加值班、管床、特护工作。在门诊和病房直接接触患者，利用自己所学到的理论知识和各种检查方法进行搜集资料、分析，得出诊断与治疗意见，然后由带教老师修正指导。让学生在临床工作中，学会理论联系实际，掌握防病治病的方法，培养学生独立工作、综合分析的能力。同时，要注意培养学生临床思维能力、实际操作能力、语言表达力、病历书写能力和正确处理医患关系的能力。使每个学生都能成为具有较高业务水平、较强适应能力的合格毕业生。临床见习、实习均应安排在医疗科室配套、学科齐全、医疗设备先进、制度完善并有较高理论水平、临床经验丰富、教学意识强、医德医风好的医院进行，使学生能够获得比较系统、全面的教育。2021 年版《中华人民共和国医师法》第三十五条规定：参加临床教学实践的医学生和尚未取得医师执业证书、在医疗卫生机构中参加医学专业工作实践的医学毕业生，应当在执业医师监督、指导下参与临床诊疗活动。医疗卫生机构应当为有关医学生、医学毕业生参与临床诊疗活动提供必要的条件。这为医学生在临床实习的过程中合法参与临床诊疗活动，提供了法律依据。

（3）抓好临床研究生培养　医学院校附属医院应根据学科招生的培养目标，结合自身实际，保证重点，制订临床研究生培养计划。培养管理形式可采取导师负责制或导师指导小组进行培养，使研究生在培养阶段能够学到有关专家的专长，并在其学科领域的科学研究方面有所发现和突破。住院医师规范化培训是毕业后医学教育的重要组成部分。2013 年 12 月，原国家卫生计生委等七部门印发《关于建立住院医师规范化培训制度的指导意见》，明确提出到 2020 年基本建立住院医师规范化培训制度。目前，住院医师规范化培训制度已成为培养合格临床医师的必由之路。住院医师规范化培训学员在较高水平的医院接受培训，锤炼临床技能，能够快速成长为一名合格医生。

医院教学管理部门对导师培养计划执行情况进行定期的检查与落实。在研究生毕业前，组织有关专家对学生论文进行答辩、评审与授予学位资格。

（4）抓好实习考试　临床实习考核办法目前各医院均不一致。传统的考核方法是自我总结，带教老师给学生做鉴定。这样会出现不少弊端，不能全面地综合评价学生的学习成绩。为改变这种现象，不少医院制订了较科学的综合考试方法，包括医德、业务技能（病历书写质量和对疾病的处理、急救技能等）、综合分析能力、论文水平、组织纪律等项目。

2. 临床教学条件的管理

（1）综合性教学医院应有 500 张以上病床，科室设置齐全，并有能适应教学需要的医技科室和教学设备。

（2）有一支较强的专兼职教师队伍，有适应教学需要的、医德医风良好、学术水平较高的学科带头人和一定数量的技术骨干，包括承担临床理论教学任务的、具有相当于讲师以上水平的人员，直接指导临床见习和实习的主治医师以上人员。

（3）应具有一定建筑面积的临床教学环境，包括教室、示教室、阅览室、图书资料室、食堂等教学和生活条件。

（4）教学医院应保证教学所需的病床数与病种。

3. 临床教学过程的管理　加强临床教学过程管理是保证临床教学质量的关键。要安排好教学每个环节的工作，使整个临床教学规范有序地进行，主要包括以下方面的内容。

（1）临床教学计划的实施　医院教学职能部门应根据所承担的专业教学计划、课程教学大纲、实习大纲等，制订医院临床教学进程安排表、实习轮转安排表、理论讲课安排表和其他业务教学活动安排表。

（2）临床教研室工作的管理　临床教研室是临床教学工作的核心部门。教研室工作管理包括教研室任务与职责、教研室主任职责、教学秘书职责、专兼职教师职责、带教老师职责等。各教学岗位的教师均应按职责所规定的内容与责任开展临床教学工作。教研室的主要教研活动包括集体备课，研讨教学中所遇到的问题，开展教学内容与教学手段、形式、方法上的革新等，以提高临床教学效果。这也包括年轻带教医师的培养性讲课、检查性听课及高年资教师的示范性教学活动。建立教师的定期的考核制度，听取学生对教学工作的意见和要求，改进教学工作，做到教学相长。

（3）专业教学的管理　临床教研室（科室）应按照临床教学大纲的要求及教学进程表的安排，组织理论讲课专题讲座，定期开展科室小讲课、病例讨论等。医学生一旦进入临床实践，带教教师就应予以严格要求，使之形成规范的临床工作习惯。例如，指导学生正规的体检、操作，及时（24小时以内）修正病历书写中出现的问题，组织好教学查房，规范好临床理论与技能操作考试等。

（4）临床实习学生的管理　临床医学院学生科或医院科教科负责管理学生工作。要及时关心实习生的学习与生活情况，并予以必要的指导和支持，保证每位学生顺利完成实习任务。

4. 临床教学评价的管理　一般包括对教学条件、教学过程和教学质量三方面进行评价，做出综合评价结论。

（1）教学条件评价　主要是了解和判断支持系统（包括人、财、物等）对培养目标实现的潜在可能性，是否有与任务相适应的临床教师队伍应作为条件评价的重点。

（2）教学过程评价　主要是调查分析教学进程和管理过程的状况，判断医院在实现临床教学目标过程中的计划、组织、领导和调控方面的措施。

（3）教学质量评价　主要是调查了解医院在学生医德医风教育、知识与临床技能方面是否达到了预期目标，以及在教学科研方面所取得的成绩，最终是用人单位对毕业生的总体评价。

（三）《中华人民共和国中医药法》中的师承教育管理

《中华人民共和国中医药法》第十五条第二款规定：以师承方式学习中医或者经多年实践，医术确有专长的人员，由至少两名中医医师推荐，经省、自治区、直辖市人民政府中医药主管部门组织实践技能和效果考核合格后，即可取得中医师资格。按照考核内容进行执业注册后，即可在注册的执业范围内，以个人开业的方式或者在医疗机构内从事中医医疗活动。国务院中医药主管部门应当根据中医药技术方法的安全风险拟订本款规定人员的分类考核办法，报国务院卫生行政部门审核、发布。

（四）《中华人民共和国中医药法》中医药教育管理的相关内容

1. 中医药人才培养

第三十三条：中医药教育应当遵循中医药人才成长规律，以中医药内容为主，体现中医药文化特色，注重中医药经典理论和中医药临床实践、现代教育方式和传统教育方式相结合。

第三十四条：国家完善中医药学校教育体系，支持专门实施中医药教育的高等学校、中等职业学校和其他教育机构的发展。

中医药学校教育的培养目标、修业年限、教学形式、教学内容、教学评价及学术水平评价标准等，应当体现中医药学科特色，符合中医药学科发展规律。

第三十五条：国家发展中医药师承教育，支持有丰富临床经验和技术专长的中医医师、中药专业技术人员在执业、业务活动中带徒授业，传授中医药理论和技术方法，培养中医药专业技术人员。

第三十六条：国家加强对中医医师和城乡基层中医药专业技术人员的培养和培训。

国家发展中西医结合教育，培养高层次的中西医结合人才。

第三十七条：县级以上地方人民政府中医药主管部门应当组织开展中医药继续教育，加强对医务人员，特别是城乡基层医务人员中医药基本知识和技能的培训。

中医药专业技术人员应当按照规定参加继续教育，所在机构应当为其接受继续教育创造条件。

2. 中医药科学研究

第三十八条：国家鼓励科研机构、高等学校、医疗机构和药品生产企业等，运用现代科学技术和传统中医药研究方法，开展中医药科学研究，加强中西医结合研究，促进中医药理论和技术方法的继承和创新。

第三十九条：国家采取措施支持对中医药古籍文献、著名中医药专家的学术思想和诊疗经验以及民间中医药技术方法的整理、研究和利用。

国家鼓励组织和个人捐献有科学研究和临床应用价值的中医药文献、秘方、验方、诊疗方法和技术。

第四十条：国家建立和完善符合中医药特点的科学技术创新体系、评价体系和管理体制，推动中医药科学技术进步与创新。

第四十一条：国家采取措施，加强对中医药基础理论和辨证论治方法，常见病、多发病、慢性病和重大疑难疾病、重大传染病的中医药防治，以及其他对中医药理论和实践发展有重大促进作用的项目的科学研究。

3. 中医药传承与文化传播

第四十二条：对具有重要学术价值的中医药理论和技术方法，省级以上人民政府中医药主管部门应当组织遴选本行政区域内的中医药学术传承项目和传承人，并为传承活动提供必要的条件。传承人应当开展传承活动，培养后继人才，收集整理并妥善保存相关的学术资料。属于非物质文化遗产代表性项目的，依照《中华人民共和国非物质文化遗产法》的有关规定开展传承活动。

第四十三条：国家建立中医药传统知识保护数据库、保护名录和保护制度。

中医药传统知识持有人对其持有的中医药传统知识享有传承使用的权利，对他人获取、利用其持有的中医药传统知识享有知情同意和利益分享等权利。

国家对经依法认定属于国家秘密的传统中药处方组成和生产工艺实行特殊保护。

第四十四条：国家发展中医养生保健服务，支持社会力量举办规范的中医养生保健机构。中医养生保健服务规范、标准由国务院中医药主管部门制定。

第四十五条：县级以上人民政府应当加强中医药文化宣传，普及中医药知识，鼓励组织和个人创作中医药文化和科普作品。

第四十六条：开展中医药文化宣传和知识普及活动，应当遵守国家有关规定。任何组织或者个人不得对中医药作虚假、夸大宣传，不得冒用中医药名义牟取不正当利益。

广播、电视、报刊、互联网等媒体开展中医药知识宣传，应当聘请中医药专业技术人员进行。

二、医院临床医学教育管理的目标

为了培养面向社会主义现代化建设的有理想、有道德、有文化、有纪律的高级医学人才，医院临床医学教育管理目标必须把思想政治教育与医学专业教育密切结合起来，形成一个完整的教育体系。

1. 加强医德教育，优化育人环境 医院应结合医德建设和创文明单位活动，使医务人员在思想和行为上确实认识社会主义的医德原则和规范，督促医学生按照医德要求规范自己的言行。

2. 构建全面发展的临床教学模式 应探索在临床导师的引导下，充分发挥医学生自主学习的能动性的教学模式，如"以问题为引导的临床医学教程"等。但是医学生在临床的实际操作过程必须在导师的密切监督下进行，以逐步形成学生规范化的临床技能。临床教学是就业前的专业化训练的重要环节，规范化的阶段考核也显得重要。在每个实习阶段，病史采集、体格检查、疾病诊断、治疗计划、处方医嘱、操作技能、语言水平、服务态度等，应列为出科考核的内容。

现代医院是由多学科、多功能、高科技组成的复杂的系统工程，因此，必须用科学化、标准化和规范化的方法进行管理。医院的科研和教学管理是个非常重要的课题，也是医院管理的重点，这个重点凝聚的能量越大、越持久，医院全方位的发展速度就愈快，医院诊断、治疗的技术水平就会不断地提高。

第四节　礼仪教育与医院管理

当前，我国的医院管理体系建设正处于快速发展时期，并取得了令人瞩目的成就。然而，随着医学科学和医疗卫生技术的迅猛发展，医院管理所涉及的范围越来越广，它不仅要满足防治常见病、多发病和急性病的卫生服务需要，而且要涉及慢性病的预防保健、康复等多方面。特别是在新型冠状病毒感染疫情下，医务工作者展现出独特的人文医学内涵。医务人员以天地般的大德关照生命，是爱国主义的具体表现。义不容辞地走上了抗击新型冠状病毒感染前线的医务人员，表现出高尚的医学人文情怀，也是医务礼仪在医疗工作中的具体实践。医务礼仪是医学人文精神的体现，是人类社会与医学发展的珍果，是历史与现实的统一；彰显出特有的社会功能与职业价值观，是社会责任与职业道德的统一；实现着人民的愿望与国家的企盼，是"真善美"的统一。面对现代医院管理的复杂性，医务人员的工作对象和范围也日趋多样化和复杂化。这就需要医务人员和医院管理者具备医学、人文和社会科学等多方面的知识，更要有较强的工作能力和素质水平，在工作中体现良好的个人修养，树立可靠的医疗组织形象，从而有效地提升医疗组织工作效率。

一、礼仪在医院管理中的作用

现代礼仪是人们在社会交往活动中形成的行为准则和道德规范，随着社会文明的进步，礼仪已经深入到各行各业。在医疗过程中，礼仪的重要性也日趋凸显出来，护士礼仪、医务礼仪、服务礼仪等专业礼仪，已经融入医疗卫生工作中的各个环节。礼仪在医疗工作中的应用，使得近年来频频出现的医患关系紧张、服务态度不佳、工作效率低下等现象得到了好转，并在一定程度上有效地缓解了医疗领域中的多项困难，具体表现在以下几个方面。

（一）有助于树立组织形象，强化内外部公众认可度

组织形象通常在不经意间得到体现。整洁优雅、布局合理的办公环境，统一得体的服饰要求，彬彬有礼的员工，以及鲜明的指示引导牌等，都会给公众留下深刻的印象。礼仪可以约束医院工作人员的工作态度和行事动机，树立服务意识和工作态度，规范其工作中的行事方式，维护组织的正常工作秩序。礼仪可以通过对员工的仪容仪表、言行举止等各方面的约束和引导，使得公众感受到组织整体有序的形象。礼仪还可以通过对人际关系的调解，增进医务工作者的团结合

作，提升社会公众对医疗工作的认可和理解，建立起相互尊重、友好合作的关系。因此，医院管理行政部门和医疗业务都可借助礼仪的规范和约束功能来实现强化内部组织凝聚力的目的，外部营造良好的组织形象，在组织内部员工的支持及外部公众的理解下，实现医疗工作的顺利展开。

（二）有助于树立个人形象，提升工作能力

鉴于现代医疗工作的复杂性，医疗系统中的每个成员都担负着向全体人民群众提供医疗服务的职责。对于医院管理人员来说，如何做好日常工作，不仅需要职业技能，更需要懂得服务礼仪规范。医院管理者讲究礼仪是对服务对象，对社会表示诚信的基础。他们的行为礼貌，仪表端庄，不但体现着个人的文化修养，也体现着所在单位的整体素质水平。礼仪可以规范工作人员的行为，使其自觉遵守组织的各项操作规范和管理规章制度，还可以通过对医务工作者着装、仪容、仪态、礼貌用语等方面的修正，树立良好的职业形象。医务工作者如果在工作中能以良好的礼仪为前提，优良的技术水平为支撑，诚信的工作态度为基础，必然能赢得服务对象的信任和尊敬，得到他们对医疗工作的支持与帮助，从而极大地提高工作成效。

（三）有助于提高服务质量，增强群众满意度

医院的医疗工作主要面对的对象是广大的人民群众。工作人员只有凭借热情周到的态度、敏锐的观察能力、良好的口语表达能力，以及灵活、规范的事件处理能力，才能赢得公众的理解、好感和信任。当前，医患纠纷中很多是由于沟通不畅而引发的，极少数医务人员在工作中缺乏对患者必要的同情和关心，缺少亲切的态度，以及忽视语言技巧等，这些都可能是导致医患关系紧张的原因。可见，在医院管理工作中，引入有形、规范、系统的行业礼仪，不仅可以树立卫生服务领域中的工作人员和组织良好的形象，更可以构建受到公众欢迎的服务规范和服务技巧，真正提高服务水平和服务质量，最终增进医务人员与服务对象之间的相互理解和信任，增强群众的满意度。

二、礼仪在医院管理中的应用

在卫生服务快速发展的形势下，如何规范在卫生服务质量中起到重要作用的工作礼仪，是提高与保证医疗卫生服务的质量、建立和谐医患关系的关键，是一个值得重视和研究的问题。医务工作者学习礼仪，应当结合自身的职业环境及特点，在学习的途径、方法和侧重点上下工夫。

1. 明确职业道德，树立服务思想　职业道德是与职业活动紧密联系的符合职业特点所要求的道德准则、道德情操与道德品质，它既是对本职人员在职业活动中行为的要求，同时又是职业对社会所负的道德责任与义务。医务工作者担负着为公众提供医疗服务，为人民群众提供健康保障的重要职责，因此，一定要明确自己的职业道德，真正树立起为人民群众服务的思想，自觉遵守组织的各项操作规范和管理规章制度。医院管理者也应该在具体工作中牢记"人本管理"的服务宗旨，改善服务态度，规范工作行为，热情待人，积极向上，不断提高自身的服务水平。例如，医务人员应该以"救死扶伤"作为自己工作的基本指导思想，一切工作行为都要以为患者服务，替患者考虑为目的；而医院管理人员则应当摆正自己的位置，切实落实"为人民服务"的思想。

2. 加强个人修养，培养良好人格　个人良好的形象会给组织带来巨大的社会效益。医务工作者需要在工作和日常生活中，注意培养自身良好的气质、情操、性格、理念、修养、行为，不断完善自身的形象。医务工作者要在工作中遵从礼仪规范，对个人的仪容仪表、语言艺术、沟通技巧、行为规范都严格按照职业礼仪的要求加以完善，争取在工作中能通过热情的问候、得体的仪

表、亲切的微笑、大方的举止和文雅的谈吐，营造出关心人、尊重人、理解人、团结人、帮助人的良好的组织内外部人际关系。同时，通过提升个人修养，加强公众对卫生服务工作的信任。

3. 注重课余学习，提高业务素质 现代医院管理模式对从业人员职业道德要求更加突出了人文关怀，这就要求医务工作者不仅要掌握本专业的医学卫生知识和技能，同时也需要具备相应的社会学、管理学、伦理学、心理学等人文知识，这无疑拓宽了医务工作者的专业素质内涵。"礼形于外，德诚于中"，个体的礼仪素养水平包含着道德素养、个体修养、文化素养、美学素养等方面，因此，需要医务工作者主观上重视相关的人文知识，在平时业余生活中能主动学习相关领域的知识，不断提升自己的文化素养和美学素养。

4. 把握学科特点，构建理论架构 礼仪是人类文明发展过程形成的一种文化，它具有丰富的内容和多样化的表现形式。因此，礼仪的学习和所有的学科一样，离不开对其基础知识和基础理论的学习，这就需要学习者对理论的起源、发展、特征、功能等一些基础概念的明确，也需要学习者根据自身工作需要，对礼仪的具体表现形式和要求有针对性地进行思考。同时，礼仪又是一门应用性非常强的学科，这就需要在礼仪学习过程中注意理论联系实际，并在实践中不断总结经验，修正提高。

5. 掌握基础知识，拓宽学习途径 从理论角度看，礼仪是由一系列规范、程式构成的。对礼仪相关知识的学习，需要在理解的基础上强调应用。因此，学习方法可以灵活多样，可以参与单位组织的一些礼仪培训班，请专业礼仪教师或培训专家给予指导，还可以自己结合对基础知识的理解，对仪表着装、坐、走、站、接待、握手等基本仪态礼仪、交际礼仪、接待礼仪、仪表礼仪进行实践操作。同时，可以广泛收集相关知识，借助书本、视频等媒介，自己学习，向同事学习。

6. 反复实践运用，时时自我监督 个人礼仪修养的提升需要学习者在实践中时刻注意对礼仪知识的自觉运用。对一些常规性的动作、举止等，只有通过反复训练才能形成习惯，一旦良好的行为习惯养成后，在今后的工作中就会自然而然地运用。此外，在礼仪学习中还要经常自我检查，不断地进行自我监督，以便及时发现问题和不足，引起注意，加以修正。

三、礼仪与医患关系

法国启蒙思想家孟德斯鸠曾说："礼貌和必要的礼节是人际关系的润滑剂和人际矛盾的缓冲器。"医患关系是医护人员和患者因医疗活动所构成的一种特殊社会关系。医患沟通是一种基于患者健康和疾病基础上的融合了医学科学、社会规范、心理学等多种要素的人际沟通。医患关系的好坏，很大一部分是取决于医患沟通是否和谐，这两者存在密切联系，而礼仪尤其是医务礼仪正是医患沟通的一个重要要素。尽管它并不能从根本上保证医患沟通的和谐，但是，它可以成为医患沟通的润滑剂。

由于医患者双方所处的地位不同，相互交往的需求不同，病情发展变化的利害关系不同等多种复杂原因，难免会因医疗问题而发生矛盾和冲突。大量的医患矛盾和纠纷并不是由医疗事故引起的，而是由于医护人员或患者不遵守医务礼仪而引起的，尽管医患间的矛盾冲突不可能通过医务礼仪来解决，但医务礼仪可以帮助他们艺术地处理各种关系，减少冲突，缓和气氛，软化矛盾，让沟通更顺畅一些。只要医患双方自觉运用人际交往的原则，对对方多一些接受，多一些重视，多一些赞美，就会让双方的沟通更加轻松、舒畅。

在医院管理中注重礼仪的培育，可使医务工作者在医疗活动或社会交往中，做到尊重他人，充分注意自己的外在形象和行为对他人的心理影响，给患者、家属及社会人群以良好的印象。良好的医务礼仪不仅有利于医务人员之间、医务人员与患者之间、医务人员与社会人群之间和谐的医医、医患、社会关系，还能得到社会各界对医疗工作的理解、支持、尊重和认可。医务礼仪规范了医患交往处世的规则，如果医患双方都能以礼为准、按礼行事，那么就能减少纠纷和冲突，缓解医患矛盾，做到和睦相处，相互尊重。

【知识链接】

研究型中医医院的建设规划与初步实践
——以某中医药大学附属医院为例

　　某中医药大学附属医院是一所具有百年辉煌历史的综合性中医医院。近年来，该医院借鉴国内外关于建设研究型医院的理念，将创建研究型中医医院作为未来医院发展规划的战略目标，并进行了初步的探索与实践。以建设研究型中医医院为目标，构建新型的医院管理体系；以传承弘扬中医特色为使命，构建现代化研究型中医医院；以临床医疗为基础，构建攻克重大疑难疾病的优势学科；以科学研究为主导，构建临床研究的学术高地；以产出创新成果为导向，构建先进的新药研发实验平台；以培养高层次优秀人才为要务，构建一流的培训基地；以临床科研数据共享为蓝图，构建一体化信息系统；以中医药国际化为己任，构建对外合作交流的窗口。该医院提出要把医院建设成为与国际医学中心相匹配的中医临床医教研中心，研究型中医医院的建设目标将大力促进该院关于"国际化"的建设内涵。

【思考题】

1. 医院加强科教管理和医院的医疗服务有什么内在的联系？
2. 医院科教管理的基本内容是什么？
3. 医院临床医学教育管理的内涵、作用及相关内容是什么？
4. 简述医院科研管理的概念、意义和方法。

第十七章
医疗设备管理

【名人名言】

工欲善其事，必先利其器。

——孔子《论语·卫灵公》

【案例导读】

2021 年，国家药品不良反应监测中心收到的医疗器械不良事件报告中，按报告来源统计分析，来自使用单位的报告最多，为 56.29 万份，占报告总数的 86.52%；按实际使用场所统计分析，使用场所为"医疗机构"的报告最多，为 56.97 万份，占报告总数的 87.55%；按事件伤害程度统计分析，伤害程度为死亡的报告 163 份，占报告总数的 0.03%；伤害程度为严重伤害的报告 3.66 万份，占报告总数的 5.63%；伤害程度为其他的报告 61.39 万份，占报告总数的 94.35%；按医疗器械分类目录统计分析，注输、护理和防护医疗器械类报告最多，为 29.26 万份，占报告总数的 49.85%；按医疗器械管理类别统计分析，医疗器械不良事件报告绝大多数涉及Ⅲ类和Ⅱ类医疗器械。其中，涉及Ⅲ类医疗器械的报告 22.42 万份，占报告总数的 34.47%；涉及Ⅱ类医疗器械的报告 30.56 万份，占报告总数的 46.97%；涉及Ⅰ类医疗器械的报告 5.71 万份，占报告总数的 8.78%；未填写医疗器械管理类别的报告 6.37 万份，占报告总数的 9.78%。

资料来源：2022 年 4 月 11 日《中国质量报》

近年来，自然科学的许多重大发明越来越多地应用到医疗领域，新技术医疗设备 B 超、CT、MRI、PET、伽玛刀等在医院得到大范围使用，医院固定资产中医疗设备所占比重不断增加，如何管理好、使用好这些现代医疗设备成为医院管理者需要研究的重要课题。本章主要围绕如何安全有效地提高医疗设备的使用效率及经济、技术、社会效益，介绍医院医疗设备管理的基本特点、意义与原则，阐述医院医疗设备的组织、装备、使用和效益管理等基本管理内容。

第一节　医疗设备管理概述

医疗设备管理是按照设备自身物质、经济运行的演变规律，科学有效的管理，提高医疗设备使用率，最大限度发挥其作用，提高医疗设备的经济、社会、技术效益，为医院现代化建设作出贡献。医疗设备管理的主要任务就是为医疗服务及医学科研提供最合适和安全有效的仪器设备。

一、现代医疗设备的特点与发展趋势

（一）现代医疗设备的基本概念

1. 医疗设备（medical equipment） 是指在医疗卫生工作中单独或组合使用的，具有显著专业技术特征的装备和物资的总称。它主要包括医疗器械、医疗设备、卫生装备、实验装置等。

2. 医疗设备管理（medical equipment management） 是围绕医院医疗设备开展的一系列计划、组织、指挥、协调、控制等工作的总称，包括计划、论证、选购、建档、安装、调试、验收、使用与维护、维修、报废等物质运动形态过程，涉及资金来源、经费预算、成本核算、资源节约、效益评价等价值运动形态，还涉及信息管理、质量管理及标准规范化管理等内容。医疗设备的管理对医疗设备的物质运动形态的管理称为技术管理，对医疗设备的价值运动形态的管理称为经济管理。

（二）现代医疗设备的特点

20世纪末，科学技术呈加速度发展，新学科、新技术、新发明的涌现使各种高新技术与医疗设备不断进入医疗技术领域，带动着医学科学技术的发展。现代化医疗设备具有如下特点。

1. 医疗设备技术上的综合化程度提高 光、机、电、计算机、新材料等高新科技成果使多学科综合运用的大型医疗设备产生。

2. 医疗设备的技术更新周期缩短 技术知识的更新加快新技术、新型号、新品种的医疗设备不断出现，产品淘汰的速度加快。

3. 医疗设备的结构一体化、操作自动化 由于计算机技术的广泛应用，使医疗设备的智能化程度提高，操作实现了自动化。

4. 医疗设备的性能、价格比提高 科技进步、市场竞争及大规模的自动化生产，使医疗设备总体的性能价格比提高。

（三）医疗设备及其管理的发展趋势

随着科学技术的不断发展，医疗设备的原理、结构和性能不断发生变革，其发展趋势如下。

1. 医疗设备诊断的精确度逐步提高，治疗的方法和手段更加先进 医疗设备逐步向准确定量和定位的方向发展，向微量和超微量分析方向发展，治疗方法与手段更容易被患者接受。

2. 医疗设备的体积小型化、功能多样化，环境要求简易化，使用操作更为简便、直观又快捷 大型医疗设备的体积逐步向小型化、微型化方向发展，功能朝多样化、实用化方向发展，大幅降低对环境条件的要求，并极大地减少对环境的污染。电脑与自动化的使用，使医疗设备人工智能化，操作更为简便与快捷。

3. 促进预防医学与康复医学的发展 随着预防医学及康复医学的地位日益提高，各种多功能、高效率的预防、康复医学专用医疗设备层出不穷。

4. 医疗设备质量控制与应用安全技术管理将得到加强 为了保证设备应用的安全有效性，卫生健康行政部门对医疗器械使用单位配置与使用大型医用设备的监督检查；建立全国性的医疗质量控制法规和技术规范标准，培训认证体系；实施规范高风险设备的验收、应用质量检测、医学计量与医疗器械不良事件监测等医疗设备质量控制与应用安全管理模式；并将健全医疗设备风险管理技术体系及建立应用质量保证体系。

5. 医疗设备将实现全程信息化管理 医疗设备的信息化管理将向自动化、数字化和智能化方向发展，还将实现动态监测、安全预警、查询分析、资源共享、医疗器械追踪等，使医疗设备管理由"静态管理"转变为"动态管理"。

6. 将实现以人本管理为中心和以知识管理为导向 在医疗设备管理活动中重视临床医学工程学科建设及人才培养，将建立健全临床工程师岗位准入制度、有序竞争及人才任用等机制；将以知识管理为导向构建医疗设备管理知识库，实现专业知识的共享和复用，推进临床医学工程学科创新、人才培养，提升专业技术水平、管理队伍的职业化及其合理配置水平。

二、医疗设备的分类及管理特点和原则

（一）医疗设备的分类

对医疗设备进行分类可以更好地对设备进行科学管理。目前提倡的医疗设备分类为诊断设备类、治疗设备类、辅助设备类和中药制剂设备类四大类。大型医用设备是指使用技术复杂、资金投入量大、运行成本高、对医疗费用影响大且纳入目录管理的大型医疗器械。大型医用设备配置管理目录分为甲、乙两类，甲类大型医用设备由国家卫生健康委员会负责配置管理并核发配置许可证；乙类大型医用设备由省级卫生健康行政部门负责配置管理并核发配置许可证。

（二）医疗设备的管理特点

医疗设备管理是经济与技术相结合的全面动态管理过程，应坚持"以质量保证为核心""以患者为本，以质量为核心"的管理模式。因此，医疗设备管理具有以下特点。

1. 安全性 大部分医疗设备的使用都需要接触人体，因此，医疗设备管理必须做到安全性第一，不能对人体产生任何伤害或造成事故。

2. 准确有效的计量性 切实做好医疗设备的鉴定工作，重视计量管理，保证仪器设备时刻处于符合规定标准的状态。

3. 经济性 配备最适当的医疗设备要求在达到一定质量标准的条件下，争取以较少的经费开支，提高使用率。

4. 社会性 通过治疗设备中心化管理，以及协作共用、有偿占用、补偿使用、设备股份、设备租赁制及维修工作的社会化等设备管理方式，实现医疗设备管理社会化。

5. 合理性 合理配置指实现配套性、协调性、互补性，即配置顺序是先基本设备，后高精尖设备；先诊断设备，后治疗设备；先单项和常用项目设备，后大型、多功能设备。

6. 超前性 在医疗设备管理中要实行预见性管理。

（三）医疗设备的管理原则

1. 系统管理原则 指要把对医疗仪器设备的管理作为医院系统下属的子系统来管理，在决定是否要购置装备某仪器设备时必须从整体资源条件、技术条件、管理条件和市场条件来考虑，并进行优势分析，防止出现医疗设备资源的浪费。

2. 动态管理原则 指因地制宜、因人制宜、因事制宜的，不是一成不变的，而是应该根据实际情况灵活应变的，对不同类型、不同科室和不同性能的仪器设备采取不同的管理方法。

3. 经济管理原则 指必须按照经济规律和价值规律办事，在设备购置、使用、保管、领取、维修、更新过程中，都应进行经济核算，讲究经济效益，发挥资源效果。

4. 开放协调原则 指坚持开放观念，充分提高资源利用率，重视医疗设备利用的信息交流和反馈，提倡资源共享。

三、医疗设备管理的内容

医疗设备管理的内容包括以下几部分。

1. 设备组织管理 实施规范化管理，做到机构落实、职责分明、分级管理、责任到位；内容包括管理结构、科室职能、人员职责、规章制度建设等。

2. 设备装备管理 在医院发展规划基础上，经过充分论证，根据不同时期医院业务需要，适时引进相应医疗设备的过程；内容包括设备的选择与评价、设备的装备等工作。

3. 设备使用管理 指设备从到货起，经过验收入库、出库发放、财产账目、技术档案、使用率调查，直至设备报废为止这一全过程的管理；内容包括医疗设备的日常管理、医疗设备技术管理两个方面。

4. 设备经济管理 贯穿设备物质运动全过程的管理，目的是为了保证设备的使用率和完好率，提高使用的效率和效益；内容包括设备仓库的财产物资管理，使用过程中的成本效益核算、设备资金估算、筹集与回收预测及设备的折旧、报废管理。

第二节 医疗设备管理模式与管理组织

一、医疗设备管理模式

日益发展的医学技术使医疗设备的技术含量日益加大，医疗设备的安全、质量和对其管理水平的高低直接关系到医院的医疗质量与医疗技术水平的提高，关系到患者的安全。因此，医疗设备管理开始从早期以供应、后勤保障为主的行政管理模式发展到运用科学的管理方法与管理理论，强化应用技术管理的内涵，建立"以质量保证为核心"的管理模式，即建立起从设备的计划采购、验收及使用的整个生命周期中以安全有效为目标的质量管理体系，保证医疗设备处于良好的运行状态。近年来，一些大医院建立了医学工程部，促进了医疗设备管理模式的改变。

二、医疗设备管理组织

由于医院规模、历史、文化等不同，医院设备管理的组织机构设置并不相同。国内常见的医院设备管理组织机构模式是医疗设备管理实现分级管理即临床使用科室、管理职能部门和分管领导的三级管理。大、中型医院应设置医疗设备科，由主管院长领导，在副院长的具体分管下开展工作，向院长提供决策信息。医疗设备科下设供应管理部门和维修部门，前者负责器械和设备的计划、采购、仓储、发放、核算及在用设备的管理；后者负责全院医疗设备的维修和保养。同时，为保证医疗仪器设备购置的正确性和管理的有效性，医院应成立以专家为主体的医疗仪器设备管理委员会。

（一）医疗设备管理（咨询）委员会

医疗设备管理（咨询）委员会由院领导、职能部门、相关业务科室的负责人、医疗和工程技术专家组成，制定相关工作制度，定期开展工作。该委员会对引进大型医疗设备实施决策分析和指导医疗设备管理工作，包括对引进设备的计划、论证、技术问题进行评价或咨询，对医疗设的应用质量进行监控，组织对不良事件进行调查和追踪。

（二）医疗设备管理职能部门

医疗设备管理职能部门的主要职责是：依据国家相关的政策和法规，制定本单位的医疗设备管理工作制度并组织实施；积极收集国内外有关情报信息和动态，做好咨询服务；进行理论和方法的研究，及时总结经验，不断提高管理水平，为领导决策提供依据；在分管院长的领导下会同有关部门共同拟定装备规划和年度计划，经医疗设备管理（咨询）委员会批准后组织实施，负责购置计划的实施，做好临床医疗物品的供应工作，对进行招标采购的设备做好技术配合工作；认真做好验收、保管、调剂、报废及统计、报表、资料档案保管和设备使用效益评估；承担本单位医疗设备的安装、维修、预防性维护和计量管理工作，进行医疗器械使用不良事件的报告、安全监督；积极开展医疗设备技术的应用开发，制定操作规程及指导使用，做好临床科室的技术支持工作，充分发挥医疗设备的使用率。对医疗设备的使用和管理情况进行考核、检验、评比和奖惩；负责医疗设备工程技术人员的培训和考核，为人事部门对医学工程技术人员调配、定职、晋升和聘任提供依据。

医院应结合实际设置设备科（处）或医学工程部，其主要职能有以下方面：

1. 根据医院发展规划目标和医疗、教学、科研工作需要，制订装备规划和分阶段执行计划。

2. 根据各临床、医技科室请购计划和储备情况，编制年度采购计划，呈报院长批准后执行。

3. 制定设备管理规章制度和具体管理办法、实施细则。

4. 具体组织实施装备规划，做好设备采购、订货、验收入库等一系列日常业务工作。

5. 组织有关设备信息资料的收集、整理、综合、分析、保存、检索等工作，为医院领导提供相关决策依据。

6. 组织、帮助和提高医务人员掌握使用设备的方法、要领及有关医学工程技术的知识。

7. 协同医务人员合作开展设备的技术革新、新设备的开发研制及科学研究。

8. 严格执行规章制度，遵守医院职业道德建设规范，防止不正之风，努力提高经济效益。

第三节   医院设备装备管理

一、医疗设备装备管理的原则

医疗设备的装备管理是指对仪器设备从具体部门提出需求，到落实资金和预算，经过综合平衡并制订购置计划，根据计划进行选型订货，直至设备到货为止的整个过程的管理。单价在 1 万元及以上或一次批量价格在 5 万元及以上的医学装备，均应当纳入年度装备计划管理。单价在 1 万元以下或一次批量价格在 5 万元以下的，由医疗卫生机构根据本机构实际情况确定管理方式。

（一）医疗设备装备管理的基本原则

1. 有证原则   所有产品必须是经医疗器械行政管理部门审核后，批准进入市场的合格产品，不能购买无证产品。

2. 实用原则   要优先保证常规设备齐全，保证医院具有与其医疗、教学、科研相适应的必需设备，以及坚持技术先进、产品成熟和质量上乘、名牌优先原则。

3. 可行原则   必须量入为出，量力而行。购置设备必须有医院的事业计划和财务预算作为依据。

4. 统筹原则　制订设备计划时，既要考虑兼顾一般，又要分清主次急缓，抓住关键环节，重点解决好影响全局的设备，保证重点专科的发展。

5. 经济原则　指按经济规律办事，注意设备投资的经济效益和厉行节约，降低成本。对有些现代化技术及先进的设备，应该考虑国家负担，实行计划管理、统一领导、合理安排，主要坚持合理价位、高性价比、低成本原则。

6. 功能适用原则　物尽其用，充分利用和发挥医疗设备的功能，根据临床需要选择比较实用的功能。对用于研究、开发的各类临床实验室的设备还需考虑到学科发展中所需增加的功能，要选择比较齐全的功能。

（二）大型医疗设备配置审批

大型医疗设备的配置应遵守 2018 年 5 月国家卫生健康委员会印发的《大型医用设备购置与使用管理办法（试行）》。医疗机构获得《大型医用设备购置许可证》后，方可购置大型医用设备。

根据卫生部 2011 年 3 月发布的《医疗卫生机构医学装备管理办法》规定：单价在 50 万元及以上的医学装备计划，应当进行可行性论证。论证内容应当包括配置必要性、社会和经济效益、预期使用情况、人员资质等。单价为 50 万元以下的，由医疗机构根据本机构实际情况确定论证方式。

【知识链接】

《大型医用设备配置与使用管理办法（试行）》

2018 年 5 月 22 日，国家卫生健康委员会和国家药品监督管理局根据《国务院关于修改〈医疗器械监督管理条例〉的决定》（国务院令第 680 号），为规范和加强大型医用设备配置使用管理，制定了《大型医用设备配置与使用管理办法（试行）》，共有七章四十九条，具体包括第一章总则，第二章管理目录，第三章配置规划，第四章配置管理，第五章使用管理，第六章监督管理，第七章附则；并于 2018 年 5 月 30 日印发了与之配套的《甲类大型医用设备配置许可管理实施细则》，共五章二十六条，具体包括第一章总则，第二章配置许可申请与受理，第三章配置许可审查与决定，第四章配置许可证管理，第五章附则。

资料来源：《关于印发大型医用设备配置与使用管理办法（试行）的通知》

（三）中医诊疗设备配置

1. 中医诊疗设备配置意义　配置和应用中医诊疗设备，有利于保持发挥中医药特色优势，有利于丰富完善中医诊疗方法，有利于提高中医临床疗效。

2. 中医诊疗设备配置原则　达到配置要求，提高配置水平；体现科室特色，服务中医临床；应用与开发有机结合，不断提高设备水平。

3. 中医医院配置现代诊疗设备意义　现代诊疗设备是科技进步的产物，其配置和使用对于中医医院和中医药事业发展具有重要意义，有利于提高中医临床诊断水平，降低误诊率；有利于丰富临床治疗手段，拓宽中医治疗范围，提高中医临床疗效；有利于更加科学、客观评价中医临床疗效；有利于提高中医医院现代化水平。

4. 中医医院配置现代诊疗设备原则　以中医学理论为指导，为我所用；从实际出发，量力而行，从满足临床需要出发，避免盲目配置大型诊疗设备；继承与创新相结合，在中医理论指导下进行改造，进一步拓展原设备诊疗功能，提高临床疗效，更好地为中医临床服务。

二、医疗设备的选择与评价

设备选择是医院设备管理的一个重要程序，在选择设备时，必须先做出以下评价。

1. 需求评价 购置此项设备的合理性、临床上购买原因及其需求的迫切性，有无可代替办法等。

2. 可能性评价 购置设备是否有资金来源，有配备水、电、煤等足够房屋空间，具备使用的技术力量、安装维修的技术力量。若不具备这些条件则不应急于选购。

3. 技术评价 该设备是否有国产，其质量如何；如需引进，不能引进已经或者将要淘汰的仪器设备，需要罗列国别、厂商、型号及各型号的价格、性能、成本效益等，进行权衡，选择价廉物美的设备。对于精度的选择，不能盲目追求高、大、精、尖，应讲求实效；选型时应注意主机和标准附件的完整性。

4. 维修性评价 应首选设备维修性好及售后服务好的厂商或代理商。

5. 经济性评价 主要包括最佳寿命周期费用、投资回收期及费用比较法，费用比较法又可分为现值法、年值法和终值法。

三、医疗设备购置

（一）医疗设备购置计划

医疗设备购置计划一般可分为长期、临时和年度计划。

1. 长期购置计划的编制 医院设备的长期购置计划是指 10 年左右的发展规划。要点是：①以医院未来十年的发展规划为依据，了解医院各专业和科室业务水平的高低和现状，以及未来几年医院拟重点扶持的特色专业与学科。②调查国内外医疗器械设备的生产和使用动态。③明确应重点建设的科室。④对医院的财务状况、筹资途径及人力、财力和时间的综合平衡等相关情况进行评估。

2. 年度购置计划的编制 每年的最后一个季度为编制下一年度设备购置计划时间，设备管理部门根据各科室设备购置的年度计划，进一步核实各科室的设备需求情况，根据调查结果，删减一些不合理的项目，并对计划进行汇总和做进一步的论证评估，按照评估结果对项目进行排队，列出设备购置清单，最后提交医院领导和专家会议讨论，确定设备购置年度计划。

3. 临时购置计划的编制 各科室可能会有某些临时提出的设备紧急购置的需求。对此，设备管理部门应有一定的弹性预算，并按一定的审批程序给予及时解决。

（二）购置计划论证

1. 论证内容 医院设备管理部门需要组织专家论证医院设备年度购置计划，论证内容包括以下几个方面。

（1）需求性论证 论证是否一定或马上需要该设备，以及其经济与社会效益等问题。

（2）设备购置的迫切性论证 论证购置设备在时间安排上的合理性。

（3）设备经济效益论证 论证该设备在市场的应用情况、投资回收期（年）及经济效益估算，投资效益系数、年利润等。

（4）设备社会效益论证 论证该设备所开展的项目是否是社会所需、是否能明显提高医院诊疗水平、诊疗效率、增加患者接待量及是否能提高医院的科研、教学水平与效率等。

（5）可行性论证　论证可利用的资金情况、现有的配套条件、技术人员情况及零配件、消耗材料是否容易找到等。

2. 论证程序与方法

（1）组建评审专家小组　由医院组建一个设备购置专家评审小组，综合评估大型贵重设备购置的需求性和效益；成员人数应在 5 人（或其他单数）以上。

（2）建立评估论证体系　由设备管理部门和评审小组成员共同讨论确定指标体系，并对各个项目赋予不同的权重分数。

（3）专家评价打分　专家独自对年度计划中的每一种拟购置设备进行评分。一般来说，综合评分 90 分以上的为最优先级，89～80 分的为优先级，79～70 分的为一般级，69～60 分的在财力条件允许的情况下可以考虑，60 分以下的不予考虑。

（4）设备购置计划的确定　由院领导召开专题会议，以设备管理部门汇总的设备购置的优先等级排序表为依据，最后确定医院设备购置计划并批准进入招标采购阶段。

（三）医疗设备购置和招标

对于已经形成采购计划的医疗设备，应根据单位资金情况和业务发展的轻、重、缓、急，排出年度或季度采购计划，同时选择相应的购置方式进行购置。目前，按照《中华人民共和国招标投标法》《机电产品国际招标管理办法》《机电产品国际招标投标实施办法》等有关法规和文件的规定和要求，采购的主要方式有国际招标、政府采购、部门集中采购和自行采购及协作调剂和转让等方式。

1. 医疗设备购置方式

（1）现货交易以商品标价为依据，用现金或支票等结算、当场验收及提货的直接交易方式。

（2）合同订购大型医疗设备购置通常签订购合同，其内容应包括：双方名称和地址、标的、质量、数量和计量单位、价款、包装、运输、交货、交货期限、违约责任、结算方式、解决争议的方法。

（3）投标采购用户（招标人）通过有关机构和媒介事先发出通知，说明购置医疗设备的要求和条件，写好招标文本，邀请厂商按一定程序前来购买招标文件，做好投标准备。投标人根据招标文件中规定的时间和提出的要求、条件填好投标文本，提出具有竞争性的优惠条件，以争取中标达成交易。投标人根据回收的标书，通过公正、合法的专家评标，选择条件最优越的一个投标人，作为购置医疗设备的成交伙伴，这种方式是较先进的、科学的一种购置方式。

2. 供应商管理　购置医疗设备的相关人员需要选择一个能提供良好的售后服务的供应商作为战略合作伙伴，以有效提升医院医疗质量、安全及医疗水平。

（1）选择的基本标准　质量好、价格低、交货及时、服务水平及信誉良好。

（2）评价的基本内容　产品质量、技术水平、供应能力、可靠性、支持、合作、参与开发能力。

（3）选择的方法　通过内部评价、综合评估及建立供应商信息库选择。

（四）医疗设备验收、校准与报废

医疗设备的验收、校准、报废主要涉及以下几个方面。

1. 医疗设备标识及包装　医疗设备产品适用召回制度，凡在使用说明或包装上标有"包装开封或破损请勿使用"等警示的即表明该产品在包装完好的情况下方可正常使用，包装的开封、破损对安全性将有极大的破坏。出入库时，应按发货或配送凭证对设备进行质量检测和数量的核对，如发现问题应停止发货或配送，并报送有关部门处理。

2. 商务条款验收　是验收医疗设备到货后的第一个环节，买卖双方有权参与有关验收试验，卖方应向买方的验收代表提交试验数据和报告。有到货验收及使用单位验收两种验收方式；验收内容包括核对合同、外包装检查、做好现场记录等。

3. 技术性验收和检测　是指医疗设备经过商务验收合格后，管理部门应及时登账入卡，将设备发至使用部门，然后由管理部门组织相关技术人员对设备通电进行各项技术指标的测试工作。技术验收的内容包括功能配置验收、软件功能验收及技术性能指标测试。

4. 计量仪器校准　实施强制检定和周期检定。强制检定有主持考核该项计量标准的有关技术监督部门指定的计量检定机构进行检定。强制检定的周期，由执行强制检定的计量检定机构申请周期检定规程确定。检定周期一经确定，使用单位和个人无权自行变更（延长），必须按照规定周期送检或申请现场鉴定。如因特殊情况要求变动检定周期时，应事先提出申请并经批准。对所有强制检定的计量器具在周期检定时做好原始记录，填写好计量器具履历卡。医疗设备必须建立重复性和稳定性考核记录，周期检定率应达到100%。

5. 设备的报废　应符合下列条件之一：国家主管部门发布淘汰的医疗设备品目及种类；未达到国家计量标准，又无法校正修复者；严重污染环境，不能安全运转或可能危及人身安全和人体健康，又无法维修或无改造价值者；超过使用寿命，性能指标明显下降又无法修复者；粗制滥造，质量低劣，不能正常运转，又无法改造利用者。仪器设备处理后的收入，包括出售收入、报废报损残值变价收入应用于维修、更新设备。

第四节　医院医疗设备使用管理与评估

医院设备的使用管理是指设备从到货起，经过验收入库、出库发放、财产账目、技术档案、使用率调查等一系列程序，直至设备报废为止这一全过程的管理。这个环节的任务是保证设备的安全和提高设备的使用率。

一、医疗设备使用常规管理

对医疗设备财产账目的管理，必须做到数量准确、账目健全、账账相符、账卡物相符。按照原卫生部《医疗卫生机构医学装备管理办法》的要求，单价在5万元及以上的医学装备应当建立管理档案。内容主要包括申购资料、技术资料及使用维修资料。单价5万元以下的医学装备，医疗卫生机构可根据实际情况确定具体管理方式。根据我国医院的现状和条件，三级医院和有条件的二级医院的设备管理部应建立医学设备总账和分户账，实行计算机管理。

（一）固定资产账务及卡片管理

设备管理部门的设备账务要与财务部门固定资产总账内的设备账目相符（账账相符）。医疗设备可自立账务系统，设立总账、分类账和分户账三种账。为了便于使用科室对设备的清点和核对，每台设备在建账的同时，又设有内容相同的正副设备卡片两张。每次清产核资，做到设备账务、卡片与实物三相符（账、卡、物相符）。

（二）医疗设备技术档案归口管理

医疗设备技术档案是一台设备的全部历史记录，它汇集从计划申请到报废的全过程资料，是医疗设备管理和使用的技术依据，是检验医疗设备管理水平的最基本内容之一。医疗设备技术档案应由专人保管。保管人员变动时，要认真办理移交手续，不得丢失。

医疗设备的技术档案资料应包括：请购审批文件、可行性论证报告、谈判计划及记录、购置合同及附件、到货装箱单、技术验收记录、使用说明书及图纸、使用维修记录及其他技术资料等。设备技术档案在使用阶段原则上由设备管理部门归口管理。在报废后交医院技术档案管理部门收藏管理。

对于大型精密设备建立的技术档案，实行归口管理，内容包括：订货合同、国内外发票、提货单据、出入库凭证副联、验收记录、产品样品说明书、路线图、安装及使用技术要求、安装调试记录、检验报告、使用操作登记、操作规程、保养维修等有关资料。"大型精密仪器设备使用维修记录簿"由使用和保养人员在每次使用后填写签字；由设备保养人负责保管、用完交设备管理部门存档。

（三）设备使用管理各项规章制度

设备科学管理需要不断完善和健全医疗设备管理的各项规章制度，应根据上级主管部门对设备管理的有关文件精神，结合医院的实际情况，制定设备管理的各项制度和规定，包括医疗设备申请及审批的程序规定；采购、谈判、验收、仓储及供应制度；医疗设备技术档案管理规定；仪器性能、精确度鉴定制度；医疗设备使用、维修制度、保养制度；医疗设备计量管理规定，医疗设备报损、报废及赔偿条例；使用安全制度及操作规程；使用人员考核制度、中心诊疗室（实验室）的管理制度；设备对外协作与服务的管理办法及设备使用安全环保制度等。

（四）大型医用设备使用管理

根据 2018 年国家卫生健康委员会发布的《大型医用设备配置与使用管理办法》，配置大型医用设备的医疗机构需要制定相应的制度和操作规程，建立岗位责任制，要及时向国家有关管理部门和大型医用设备的批准部门报告大型医用设备使用过程中发生的不良应用事件。

1. 大型医用设备上岗人员（包括医生、操作人员、工程技术人员等）要接受岗位培训，取得相应的上岗资质。

2. 大型医用设备必须达到计（剂）量准确，安全防护、性能指标合格后方可使用。

3. 应建立健全大型医用设备的技术管理制度。

4. 不得使用无合格证明、过期、失效、淘汰的大型医用设备，不得以升级等名义擅自提高设备配置性能或规格，规避大型医用设备配置管理。

二、医疗设备使用技术管理

医疗设备使用技术管理是使医疗设备完好运行、发挥效能、提高设备完好率的有力保证，主要内容包括技术验收、技术培训、日常养护与维修管理、更新改造等。

（一）医疗设备技术验收

医疗设备直接用于医疗服务，时刻关系到患者的安危。对于医疗设备的技术验收须认真负责，一丝不苟。一般的技术验收主要包括数量验收与质量验收两个方面。

1. 数量验收　根据合同（发票）及装箱单上所列品名、数量，逐一对照实物，进行清点验收。清点时，须仔细检查设备及附件的外观，注意有无撞击性损伤和改变。清点时发现数量不足或有损坏之处，应一一记录在案，以便日后进行更换或索赔。

2. 质量验收　认真阅读设备技术资料及使用说明书，按规定要求安装、调试设备，逐个测量技术参数，记录在案；对照设备出厂技术指标及允许误差范围，做出验收鉴定结论。未达到原定技术指标的医疗设备，可做质量索赔处理。大型医疗设备医院必须及时提供满足设备运行的环境条件安装场地，医技人员与厂商派技术人员共同参加安装、调试及技术参数测定达到技术标准，完成验收。

（二）医疗设备操作技术培训

医疗设备的使用操作、维护保养及管理，应由专人负责。所有能上机操作的医技人员都要经过上机操作培训和考核。设备操作的技术培训包括：了解医疗设备的基本原理、结构及主要功能、使用操作的规程和方法、正常运行状态与非正常运行状态的鉴别与处理，以及测试结果的正确分析等内容。考核合格者，可发自行上机操作许可证。

（三）医疗设备维修与调剂管理

设备的维修是维护保养、检查和修理的总称。设备的日常维护保养与修理都必须详细记录在设备维修记录本上。维修登记内容包括精修、维修报告、停机时间和工作时间，并要定期综合分析登记资料。

1. 设备保养和检查

（1）设备保养　医院设备一般实行三级保养制，即日常保养、一级保养及二级保养。

（2）设备检查　对设备的运行情况、工作精度、磨损程度进行检查和校验。设备检查常与维护保养结合起来进行，检查可分为每日检查和定期检查；检查内容包括功能检查和精度检查及设备的安全检查。

2. 设备维修　维修是设备已经出现故障或损坏，需要进行排除修复或更换已经损坏的零部件。由维修人员负责在设备不能工作时进行维修。修理主要分为小修理、中修理和大修理三类。修理方法主要分为强制维修、定期拆修、预防维修、事后维修、快速维修和改造维修六类。

（四）医疗设备更新改造

设备的磨损与设备的寿命原理是设备更新、改造的重要依据。设备的磨损有两类：一是有形磨损（也叫物质磨损），主要是使用磨损与自然磨损。二是无形磨损，指设备的技术结构、性能没有变化，但由于设备制造厂劳动生产率的提高，因而使新设备的再生产费用下降，随着新设备的推广使用，原有同种设备发生贬值；其次是由于新的具有更高诊治能力和经济效益的设备出现与推广，使原有设备的经济效能相对降低，设备发生贬值。出现这些情况时必须对原有设备进行改造或更新。

（五）医疗设备调剂

凡购买超过需求或由于工作任务变更累计停用 1 年以上未使用的仪器设备，应调剂使用。在用仪器设备技术指标下降，但未达到报废程度，可降级使用或调剂。

三、医疗设备使用效率与效益管理评价

（一）医疗设备使用效率管理评价

医疗设备管理工作的评价考核是对医疗机构的综合考评内容之一，评价考核包括由设备管理部门定期组织有关人员对本单位的医疗设备计划执行、临床使用、维护维修、购置设备的社会效益和经济效益进行检查考核和技术评估，由上级行政管理部门组织的对各医疗机构的检查评审。

1. 管理层面考核与评估　重点考核政策法规及规章制度落实与执行情况，主要包括认证管理考核、采购管理考核、计划管理考核、信息档案管理考核、资产管理考核及管理机构与人员职责落实；年度计划执行情况；资产管理状况；医疗设备使用效率评估，主要包括医疗设备的工作负荷、使用潜力、配置的合理性、布局的合理性等。

2. 技术层面考核与评估　以质量保证为主，包括专人负责医疗设备的使用维护、操作规程的落实、维护保养使用记录、应用质量检测与质量控制、预防性维护和维修记录、医疗设备管理信息系统的建立和使用、医疗设备完好率和机时利用率、设备功能开发利用、科研成果、安全运行、人员技术考核。

（1）*技术管理状况考核*　使用人员对设备的使用、维护记录（包括停机记录）等是否按操作规程熟练掌握，尤其是急救及与患者安全高度相关的急救设备的使用；有否执行医疗器械不良事件的报告制度；巡检、预防性维护计划和使用质量检测的记录是否及时完整。

（2）*完好率考核*　设备使用完好情况考核的主要评价指标是设备管理的状况和维修人员的技术水平。设备保持良好的技术状态可以用完好率表示，一般医院或科室的设备完好率应经常保持在80%以上或90%以上。国内一些医院制订的考核设备技术状况的标准分为四个等级：设备完好、设备基本完好、设备情况不良及待报废。

$$设备完好率=［完好设备台（件）数+基本完好台（件）数］/总台（件）数×100\%$$

$$设备报废率=单位时间内鉴定报废台（件）数/总台（件）数×100\%$$

（3）*维修质量考核评估*　维修质量考核有技术方面和管理方面的因素，是考核医学工程技术人员（包括保修与第三方维修人员）的重要内容，可以通过维修时间、维修费用及平均无故障时间三方面进行考核。

维修响应时间反映维修人员的工作态度与服务质量；维修配件等待时间反映管理水平、供应保障、工作程序及办理效率等，也包括商务环节；诊断故障时间反映维修工程师的技术水平；配件更换或修复时间与维修方案、策略有关，也与设备的类型和故障难度有关。

$$维修时间 = 维修响应时间 + 维修配件等待时间 + 实际维修工作时间$$

$$实际维修工作时间 = 诊断故障时间 + 配件更换或修复时间$$

（4）*质量控制考核*　①医疗设备的验收检测、状态监测、稳定性检测、计量检测的结果，以及预防性维护计划工作中有关性能与电气安全监测的结果数据均应保存记录，建立质控档案和质控数据库，定期考核。根据每台设备多次检测的各项指标，绘制动态质量控制曲线图，应作为质量管理部门考核的依据。②考核要求所有质量指标保证在允许范围之内。不允许在主要技术指标超标的情况下继续使用。

（5）*功能利用率考核*　考核设备计划论证的合理性及设备应用质量与技术水平。测算公式如下。

$$功能利用率=已开发利用功能数/原有功能数×100\%$$

对于医疗设备管理工作的检查考核，可能采用定期和不定期相结合、普查与专项检查相结合等各种方式自查与互查，然后对检查结果进行评分，以作为对管理工作和工作人员考核的重要内容。

（6）使用率考核　医疗设备使用率是作为设备效能的衡量指标。

按设备实际使用时数计算，计算公式如下。

$$使用率=设备使用小时数/设备核定小时数 \times 100\%$$

按设备使用次数计算，计算公式如下。

$$使用率=设备使用平均次数/设备核定次数 \times 100\%$$

（二）医疗设备使用效益管理评价

医疗设备的经济效益分析是医疗设备管理及医院经济管理工作中的一项重要内容，是医院总体经济效益评估中的有机组成部分。经济效益决策指标有使用率、利润率、效益等级、设备运行成本、设备折旧计算、成本效益等。

1. 成本效益采用成本比较法（BCR）

$$BCR=B/C$$

其中，B 为所有效益现值和，C 为所有成本现值和，BCR > 1 表示赢利，反之则为亏本。

2. 经济效益评价方法

（1）小时投资分析法　是根据设备每运转 1 个小时所需要的投资额来作为设备评价的依据。

$$设备小时投资额=设备投资金（元）/使用寿命（小时）$$

（2）年平均费用法　是当设备的寿命周期不同时，通过计算和比较各设备的寿命周期内平均费用的大小，来评价设备的一种方法。

$$设备年平均费用=（设备购置费+维持费用总和）/设备的寿命（年）$$

目前对提高医疗设备的经济效益的方法还包括大型、通用医疗设备中心化，专用特需设备专管共用制，特种医疗设备实行有偿占用制及高效医疗设备社会化租赁合同制。

【思考题】

1. 医疗设备管理的原则和内容包括什么？

2. 医疗设备管理职能部门的职责有哪些？

3. 医疗设备的装备管理与装备原则包括什么？

4. 医疗设备的购置需要注意哪些问题？

5. 医疗设备的使用管理包括哪些内容？

6. 医疗设备效率与效益管理包括哪些内容？

【名人名言】

兵马未动，粮草先行。

——《南皮县志·风土志下·歌谣》

【案例导读】

BIM在医院后勤管理中的应用

某医院是一所百年医院，院内建筑系统、设施设备的信息化建设与医院高质量发展不匹配，医院消防、安防、视频、能耗及自控运行系统繁多，而且自成体系，信息孤岛问题日益突显，影响了医院运营效率。为此，医院在原有的后勤信息系统基础上，基于建筑信息模型（building information model，BIM）打造智慧医院后勤管理。大部分医院的BIM技术应用限于新建楼宇的设计，但是在医院建筑运维的应用较少，这所医院BIM模型智慧化系统主要针对医院门急诊楼和住院楼进行改造，旨在实现建筑内部水、电、气、空调等管网情况的可视化，明确全院地下及楼层管线的埋深、材质、形状、走向，优化目前管线资源的统筹利用与科学布局，为将来医院改扩建提供有效支撑。新平台搭建的方针是以工作流为基础，以BIM模型为载体，围绕运维实施需要，在建设过程中经过基础数据收集、现场勘测及图纸深化、BIM建模及模型校核、重点楼层AR技术试点四个阶段。经过平台的改造，这所医院在后勤运维方面取得良好的效益。建设医院后勤智能化管理平台是实现医院智慧后勤的重要途径，也是促进医院高质量发展的有力保障。

资料来源：沈全斌，姚晶珊.基于BIM信息化模型的"智慧后勤"——华山医院老院区后勤信息化管理中心的改造更新实践［J］.绿色建筑，2022，14（4）：21-23.

医院后勤管理是医院管理的重要组成部分之一，是医院顺利开展医疗、护理、预防、保健、教学、科研工作的保障。医院后勤管理围绕医疗服务，以患者为中心，开展对医院后勤服务所涉及的后勤设备、物资、建筑、环境等一系列连续的管理活动，目的是保障医院工作的正常运行。随着我国医药卫生体制改革的不断深入，医院后勤管理改革已经成为我国医院管理体制改革的重要课题之一，对促进现代医院的发展具有重要意义。

第一节 医院后勤管理概述

一、医院后勤管理的概念和意义

（一）医院后勤管理的概念

医院后勤管理（hospital logistics management）是医院管理活动的重要组成部分，是医院管理学的重要内容之一，已逐渐成为一门理论性、指导性、实用性较强的应用学科。医院后勤管理是指医院后勤管理者充分运用管理学的理论和方法研究医院后勤管理活动现象和规律的科学，根据社会主义市场经济发展规律和医院发展现状及趋势，指导医院后勤服务部门的员工，以患者为中心，为保证医疗、护理、教学、科研、预防、保健工作的正常运行及战略发展，科学合理地协调人力、物力和财力资源，使其发挥最大的社会效益和经济效益，为医院一线工作提供所需服务的管理活动。

医院后勤管理的内容有广义和狭义之分，广义的后勤管理包含医院财务管理、总务管理、基本建设管理、环境管理、后勤物资与设备管理；狭义的后勤管理仅指总务管理，具体包括医院房地产管理、运输设备管理、制冷空调及医用气体管理、通讯及声像设备管理、给排水管理、供电供气供暖管理、洗衣房管理、职工生活服务管理、环境保洁及绿化管理、污水污物和尸体处理。

（二）医院后勤管理的意义

医院后勤管理的核心是在兼顾效益的前提下，为医院一线工作服务。医院一线工作需要后勤服务部门的支持和配合，没有后勤服务部门及时、强有力的支持，医疗护理服务的质量就会受到影响，患者的需求就不能得到满足，最终影响医院的发展。因此，医院后勤管理对医院的建设和发展起到了不可或缺的促进作用，两者互相依存，其意义表现在以下三个方面。

1. 为医院的正常运行和发展提供支持保障 医院的医疗、教学和科研等活动，必须依靠医院后勤提供的水、电、气等物资保障，医院后勤管理的质量和效率直接影响医院的医疗服务质量和效率，也影响医院的战略发展。随着经济社会发展及科技进步，医院的日常运行对后勤保障的依赖程度越来越大，标准也越来越高。因此，医院后勤管理的地位和作用越来越重要，对医院管理者来说是不可忽视的管理工作。

2. 保障患者在良好的医院环境中得到有效治疗，提高患者满意度 医院后勤服务能够为患者创造一个整洁、舒适、安全、温馨的医疗环境。通过生态化环境的建设减轻患者心理负担，通过提供合理的营养膳食增强患者的体质，通过严格的卫生管理有效防止院内交叉感染。所以，优质高效的医院后勤服务能够满足住院患者生活方面的需求，提高患者对医院的满意度和忠诚度。

3. 增强医院的凝聚力，提高医疗工作的服务质量和效率 医院后勤管理能够为职工提供餐饮、生活物资代购等方面的服务，有效帮助医务人员解除工作和生活方面的后顾之忧，提高医院内部顾客的满意度，提高职工的工作积极性，有利于营造团结和谐、相互关心的医院氛围。医院后勤管理负责指导和协调后勤各部门，为医疗、护理、教学、科研、预防和保健工作需求提供服务保障。高质量的医院后勤服务能够降低医疗服务成本，使医院集中精力发展核心业务，提高医疗服务的质量和效率。

二、医院后勤管理的内容和特点

（一）医院后勤管理内容

1. 医院后勤人力资源管理　医院后勤服务需要三个层次的人才队伍：一是高层次的医院后勤管理人才，二是后勤服务保障型的专业技术人才，三是普通工作岗位的后勤服务工作人员。医院后勤人力队伍素质的高低决定了医院后勤服务的质量、效率和管理水平，影响医院日常工作的高效运行，而且随着医疗市场竞争的加剧、医药卫生体制改革的不断深化，对医院后勤队伍的要求越来越高。因此，建设一支精简、专业、高效的医院后勤人才队伍，是医院后勤管理的重要内容之一。

2. 医院物资管理　是对物资资料的计划、购入、配送、保管、使用、回收等工作内容及其相关信息流、资金流的协调、管理过程，目标是为医教研工作及为患者提供安全可靠、及时准确、价格合理的物资保障。随着我国公立医院改革的不断深化，医院不仅关注医教研水平的提高，同时也关注如何提高医院的运营效率。因此，医院物资管理确保在做好日常物资供应的同时，还要不断提高后勤管理水平和医院资产的利用效率，为患者提供安全、舒适、经济的医疗环境创造条件。

3. 医院基本建设管理　主要负责医院发展需要用房的新建、扩建、改建和建筑物的维修、养护及与医院建筑相配套的供水、供电、供气系统的建设与管理，还包括医院在土地使用范围内的土地利用及管理，绿地面积的绿化、美化、维修、清洁等科学规范的管理。

4. 医院环境保护管理　医学模式的转变要求医院不仅要满足患者的生理需求，而且还要满足患者的心理和社会需求。医院环境卫生直接影响患者对医疗机构的印象，故医院环境保护能够控制医院内感染，有利于患者的治疗与康复。环境保护管理包括医院内的绿化美化管理、污水污物管理、声光污染管理。

5. 医院生活服务管理　生活服务是医院后勤支持系统的重要组成部分，生活服务管理能够满足患者就诊或住院期间的生活需求，有利于患者尽快恢复健康。同时，生活服务管理能够为医院职工提供良好的工作、生活环境，使职工在良好的环境中工作，感受到医院对职工生活的关心，激励职工努力工作，增强医院的凝聚力和核心竞争力。医院生活服务管理的目的是为患者和职工提供优良的生活服务条件，是医疗服务、教学科研和预防保健工作的重要保障。

6. 医院交通运输管理　是医院后勤管理工作中重要内容之一。交通运输为医院日常工作提供必要的交通支持，保障医院医疗服务工作的顺利开展。加强医院交通运输管理能够提高医院交通运输的工作效率，具体包括交通运输生产管理、运输工具管理、运输安全管理、运输资产成本费用管理等方面。

7. 医院安全管理　医院安全管理模式由"人防"为主的经验性管理模式向"机防、机制与机械"为主的现代化模式转变。医院安全管理涉及医院后勤管理的各方面内容，包括医院运营安全管理、消防安全管理、建筑施工安全管理、交通运输安全管理、综合治理安全管理等内容。

（二）医院后勤管理的特点

1. 服务性　医院后勤管理的核心是服务，不仅要为医疗一线工作提供服务，而且要为患者住院期间接受治疗及康复提供服务，还要为医院职工生活提供服务。服务性是由后勤管理工作的本质所决定的。

2. 连续性　医院医疗工作的连续性决定了后勤管理工作的连续性。医疗工作具有时间性、应急性和不确定性，这要求后勤管理工作必须连续不断才能确保医疗工作的顺利进行，否则将影响医疗工作的质量和效率。连续性还体现在后勤管理工作因意外出现间断时，能够及时采取应急预案，保障患者的健康和生命安全。

3. 社会性　医院后勤管理工作在计划经济时期形成了"小而全"的模式，即所谓的"医院办后勤"，造成后勤资源没有被充分利用，后勤员工工作效率低下。随着社会主义市场经济的确立和医药卫生体制改革的实施，医院后勤服务社会化是医院后勤管理改革的必由之路，最终形成"社会办后勤"的局面。

4. 技术性　随着科学技术的进步和医院现代化的发展，后勤服务工作的技术性和专业性不断加强，促使后勤管理者不仅要加强自身的学习，而且要重视培养后勤工作人员的专业技能、知识和素质，满足医院现代化发展对后勤管理工作的要求。

5. 安全性　医院后勤管理的安全性不同于医疗安全，一方面要提供安全的后勤服务，确保医院一线工作安全运行和患者的生命安全；另一方面要确保后勤工作人员在工作过程中的自身安全。因此，医院后勤管理应制订全面的规章制度，保证后勤服务工作的安全运行。

6. 经济性　在社会主义市场经济条件下，医院后勤管理具有一定的经济性。医院后勤服务很少直接产生经济效益，但是高效的医院后勤服务能够降低医院运行成本，有利于提高医院服务的质量和效率，间接地创造经济效益。因此，医院后勤管理应该合理配置后勤资源，提高后勤设施的使用率，减少资源浪费，做好后勤设备的维护保养工作，延长设备的使用年限。

三、医院后勤管理的原则

医院后勤管理的原则是后勤管理者按照后勤岗位职责和年度工作目标，指导各部门员工，以服务医院一线工作为宗旨，有序、有效、安全地完成服务保障工作的准则。主要有以下三个原则。

（一）以患者为中心、服务临床为导向原则

推进健康中国建设，要把保障人民健康放在优先发展的战略位置。医院的医疗服务是"以患者为中心"，因此，后勤管理也要坚持"以患者为中心"的原则，为医疗一线工作和患者提供及时有效的服务，确保医疗一线工作的正常、安全、有效运行。同时，后勤管理的工作内容及后勤机构和人员的设置应以服务需求为导向，有效调动后勤员工的工作主动性和创新性。

（二）全局性原则

后勤管理是医院管理的重要组成部分之一，因此，是局部和全局的关系。全局性原则要求后勤管理工作要依据医院的中心工作和整体发展规划确定后勤管理的工作方案和改革方向，局部服从全局，处理好两者之间的关系。全局性原则还要求后勤管理者有计划有重点地实施后勤工作，协调有限的人力、物力和财力资源，确保医院一线工作的顺利开展。

（三）经济性原则

医院工作的正常运行需要一定的经济基础，而后勤服务是具有一定经营属性的服务性劳动，"低投入、高产出"是后勤管理追求的经济活动原则。后勤管理的经济性原则要求在保证"社会效益第一"的同时，逐步提高经济效益，充分认识经济效益和社会效益之间辩证统一的关系，通过提高经济效益追求更高的社会效益。经济性原则还要求后勤管理者在医院内部经济管理中合理调配有限的资金，保证医院工作的正常运行。

四、医院后勤管理的组织设置

（一）组织设置原则

1.服务一线、目标一致原则 后勤管理工作的核心是为医院一线工作服务，后勤管理组织设置应以此为原则，结合医院的实际情况，明确后勤组织的设置。同时，医院后勤管理各组成部门统一目标，为实现医院的总体目标互相协作。

2.分工协作原则 现代医院的发展要求医院后勤服务专业化、技术化，促使医院后勤服务的分工越来越细化。同时，要求后勤各部门为实现组织目标分工明确、团结协作，目的是为了提高后勤服务的效率和组织的应变能力。处理不好分工与协作的关系，很容易导致后勤服务工作出现漏洞。

3.精简高效原则 精简高效原则要求医院后勤部门以较合理的人力、财力和物力配置资源，有效完成工作内容，实现目标。后勤机构及人员的精简，不仅能够提高后勤服务工作的效率，而且能够降低服务成本、节约资源。

（二）人员编制

《综合医院组织编制原则（试行草案）》〔卫生部卫医（78）1689号〕规定：我国医院行政管理人员和工勤人员占总编制的28%～30%，其中后勤工作人员约占总编制的20%。此编制标准是在1978年制订的，随着医院管理体制改革的深化和医院的发展，有些标准已经不适应人事制度改革的需要。目前，医院可以结合自身的实际情况，参照此标准，采取定编定岗、因需设岗等方式制订适合医院发展的编制标准。

（三）组织机构

我国的医院后勤管理组织机构没有固定和统一的模式，可根据医院的需求自行设置后勤组织机构。虽然不同地区、不同级别的医院，设置了不同的医院后勤组织机构，但是承担的后勤服务保障职责是相同的。广义的后勤管理部门由总务处（科）、财务处（科）、基建处（科）、保卫处（科）等部门构成。总务处（科）下设汽车班、物资供应科、通讯班、锅炉房、维修班等班组；狭义的医院后勤管理部门仅指总务处（科）。

五、医院后勤管理的职能

狭义的医院后勤管理仅指总务管理，总务处（科）既是一个行政管理部门，又是一个服务性业务部门，主要职能包括以下几个方面。

1.提供基本建设服务 对医院的基本建设、基础设施投入、各类房屋的维护、维修及改扩建、装修等内容开展计划、组织、领导与控制工作。

2.提供物资保障服务 医院的供应保障服务内容主要包括医疗物资供应、生活行政物资供应、动力能源供应、供水电气及交通通讯等保障工作，医院后勤物资供应的及时性、连续性和完整性直接影响医院日常工作的正常运转，是医院后勤工作的基本职能。

3.提供维护维修保障服务 维护维修服务工作以水、电、气、空调、采暖、医用气体、洁净系统、交通通讯等项目的维修保养为重点内容。维护维修服务工作具有突发性和不可预见性的特点，同时也具有较强的技术性和专业性，维护维修保障服务工作的关键是响应速度和服务质量，关系到医院各项日常工作能否正常运行。

4. 提供医院环境服务   医院内的园林绿化、卫生保洁、污水污物处理、卫浴条件及餐饮环境是后勤管理日常开展的、具有持续性的工作内容。

5. 提供医疗辅助性服务   主要包括门诊挂号、收费、咨询、导诊服务、病房护工、专业陪护、保安、保洁人员等管理工作，还包括商业性服务、商务信息服务、便民服务等内容。由于这些辅助性工作与患者直接接触，故应加强从事这些工作的后勤人员的个人素质培养，加强工作规范和管理力度，提升医院的社会形象和患者的满意度。

六、医院后勤服务社会化

医院后勤服务社会化是医院后勤管理理论研究的重要领域，也是我国医院管理体制改革的一项重要内容。医院后勤服务社会化是在我国社会主义市场经济条件下，医院后勤服务突破自我封闭性服务模式，引入市场竞争机制，以商品交换的形式为医院提供优质、高效、低耗的后勤服务，最大限度地发挥后勤服务资源中人、财、物的综合效益，提高医院后勤服务的水平，为医院一线工作提供保障。

（一）医院后勤社会化的背景及意义

在我国的计划经济时期，医院后勤管理体制普遍存在"医院办后勤"的现象，即医院自我提供各种后勤服务，是一种封闭性服务模式。但是，随着社会主义市场经济体制的建立与发展，这种后勤服务模式越来越显示出不合理之处，已经不适应现代医院的发展，存在医院后勤服务部门专业人员匮乏、人员素质较差，难以承担较大规模的后勤服务工程，医院后勤服务的管理体制和运行机制不完善，服务效率和经济效益低下的问题。

实施医院后勤服务社会化有利于打破医院与社会服务的行业界限，克服自我封闭，把应该而且能够由社会承担的服务功能交还给社会，医院则通过市场竞争，选择质优价廉的服务；有利于减员增效，降低后勤服务成本，还可以增加临床医技人员的编制，满足医院发展的需求；能够使后勤工作人员在市场机制的作用下，发挥工作积极性，提高后勤服务质量和服务效率；有利于盘活被搁置的医院后勤资产，加快医院后勤财力和物力的周转；有利于把后勤服务部门的人力、物力和财力用于医院的建设和发展，使医院集中主要精力发展核心业务，提升医院核心竞争力；有利于建立和完善医院管理运行机制，形成现代医院的"大后勤"观念。

（二）医院后勤服务社会化的模式

医院后勤服务社会化的模式大体上分为四种：自我社会化的封闭性服务模式、医疗延伸产业模式、分类招标承包服务模式和完全社会化服务模式。

1. 自我社会化的封闭性服务模式   在传统的封闭性服务模式基础上，引进社会化管理理念，进行自我社会化管理，对医院的后勤管理部门进行结构调整，合理分配现有工作人员，整合医院现有的后勤资源，建立竞争机制和奖惩制度，充分调动员工的工作积极性，从而提高后勤服务的质量和效率。

2. 医疗延伸产业模式   这种模式是一种过渡性后勤服务社会化模式，把医院后勤部门及工作人员全部或部分从医院管理体系中分离出来，成为独立核算、自负盈亏的相对独立的经济实体。新成立的后勤服务公司与医院是一种契约关系，公司与医院签订服务合同，医院根据提供服务的数量和质量进行结算。

3. 分类招标承包服务模式   这种模式将医院后勤服务分解成若干部分，面向社会公开招标，挑选有实力、专业性强的公司为医院提供后勤服务，彻底转变了原来缺乏竞争机制和激励机制、服务质量和效率低下、医院一线部门不满意的现状。这种模式为医院后勤管理改革注入新的内涵与活力，提高了服务质量和效率，降低了服务成本，而且简单易操作，适用于中小型医院的后勤服务社会化改革。

4. 完全社会化服务模式　这种模式通过招标的形式把医院后勤服务工作完全交给社会，从"医院办后勤"转变为"社会办后勤"，是一种最彻底的后勤服务社会化模式。与前三种模式不同之处在于，这种模式实现了医院后勤工作人员和资产的彻底剥离，医院与后勤服务公司的产权关系更为清晰。

七、医院后勤管理的发展趋势

近年来，国家出台的医改相关政策文件均提到医院后勤管理相关内容，《国务院办公厅关于建立现代医院管理制度的指导意见》（国办发〔2017〕67号）中指出，健全后勤管理制度，探索医院"后勤一站式"服务模式。《国务院办公厅关于加强三级公立医院绩效考核工作的意见》（国办发〔2019〕4号）中，把"万元收入能耗支出"纳入医院运营效率的重要考核指标之一。《国务院办公厅关于推动公立医院高质量发展的意见》（国办发〔2021〕18号）中指出，公立医院发展方式从规模扩张转向提质增效，运行模式从粗放管理转向精细化管理，资源配置从注重物质要素转向更加注重人才技术要素。

新时期，医院后勤管理应以医疗服务和患者为中心，强化服务理念、优化后勤资源配置，健全医院后勤管理制度，加强后勤专业人才的引进和培养。大力推进医院智慧后勤管理，使用信息化技术建设医院后勤运行信息监管平台，有效提升后勤服务质量和效率，以现代化的信息技术为手段，建立闭环的后勤保障与服务一体化管理体系，实现后勤管理的专业化、标准化、精细化、信息化和智能化，是医院后勤管理发展的主要趋势。

医院后勤信息化是智慧医院建设中的重要组成部分和实现途径，已经成为医院现代化管理的标志之一。医院后勤信息化使数据共享更便捷，使后勤系统从幕后走向前台，与医疗服务系统密切配合；医院后勤信息化将从"运维"转向"运营"，如何提高服务质量，降低综合成本，降低碳排放，是医院运营需要解决的问题；医院后勤信息化从应用软件向平台化服务转变，有效整合后勤各项业务，实施高效协同运作；医院后勤运营数据随着业务量的增加而增大，机器学习、人工智能等方法将应用在后勤数据挖掘工作中，为医院后勤运营决策提供有效的依据。

第二节　后勤设备与物资管理

医院后勤设备与物资管理是医院管理的重要内容之一，是保障医院一线工作正常开展的物质基础，同时能够创造一定的社会效益和经济效益。医院后勤设备与物资管理的宗旨是按照经济规律的要求，以医院发展为目标，合理配置后勤设备与物资资源，加快后勤设备与物资使用周转率，降低医疗成本，提高医疗服务的质量和效率。

一、后勤设备管理

医院后勤设备管理是指医院管理者为保障医院一线工作的正常运转，对所需医院后勤设备的购置、使用、养护、维修等方面的管理理念、方法和手段的总称。伴随着现代医院的发展、科学技术的引进、设备规模的扩大和患者需求的变化，医院后勤设备管理工作涉及的范围和知识面越来越广，难度越来越大，专业化程度也越来越高。

（一）医院后勤设备管理的范围

目前，大多数医院后勤设备主要包括供水设备、供电设备、供热设备、制冷设备、中心制氧、中央空调、印刷设备、洗涤设备、电梯、交通运输工具等。后勤设备可依据原卫生部和国家中医药管理局共同发布的专业标准《全国卫生系统医疗器械设备（商品、物资）分类与代码》(WS/T 118-1999) 进行分类与代码的编制，使设备分类标准化和科学化，有利于及时掌握在医院一线工作的后勤设备保障程度，提高后勤设备管理水平。

（二）后勤设备的装备与购置

1. 设备的装备标准与论证　医院根据国家或省市地方政府关于医院后勤设备的装备标准，结合医院近几年后勤设备的使用率和经济效益状况，以及未来几年的发展趋势，在医院财力允许的情况下，确定后勤设备的装备等级和标准。

2. 设备的购置　后勤设备涉及种类繁多、价格高低不等、供应渠道多等问题，而且因临床工作的要求具有一定的时间性和应急性。因此，后勤设备的购置工作具有较高的技术性、经济性和紧迫性。为保证购置设备的质量，可以通过采取招标采购、市场采购、定点采购、加工订购、设备转让、设备租赁或合作的方式购置后勤设备。

（三）后勤设备的使用管理

后勤设备的使用管理是指后勤设备从验收入库、发放出库、建立财产账目、完善设备管理制度、技术档案归口管理、使用率评价到报废的全过程管理。

（四）后勤设备的维修管理

后勤设备的维修管理是保证后勤设备正常有效运转的重要途径。根据后勤设备的分类成立相应的维修专业班组，实行三级定期保养制度：例行保养，设备保养，以及一般性的日常保养检查；一级保养，由设备保养人员按要求做内部保洁和局部检查；二级保养，由设备保养人同维修人员定期进行较为全面深入的预防性检修保养。并且，在每次保养、检查和维修时，要及时写好维修记录。

二、后勤物资管理

后勤物资管理是对医院后勤物资的计划、采购、保管、供应和使用一系列物资流动过程的科学管理。后勤物资管理是医院开展正常工作不可缺少的物资保障，加强后勤物资的科学管理能够保证医院的建设和发展，直接或间接地提高医院的经济效益。

（一）后勤物资管理的内容

1. 物资定额管理　是医院后勤物资管理的基础，包括物资消耗定额管理、物资储备定额管理和物资节约定额管理。

2. 物资供应计划　是指为保证医院一线工作正常运行而制订的、确保所需医院后勤物资及时合理供应的科学计划。后勤物资供应计划管理包括编制物资供应目录、确定物资需要量、确定储备量和采购时间。

3. 物资采购管理　主要包括物资市场调查、编制物资采购计划和预算、组织订货和采购、合同的签订等。

4. 物资库存管理 是医院后勤物资管理的重要组成部分，主要包括物资的入库验收、物资保管和物资发放三个环节，是采购和发放使用的中间环节，对保证医院工作的正常运行、减少后勤物资的无效损耗、提高流动资金的周转率具有重要意义。后勤物资库存管理要求建立健全库房管理制度；严格入库验收，保证物资的质量和数量；保管好在库物资；做好物资的发放工作；最大限度地发挥仓库的利用率；做好物资储备定额管理，减少物资堆积和资金占用。

5. 物资的回收利用管理 及时回收被闲置的物资和失去使用价值的物资，实行分类管理、分类存放，对能够再利用的物资进行加工修理、回库再利用，对不能再利用的物资及时清理。这样不仅能够物尽其用，减少浪费，而且能够净化环境节约空间。

（二）固定资产管理

固定资产是指一般设备单价在 500 元以上，专业设备单价在 800 元以上，使用期限在 1 年以上，并在使用过程中基本保持原有物质形态的资产。固定资产管理的目的是通过对固定资产的论证提出采购申请，经医院职能部门审核审批后进行采购，同时加强使用环节的管理，最终降低固定资产成本，提高其使用效益，实现资产的保值和增值。

第三节　医院建筑与环境管理

一、医院建筑管理

（一）医院建筑的概念

医院建筑是指适合于医院开展工作的建筑及其装备。现代化医院建筑是跨专业的综合建筑学，是一门应用性很强、研究范围十分广泛的学科，是涉及建筑工程学、医学、医院管理学、经济学、心理学、医疗技术设备及现代信息科技工程学等多学科的综合性学科。

（二）医院建筑管理的任务

医院建筑管理的任务是负责医院的新建、扩建、改建和建筑物维修。

1. 新建 随着国民经济的发展和居民对医疗卫生需求的不断增长，根据地区建设规划和区域卫生规划，在一个地区建设新医院，为附近居民提供医疗卫生服务。

2. 扩建 是指建筑自身的扩张和发展，或增加新的设施，是在医院原有建筑的基础上，扩大其服务能力、开辟新业务、完善功能及增加床位。扩建工程需要做好总体规划，使新老建筑紧密结合起来，因此，比新建要更复杂一些。

3. 改建 是指现有的空间模式已经不适应新的医疗模式，或重新规划医疗流程以适应新医学模式，或新的医疗设备要求在现有的面积和结构形式下改变或增大局部空间。改建主要是功能的调整、完善，不需要增加建筑面积或增加幅度较小，只是在原建筑物内改变房间的用途。

（三）医院建筑管理的主要内容

1. 医院建筑项目的策划 医院建筑项目的策划是建设项目中不可缺少的关键环节，能够有效提高项目的投资效益和工作效率。医院建筑项目策划工作的不充分和失误，易引起如盲目上马、选址错误、反复修改设计、施工返工及资金操作困难等建设项目全局或后期过程的诸多问题，造成大量的人力、物力和财力的浪费。医院建筑项目的策划工作包括三个关键的环节：项目的可行性研究、制订项目任务书和建立项目工作机制。

2. 医院建筑的规划　医院建筑选址的原则主要包括：保证良好的卫生条件；保证环境安静；留有扩建余地；水源、电源供应充足；避免医院对周围环境的污染；远离易燃易爆物品的生产与贮存区，远离高压线路及其设施。新建医院的规划原则主要包括：应有总平面设计规划，布局紧凑并留有发展用地；医疗、医技区位于中心位置，门诊部和急诊部应面对主要交通干道；不同部门的交通线路应避免混杂交叉；后勤供应区应位于医院基地的下风向，并与医疗区保持一定的距离。改建、扩建医院的规划原则主要包括：改建情况下要保证患者就诊路线不被占用或更改；改建过程中注意安全；扩建时应考虑新建部分与原有基地内建筑的关系，符合医院内部运营机制。

3. 医院建筑的装备规划　管理医院建筑装备规划是医院建筑中不可缺少的一个环节，主要包括给水排水和消防系统、采暖通风和空调系统、电气系统、智能化系统、热力系统、医用气体供应系统、物流传输系统、医用电离防护设施。

【知识链接】

综合医院建设标准

住房和城乡建设部和国家发改委制定的《综合医院建设标准》（建标 110-2021）中指出，综合医院中急诊部、门诊部、住院部、医技科室、保障系统、业务管理和院内生活用房七项设施的床均建筑面积应符合下表的规定（表 18-1）。

表 18-1　综合医院建筑面积指标（m²/床）

建设规模（床）	200 床以下	200～499	500～799	800～1199	1200～1500
床均建筑面积指标（m²）	110	113	116	114	112

综合医院各组成部分用房在总建筑面积中所占比例分别为：急诊部 3%～6%，门诊部 12%～15%，住院部 37%～41%，医技科室 25%～27%，保障系统 8%～12%，业务管理 3%～4%，院内生活 3%～5%。

资料来源：《综合医院建设标准》

二、医院环境管理

医院不仅是治病救人的场所，也是污染源集中的地方。医院患者集中、人流量大，容易导致空气污浊，给各种病原体提供了良好的繁殖环境，进一步导致空气质量下降，从而影响到患者的康复、医护人员及探视人员的健康。医院环境管理是后勤管理工作的重要内容之一，创造良好的医疗护理环境，有利于促进患者疾病治疗效果和康复，防止院内感染的发生和扩散，防止医院有害物质对社会造成的公害，保障医疗安全。医院环境管理不仅取决于医院的选址、建筑总体设计，还需要加强日常的管理。

（一）医院环境管理职责

医院环境管理职责包括根据国家的相关标准制订医院环境卫生学标准，考核与监督实施情况；制订医院环境卫生管理规划，提高医院内外的环境卫生质量；制订环境管理的各项规章制度，防止环境污染及院内感染；做好患者特别是高危人群和易感人群的生活卫生及心理卫生管理；加强医院职工的劳动保护，开展医疗作业劳动卫生监督；开展医院环境管理研究。

（二）医院环境管理的内容

医院环境管理的内容可分为医院环境卫生管理、医院排放气体管理、医院污水管理、医院污物管理、医院噪声管理、医院放射线及电磁辐射管理。

1. 医院环境卫生管理　环境保洁是医院环境管理的组成部分，是医院文化建设的主要内容之一。医院的各级领导及各科室都应重视环境保洁，并安排专业人员负责医院保洁工作。医院是患者休养的场所，医院的绿化美化，对于患者的治疗及康复具有重要的医学意义。

2. 医院排放气体管理　医院排放的大气污染源主要有厨房排放的烟尘、二氧化硫、一氧化碳等气体；手术室、检验室及实验室排放的乙醚、甲醛、氯仿等有机气体；污水处理站排出的恶臭气味及挥发出的氯气；焚烧垃圾排出的有害气体。这些有害气体排放对大气质量造成一定危害，同时也影响患者及院内医护人员的健康。

3. 医院污水管理　医院污水包括来源于办公室、浴室、厨房等的生活污水；来源于病房、诊疗室、手术室及化验室等含多种病毒和细菌的含病原体的污水；来源于医院诊断、治疗及科研中使用的含放射性的污水；来源于临床检验、药物制剂等含有机溶剂和重金属的有毒污水。医院污水要经过净化和消毒处理。

4. 医院污物管理　医院污物是指在诊断、治疗过程中产生的医疗垃圾和患者生活过程中产生的生活垃圾，医疗垃圾指废针头、压舌板等一次性使用的医疗耗材，被污染的纱布、绷带等废敷料，血尿粪痰等检验标本，化验用器材、试剂、培养基等废弃物，病理标本、试验动物尸体、人体组织器官和排泄物，病区卫生清洁用物品。这些垃圾含有大量的病原微生物等有害物质，容易造成院内感染的发生并危害社会人群。医院污物管理要严格执行国家制定的消毒技术规范，按照防止污染扩散、分类收集、分别处理、尽可能采用焚烧方式处理的原则，针对不同医院、不同疾病患者产生的医院污物的特点进行收集和消毒处理。

5. 医院噪声管理　医院噪声是指医院内外产生的干扰患者疾病治疗、康复和住院生活的声音，主要包括医院附近的交通噪声，医院附近的社会噪声，医院内产生的各种噪声。医院噪声能够对患者的神经系统、心血管系统、消化系统、血液系统、听觉视觉系统等产生不良影响。医院噪声管理应采取综合措施：制订防止噪音的制度措施，并进行监督检查；医院选址应远离噪声源，建造医院防护带或围墙防止大型货车的驶入；医院内易产生噪声的部门，如停车场、洗衣房等应远离病区；安装吸声、消声、隔声等装置。

6. 医院放射线及电磁辐射管理　医院放射线防护管理是放射性防护管理部门根据国家放射防护的标准，按照辐射实践正当化、辐射防护最优化和个人剂量限制的防护原则，对医院实施防护审查与验收，使用专用仪器进行放射性物质的防护监测，确保医院放射部门符合防护标准，是一项重要的预防性安全管理措施。医院电磁辐射是指医院内以电磁波的形式通过空间传播的能量流，包括信息传递、医疗应用、高压送变电中产生的电磁辐射。

第四节 医院生活服务与安全管理

一、医院生活服务管理

（一）医院生活服务管理的概念

医院生活服务管理是指为患者和职工提供饮食、洗浴、保洁及其他便利服务，满足患者在医院就诊或住院期间的生活需要，促进患者尽快康复，同时为职工提供方便舒适的工作环境，确保职工为患者提供更好的医疗服务。

（二）医院生活服务管理的内容

1. 膳食服务管理 医院生活服务的重要任务之一是为患者和职工提供膳食服务。膳食服务管理包括营养膳食管理和职工膳食管理。营养膳食管理是在医院营养科的领导下根据患者疾病治疗的需要，为患者提供科学合理的营养膳食，配合临床进行营养治疗，具体管理工作包括伙食管理、采购管理、仓库管理、宣传教育与咨询、教学科研等。职工膳食管理的任务是组织调剂好职工生活，为职工提供多样化的平衡膳食，保证职工的身体健康，具体管理内容包括伙食管理、经济管理、采购管理、仓库管理等。

2. 洗衣房管理 医院洗衣房承担着医院工作服、病服、手术服、床单、被褥等物品的清洗。医院洗衣房管理包括卫生被服和职工工作服的收集、洗涤、消毒、甩干、烘平、烫平、缝补、保管和发放等工作，保证满足临床工作的需要，也是医院最早实行后勤社会化的工作内容之一。目前绝大多数医院都通过招标实行洗衣房服务外包。

3. 其他生活服务管理 医院保洁管理是对医院门诊、病房等建筑内的楼道、房间及院内公共场所开展保洁工作，为患者和职工提供整洁干净的医疗环境，避免院内交叉感染，具体工作包括选择专业保洁公司、签订服务合同、监督管理等内容。医院电梯服务管理是为患者和职工提供乘坐电梯上下楼服务并对电梯设备进行维修保养工作，具体包括电梯运行常规管理、电梯技术人员管理、电梯机房管理、日常检修保养管理等内容。

二、医院安全管理

（一）医院安全管理的概念

医院安全管理是指为保障医院正常运转、为患者提供安全的医疗服务所开展的管理活动，包含医院运营安全管理、医院消防安全管理、医院治安与综合治理安全管理等内容。

（二）医院安全管理的内容

1. 医院运营安全管理 是医院各项工作顺利开展的重要保障和前提，涉及专业种类多且管理难度大，具体包括配电安全管理、热力供应安全管理、电梯安全管理、空调安全管理、供氧吸引安全管理、洗涤中心安全管理、低压配电安全管理等。

2. 医院消防安全管理 医院遵守消防法律、法规、规章制度，执行"预防为主，防消结合"的消防工作方针，履行消防职责，运用科学的方法防范和应对医院内的火险和火灾，保证医院的正常运行，具体包括设立专门消防安全管理机构，建立完善的消防安全管理体系和运行机制，建立健全消防安全制度和操作规程，开展医院消防安全设施设备管理，建立完善的消防应急方案并进行演练，加强医院消防安全宣传教育工作等内容。

3. 医院治安与综合治理安全管理　医院依据国家有关法规，为维持医院正常工作秩序，保障患者和医务人员的生命及财产安全所实施的安全管理活动，是保障医院正常运营不可缺少的重要工作，具体包括设立医院治安与综合治理安全管理体制和机制，制订医院治安与综合治理安全管理原则，明确医院保卫处的职责，开展重点部门的治安与综合治理安全管理和医院内部护卫巡逻，建立警察医院共建治安防卫体系，制订医院突发事件的应急综合预案，开展医院内部监控等内容。

【思考题】

1. 医院后勤管理对促进医院高质量发展发挥什么作用？
2. 绿色医院建筑评价标准是什么？
3. 医院后勤设备管理与医疗设备管理有什么区别？
4. 医院建筑设计的发展趋势是什么？

主要参考书目

[1] 周子君. 医院管理学 [M]. 北京：北京大学医学出版社，2003.

[2] 赵丽娟. 中医医院管理学 [M]. 北京：中国中医药出版社，2003.

[3] 潘绍山，孙方敏，黄始振. 现代护理培训教程：现代护理管理学 [M]. 北京：科学技术文献出版社，2004.

[4] 文跃然. 薪酬管理原理 [M]. 上海：复旦大学出版社，2011.

[5] 申俊龙. 新编医院管理学 [M]. 北京：科学出版社，2005.

[6] 陈洁. 医院管理学 [M]. 北京：人民卫生出版社，2005.

[7] 金延平. 薪酬管理 [M]. 大连：东北财经大学出版社，2008.

[8] 石伟. 薪酬管理 [M]. 北京：对外经济贸易大学出版社，2009.

[9] 曹建文. 医院管理学 [M]. 上海：复旦大学出版社，2010.

[10] 武广华. 医院管理学 [M]. 济南：山东人民出版社，2010.

[11] 张英. 医院人力资源管理 [M]. 广州：广东人民出版社，2011.

[12] 黄明安，袁红霞. 医院管理学 [M]. 北京：中国中医药出版社，2011.

[13] 李继平. 护理管理学 [M]. 3 版. 北京：人民卫生出版社，2014.

[14] 刘云章，边林，赵金萍，等. 医学伦理学理论与实践 [M]. 石家庄：河北人民出版社，2014.

[15] 张鹭鹭，王羽. 医院管理学 [M]. 2 版. 北京：人民卫生出版社，2014.

[16] 黄明安，申俊龙. 医院管理学 [M]. 北京：中国中医药出版社，2015.

[17] 刘华平，李红. 护理管理案例精粹 [M]. 北京：人民卫生出版社，2015.

[18] 苏列英. 薪酬管理 [M]. 西安：西安交通大学出版社，2012.

[19] 王志伟. 医院管理学 [M]. 3 版. 北京：中国中医药出版社，2017.

[20] 吴欣娟，王艳梅. 护理管理学 [M]. 4 版. 北京：人民卫生出版社，2017.

[21] 方鹏骞. 中国特色现代医院管理制度研究 [M]. 北京：科学出版社，2017.

[22] 张萌，汪胜. 医院管理学案例与实训教程 [M]. 杭州：浙江大学出版社，2017.

[23] 陈葆华. 现代人力资源管理 [M]. 北京：北京理工大学出版社，2017.

[24] 欧阳远晃. 现代人力资源管理 [M]. 长沙：湖南师范大学出版社，2018.

[25] 刘清泉，周嫘. 现代医院人力资源管理——部门职能与关键流程操作指引 [M]. 北京：经济管理出版社，2019.

[26] 徐飞. 战略管理 [M]. 4 版. 北京：中国人民大学出版社，2019.

[27] 刘娜欣. 现代企业人力资源管理 [M]. 北京：中国纺织出版社，2020.

［28］刘红宁．药事管理学［M］．北京：中国中医药出版社，2021.

［29］全小明，柏亚妹．护理管理学［M］.4 版．北京：中国中医药出版社，2021.

［30］韩斌斌，张建功．公立医院战略管理［M］．郑州：郑州大学出版社，2021.

［31］王炳龙，余波．医院战略管理［M］．北京：中国协和医科大学出版社，2022.

［32］王一方，张瑞宏．医院文化［M］．北京：中国协和医科大学出版社，2022.

［33］张鹭鹭，李士雪．医院管理学概论［M］．北京：中国协和医科大学出版社，2022.

［34］仇雨临．医疗保障［M］．北京：中国劳动社会保障出版社，2022.

［35］周绿林，李绍华．医疗保险学［M］.3 版．北京：科学出版社，2016.

［36］翟理祥，夏萍．精益医疗管理实践［M］．北京：人民卫生出版社，2022.

［37］罗中华，徐金菊．现代医院管理学［M］．北京：中国中医药出版社，2023.

全国中医药行业高等教育"十四五"规划教材

全国高等中医药院校规划教材(第十一版)

教材目录

注:凡标☆号者为"核心示范教材"。

(一)中医学类专业

序号	书 名	主 编		主编所在单位	
1	中国医学史	郭宏伟	徐江雁	黑龙江中医药大学	河南中医药大学
2	医古文	王育林	李亚军	北京中医药大学	陕西中医药大学
3	大学语文	黄作阵		北京中医药大学	
4	中医基础理论☆	郑洪新	杨 柱	辽宁中医药大学	贵州中医药大学
5	中医诊断学☆	李灿东	方朝义	福建中医药大学	河北中医药大学
6	中药学☆	钟赣生	杨柏灿	北京中医药大学	上海中医药大学
7	方剂学☆	李 冀	左铮云	黑龙江中医药大学	江西中医药大学
8	内经选读☆	翟双庆	黎敬波	北京中医药大学	广州中医药大学
9	伤寒论选读☆	王庆国	周春祥	北京中医药大学	南京中医药大学
10	金匮要略☆	范永升	姜德友	浙江中医药大学	黑龙江中医药大学
11	温病学☆	谷晓红	马 健	北京中医药大学	南京中医药大学
12	中医内科学☆	吴勉华	石 岩	南京中医药大学	辽宁中医药大学
13	中医外科学☆	陈红风		上海中医药大学	
14	中医妇科学☆	冯晓玲	张婷婷	黑龙江中医药大学	上海中医药大学
15	中医儿科学☆	赵 霞	李新民	南京中医药大学	天津中医药大学
16	中医骨伤科学☆	黄桂成	王拥军	南京中医药大学	上海中医药大学
17	中医眼科学	彭清华		湖南中医药大学	
18	中医耳鼻咽喉科学	刘 蓬		广州中医药大学	
19	中医急诊学☆	刘清泉	方邦江	首都医科大学	上海中医药大学
20	中医各家学说☆	尚 力	戴 铭	上海中医药大学	广西中医药大学
21	针灸学☆	梁繁荣	王 华	成都中医药大学	湖北中医药大学
22	推拿学☆	房 敏	王金贵	上海中医药大学	天津中医药大学
23	中医养生学	马烈光	章德林	成都中医药大学	江西中医药大学
24	中医药膳学	谢梦洲	朱天民	湖南中医药大学	成都中医药大学
25	中医食疗学	施洪飞	方 泓	南京中医药大学	上海中医药大学
26	中医气功学	章文春	魏玉龙	江西中医药大学	北京中医药大学
27	细胞生物学	赵宗江	高碧珍	北京中医药大学	福建中医药大学

序号	书 名	主 编		主编所在单位	
28	人体解剖学	邵水金		上海中医药大学	
29	组织学与胚胎学	周忠光	汪 涛	黑龙江中医药大学	天津中医药大学
30	生物化学	唐炳华		北京中医药大学	
31	生理学	赵铁建	朱大诚	广西中医药大学	江西中医药大学
32	病理学	刘春英	高维娟	辽宁中医药大学	河北中医药大学
33	免疫学基础与病原生物学	袁嘉丽	刘永琦	云南中医药大学	甘肃中医药大学
34	预防医学	史周华		山东中医药大学	
35	药理学	张硕峰	方晓艳	北京中医药大学	河南中医药大学
36	诊断学	詹华奎		成都中医药大学	
37	医学影像学	侯 键	许茂盛	成都中医药大学	浙江中医药大学
38	内科学	潘 涛	戴爱国	南京中医药大学	湖南中医药大学
39	外科学	谢建兴		广州中医药大学	
40	中西医文献检索	林丹红	孙 玲	福建中医药大学	湖北中医药大学
41	中医疫病学	张伯礼	吕文亮	天津中医药大学	湖北中医药大学
42	中医文化学	张其成	臧守虎	北京中医药大学	山东中医药大学
43	中医文献学	陈仁寿	宋咏梅	南京中医药大学	山东中医药大学
44	医学伦理学	崔瑞兰	赵 丽	山东中医药大学	北京中医药大学
45	医学生物学	詹秀琴	许 勇	南京中医药大学	成都中医药大学
46	中医全科医学概论	郭 栋	严小军	山东中医药大学	江西中医药大学
47	卫生统计学	魏高文	徐 刚	湖南中医药大学	江西中医药大学
48	中医老年病学	王 飞	张学智	成都中医药大学	北京大学医学部
49	医学遗传学	赵丕文	卫爱武	北京中医药大学	河南中医药大学
50	针刀医学	郭长青		北京中医药大学	
51	腧穴解剖学	邵水金		上海中医药大学	
52	神经解剖学	孙红梅	申国明	北京中医药大学	安徽中医药大学
53	医学免疫学	高永翔	刘永琦	成都中医药大学	甘肃中医药大学
54	神经定位诊断学	王东岩		黑龙江中医药大学	
55	中医运气学	苏 颖		长春中医药大学	
56	实验动物学	苗明三	王春田	河南中医药大学	辽宁中医药大学
57	中医医案学	姜德友	方祝元	黑龙江中医药大学	南京中医药大学
58	分子生物学	唐炳华	郑晓珂	北京中医药大学	河南中医药大学

（二）针灸推拿学专业

序号	书 名	主 编		主编所在单位	
59	局部解剖学	姜国华	李义凯	黑龙江中医药大学	南方医科大学
60	经络腧穴学☆	沈雪勇	刘存志	上海中医药大学	北京中医药大学
61	刺法灸法学☆	王富春	岳增辉	长春中医药大学	湖南中医药大学
62	针灸治疗学☆	高树中	冀来喜	山东中医药大学	山西中医药大学
63	各家针灸学说	高希言	王 威	河南中医药大学	辽宁中医药大学
64	针灸医籍选读	常小荣	张建斌	湖南中医药大学	南京中医药大学
65	实验针灸学	郭 义		天津中医药大学	

序号	书　名	主　编		主编所在单位	
66	推拿手法学☆	周运峰		河南中医药大学	
67	推拿功法学☆	吕立江		浙江中医药大学	
68	推拿治疗学☆	井夫杰	杨永刚	山东中医药大学	长春中医药大学
69	小儿推拿学	刘明军	邰先桃	长春中医药大学	云南中医药大学

（三）中西医临床医学专业

序号	书　名	主　编		主编所在单位	
70	中外医学史	王振国	徐建云	山东中医药大学	南京中医药大学
71	中西医结合内科学	陈志强	杨文明	河北中医药大学	安徽中医药大学
72	中西医结合外科学	何清湖		湖南中医药大学	
73	中西医结合妇产科学	杜惠兰		河北中医药大学	
74	中西医结合儿科学	王雪峰	郑健	辽宁中医药大学	福建中医药大学
75	中西医结合骨伤科学	詹红生	刘军	上海中医药大学	广州中医药大学
76	中西医结合眼科学	段俊国	毕宏生	成都中医药大学	山东中医药大学
77	中西医结合耳鼻咽喉科学	张勤修	陈文勇	成都中医药大学	广州中医药大学
78	中西医结合口腔科学	谭劲		湖南中医药大学	
79	中药学	周祯祥	吴庆光	湖北中医药大学	广州中医药大学
80	中医基础理论	战丽彬	章文春	辽宁中医药大学	江西中医药大学
81	针灸推拿学	梁繁荣	刘明军	成都中医药大学	长春中医药大学
82	方剂学	李冀	季旭明	黑龙江中医药大学	浙江中医药大学
83	医学心理学	李光英	张斌	长春中医药大学	湖南中医药大学
84	中西医结合皮肤性病学	李斌	陈达灿	上海中医药大学	广州中医药大学
85	诊断学	詹华奎	刘潜	成都中医药大学	江西中医药大学
86	系统解剖学	武煜明	李新华	云南中医药大学	湖南中医药大学
87	生物化学	施红	贾连群	福建中医药大学	辽宁中医药大学
88	中西医结合急救医学	方邦江	刘清泉	上海中医药大学	首都医科大学
89	中西医结合肛肠病学	何永恒		湖南中医药大学	
90	生理学	朱大诚	徐颖	江西中医药大学	上海中医药大学
91	病理学	刘春英	姜希娟	辽宁中医药大学	天津中医药大学
92	中西医结合肿瘤学	程海波	贾立群	南京中医药大学	北京中医药大学
93	中西医结合传染病学	李素云	孙克伟	河南中医药大学	湖南中医药大学

（四）中药学类专业

序号	书　名	主　编		主编所在单位	
94	中医学基础	陈晶	程海波	黑龙江中医药大学	南京中医药大学
95	高等数学	李秀昌	邵建华	长春中医药大学	上海中医药大学
96	中医药统计学	何雁		江西中医药大学	
97	物理学	章新友	侯俊玲	江西中医药大学	北京中医药大学
98	无机化学	杨怀霞	吴培云	河南中医药大学	安徽中医药大学
99	有机化学	林辉		广州中医药大学	
100	分析化学（上）（化学分析）	张凌		江西中医药大学	

序号	书　名	主　编	主编所在单位	
101	分析化学（下）（仪器分析）	王淑美	广东药科大学	
102	物理化学	刘　雄　王颖莉	甘肃中医药大学	山西中医药大学
103	临床中药学☆	周祯祥　唐德才	湖北中医药大学	南京中医药大学
104	方剂学	贾　波　许二平	成都中医药大学	河南中医药大学
105	中药药剂学☆	杨　明	江西中医药大学	
106	中药鉴定学☆	康廷国　闫永红	辽宁中医药大学	北京中医药大学
107	中药药理学☆	彭　成	成都中医药大学	
108	中药拉丁语	李　峰　马　琳	山东中医药大学	天津中医药大学
109	药用植物学☆	刘春生　谷　巍	北京中医药大学	南京中医药大学
110	中药炮制学☆	钟凌云	江西中医药大学	
111	中药分析学☆	梁生旺　张　彤	广东药科大学	上海中医药大学
112	中药化学☆	匡海学　冯卫生	黑龙江中医药大学	河南中医药大学
113	中药制药工程原理与设备	周长征	山东中医药大学	
114	药事管理学☆	刘红宁	江西中医药大学	
115	本草典籍选读	彭代银　陈仁寿	安徽中医药大学	南京中医药大学
116	中药制药分离工程	朱卫丰	江西中医药大学	
117	中药制药设备与车间设计	李　正	天津中医药大学	
118	药用植物栽培学	张永清	山东中医药大学	
119	中药资源学	马云桐	成都中医药大学	
120	中药产品与开发	孟宪生	辽宁中医药大学	
121	中药加工与炮制学	王秋红	广东药科大学	
122	人体形态学	武煜明　游言文	云南中医药大学	河南中医药大学
123	生理学基础	于远望	陕西中医药大学	
124	病理学基础	王　谦	北京中医药大学	
125	解剖生理学	李新华　于远望	湖南中医药大学	陕西中医药大学
126	微生物学与免疫学	袁嘉丽　刘永琦	云南中医药大学	甘肃中医药大学
127	线性代数	李秀昌	长春中医药大学	
128	中药新药研发学	张永萍　王利胜	贵州中医药大学	广州中医药大学
129	中药安全与合理应用导论	张　冰	北京中医药大学	
130	中药商品学	闫永红　蒋桂华	北京中医药大学	成都中医药大学

（五）药学类专业

序号	书　名	主　编	主编所在单位	
131	药用高分子材料学	刘　文	贵州医科大学	
132	中成药学	张金莲　陈　军	江西中医药大学	南京中医药大学
133	制药工艺学	王　沛　赵　鹏	长春中医药大学	陕西中医药大学
134	生物药剂学与药物动力学	龚慕辛　贺福元	首都医科大学	湖南中医药大学
135	生药学	王喜军　陈随清	黑龙江中医药大学	河南中医药大学
136	药学文献检索	章新友　黄必胜	江西中医药大学	湖北中医药大学
137	天然药物化学	邱　峰　廖尚高	天津中医药大学	贵州医科大学
138	药物合成反应	李念光　方　方	南京中医药大学	安徽中医药大学

序号	书 名	主 编		主编所在单位	
139	分子生药学	刘春生	袁 媛	北京中医药大学	中国中医科学院
140	药用辅料学	王世宇	关志宇	成都中医药大学	江西中医药大学
141	物理药剂学	吴 清		北京中医药大学	
142	药剂学	李范珠	冯年平	浙江中医药大学	上海中医药大学
143	药物分析	俞 捷	姚卫峰	云南中医药大学	南京中医药大学

（六）护理学专业

序号	书 名	主 编		主编所在单位	
144	中医护理学基础	徐桂华	胡 慧	南京中医药大学	湖北中医药大学
145	护理学导论	穆 欣	马小琴	黑龙江中医药大学	浙江中医药大学
146	护理学基础	杨巧菊		河南中医药大学	
147	护理专业英语	刘红霞	刘 娅	北京中医药大学	湖北中医药大学
148	护理美学	余雨枫		成都中医药大学	
149	健康评估	阚丽君	张玉芳	黑龙江中医药大学	山东中医药大学
150	护理心理学	郝玉芳		北京中医药大学	
151	护理伦理学	崔瑞兰		山东中医药大学	
152	内科护理学	陈 燕	孙志岭	湖南中医药大学	南京中医药大学
153	外科护理学	陆静波	蔡恩丽	上海中医药大学	云南中医药大学
154	妇产科护理学	冯 进	王丽芹	湖南中医药大学	黑龙江中医药大学
155	儿科护理学	肖洪玲	陈偶英	安徽中医药大学	湖南中医药大学
156	五官科护理学	喻京生		湖南中医药大学	
157	老年护理学	王 燕	高 静	天津中医药大学	成都中医药大学
158	急救护理学	吕 静	卢根娣	长春中医药大学	上海中医药大学
159	康复护理学	陈锦秀	汤继芹	福建中医药大学	山东中医药大学
160	社区护理学	沈翠珍	王诗源	浙江中医药大学	山东中医药大学
161	中医临床护理学	裘秀月	刘建军	浙江中医药大学	江西中医药大学
162	护理管理学	全小明	柏亚妹	广州中医药大学	南京中医药大学
163	医学营养学	聂 宏	李艳玲	黑龙江中医药大学	天津中医药大学
164	安宁疗护	邸淑珍	陆静波	河北中医药大学	上海中医药大学
165	护理健康教育	王 芳		成都中医药大学	
166	护理教育学	聂 宏	杨巧菊	黑龙江中医药大学	河南中医药大学

（七）公共课

序号	书 名	主 编		主编所在单位	
167	中医学概论	储全根	胡志希	安徽中医药大学	湖南中医药大学
168	传统体育	吴志坤	邵玉萍	上海中医药大学	湖北中医药大学
169	科研思路与方法	刘 涛	商洪才	南京中医药大学	北京中医药大学
170	大学生职业发展规划	石作荣	李 玮	山东中医药大学	北京中医药大学
171	大学计算机基础教程	叶 青		江西中医药大学	
172	大学生就业指导	曹世奎	张光霁	长春中医药大学	浙江中医药大学

序号	书名	主编		主编所在单位	
173	医患沟通技能	王自润	殷越	大同大学	黑龙江中医药大学
174	基础医学概论	刘黎青	朱大诚	山东中医药大学	江西中医药大学
175	国学经典导读	胡真	王明强	湖北中医药大学	南京中医药大学
176	临床医学概论	潘涛	付滨	南京中医药大学	天津中医药大学
177	Visual Basic 程序设计教程	闫朝升	曹慧	黑龙江中医药大学	山东中医药大学
178	SPSS 统计分析教程	刘仁权		北京中医药大学	
179	医学图形图像处理	章新友	孟昭鹏	江西中医药大学	天津中医药大学
180	医药数据库系统原理与应用	杜建强	胡孔法	江西中医药大学	南京中医药大学
181	医药数据管理与可视化分析	马星光		北京中医药大学	
182	中医药统计学与软件应用	史周华	何雁	山东中医药大学	江西中医药大学

（八）中医骨伤科学专业

序号	书名	主编		主编所在单位	
183	中医骨伤科学基础	李楠	李刚	福建中医药大学	山东中医药大学
184	骨伤解剖学	侯德才	姜国华	辽宁中医药大学	黑龙江中医药大学
185	骨伤影像学	栾金红	郭会利	黑龙江中医药大学	河南中医药大学洛阳平乐正骨学院
186	中医正骨学	冷向阳	马勇	长春中医药大学	南京中医药大学
187	中医筋伤学	周红海	于栋	广西中医药大学	北京中医药大学
188	中医骨病学	徐展望	郑福增	山东中医药大学	河南中医药大学
189	创伤急救学	毕荣修	李无阴	山东中医药大学	河南中医药大学洛阳平乐正骨学院
190	骨伤手术学	童培建	曾意荣	浙江中医药大学	广州中医药大学

（九）中医养生学专业

序号	书名	主编		主编所在单位	
191	中医养生文献学	蒋力生	王平	江西中医药大学	湖北中医药大学
192	中医治未病学概论	陈涤平		南京中医药大学	
193	中医饮食养生学	方泓		上海中医药大学	
194	中医养生方法技术学	顾一煌	王金贵	南京中医药大学	天津中医药大学
195	中医养生学导论	马烈光	樊旭	成都中医药大学	辽宁中医药大学
196	中医运动养生学	章文春	邬建卫	江西中医药大学	成都中医药大学

（十）管理学类专业

序号	书名	主编		主编所在单位	
197	卫生法学	田侃	冯秀云	南京中医药大学	山东中医药大学
198	社会医学	王素珍	杨义	江西中医药大学	成都中医药大学
199	管理学基础	徐爱军		南京中医药大学	
200	卫生经济学	陈永成	欧阳静	江西中医药大学	陕西中医药大学
201	医院管理学	王志伟	翟理祥	北京中医药大学	广东药科大学
202	医药人力资源管理	曹世奎		长春中医药大学	
203	公共关系学	关晓光		黑龙江中医药大学	

序号	书 名	主 编		主编所在单位	
204	卫生管理学	乔学斌	王长青	南京中医药大学	南京医科大学
205	管理心理学	刘鲁蓉	曾 智	成都中医药大学	南京中医药大学
206	医药商品学	徐 晶		辽宁中医药大学	

（十一）康复医学类专业

序号	书 名	主 编		主编所在单位	
207	中医康复学	王瑞辉	冯晓东	陕西中医药大学	河南中医药大学
208	康复评定学	张 泓	陶 静	湖南中医药大学	福建中医药大学
209	临床康复学	朱路文	公维军	黑龙江中医药大学	首都医科大学
210	康复医学导论	唐 强	严兴科	黑龙江中医药大学	甘肃中医药大学
211	言语治疗学	汤继芹		山东中医药大学	
212	康复医学	张 宏	苏友新	上海中医药大学	福建中医药大学
213	运动医学	潘华山	王 艳	广东潮州卫生健康职业学院	黑龙江中医药大学
214	作业治疗学	胡 军	艾 坤	上海中医药大学	湖南中医药大学
215	物理治疗学	金荣疆	王 磊	成都中医药大学	南京中医药大学